Heart Failure
A Case-Based Approach

心力衰竭
病例精粹解析

主　编　〔美〕彼得·S·拉赫科
主　译　李俊峡　吴龙梅　郭继鸿

天津出版传媒集团

天津科技翻译出版有限公司

著作权合同登记号：图字：02-2014-91

图书在版编目（CIP）数据

心力衰竭病例精粹解析/（美）拉赫科（Rahko, P. S.）主编；李俊峡
等译.—天津：天津科技翻译出版有限公司,2015.1
书名原文：Heart failure：a case-based approach
ISBN 978-7-5433-3462-5

Ⅰ.①心…　Ⅱ.①拉…　②李…　Ⅲ.①心力衰竭-病案
Ⅳ.①R541.6

中国版本图书馆 CIP 数据核字（2014）第 250732 号

中文简体字版权属天津科技翻译出版有限公司。

授权单位：Demos Medical Publishing, LLC.

出　　版：天津科技翻译出版有限公司

出 版 人：刘 庆

地　　址：天津市南开区白堤路 244 号

邮政编码：300192

电　　话：(022)87894896

传　　真：(022)87895650

网　　址：www. tsttpc. com

印　　刷：唐山新苑印务有限公司

发　　行：全国新华书店

版本记录：889×1194　16 开本　15.75 印张　300 千字
　　　　　2015 年 1 月第 1 版　2015 年 1 月第 1 次印刷
　　　　　定价：98.00 元

（如发现印装问题，可与出版社调换）

译者名单

主　译

李俊峡　吴龙梅　郭继鸿

译　者(按汉语拼音排序)

郭继鸿	北京大学人民医院
和渝斌	北京军区总医院
李俊峡	北京军区总医院
李晓舟	南方医科大学
李幸洲	北京军区总医院
刘春萍	北京军区总医院
刘建国	北京军区总医院
牛丽丽	北京军区总医院
申静静	北京军区总医院
施　冰	北京军区总医院
石宇杰	北京军区总医院
孙　琪	北京军区总医院
谭　琛	北京军区总医院
田国祥	北京军区总医院
田新利	北京军区总医院
王世宏	北京军区总医院
吴龙梅	河北医科大学
衣桂燕	北京军区总医院
张　健	北京军区总医院

编委名单

William T. Abraham, MD, FACP, FACC, FAHA, FESC
Professor of Internal Medicine, Physiology and Cell Biology
Chair of Excellence in Cardiovascular Medicine
Director, Division of Cardiovascular Medicine
Deputy Director, Davis Heart and Lung Research Institute
The Wexner Medical Center at The Ohio State University
Columbus, Ohio

Salman Allana, MD
Fellow in Cardiovascular Medicine
Division of Cardiovascular Medicine
Department of Medicine
University of Wisconsin School of Medicine and Public Health
Madison, Wisconsin

Manrique Alvarez, MD
Fellow in Cardiovascular Diseases
Department of Medicine, Section of Cardiology
Wake Forest University School of Medicine
Winston-Salem, North Carolina

Ebere Chuckwu, MD
Assistant Professor
Department of Medicine, Section of Cardiology
Wake Forest University School of Medicine
Winston-Salem, North Carolina

William G. Cotts, MD, FACP, FACC, FAHA
Clinical Director, Heart Transplantation and Mechanical Assistance
Advocate Christ Medical Center
Oak Lawn, Illinois

Todd F. Dardas, MD, MS
Assistant Professor of Medicine
Division of Cardiology
University of Washington
Seattle, Washington

Brandon Drafts, MD
Fellow in Cardiovascular Diseases
Department of Medicine, Section of Cardiology
Wake Forest University School of Medicine
Winston-Salem, North Carolina

Steven M. Ewer, MD
Assistant Professor of Medicine
Division of Cardiovascular Medicine
Department of Medicine
University of Wisconsin School of Medicine and Public Health
Madison, Wisconsin

Ray E. Hershberger, MD
Professor of Medicine and Director
Division of Human Genetics
The Wexner Medical Center at The Ohio State University
Columbus, Ohio

Mariell Jessup, MD
Professor of Medicine
University of Pennsylvania Perelman School of Medicine
Philadelphia, Pennsylvania

Roy M. John, MD, PhD
Associate Director
Cardiac Electrophysiology Laboratory
Brigham and Women's Hospital;
Assistant Professor of Medicine
Harvard Medical School
Boston, Massachusetts

Maryl R. Johnson, MD
Professor of Medicine
Medical Director, Heart Failure and Transplantation
University of Wisconsin School of Medicine and Public Health
Madison, Wisconsin

Walter Kao, MD
Associate Professor of Medicine
Division of Cardiovascular Medicine
Heart Failure and Transplant Cardiology
University of Wisconsin School of Medicine and Public Health
Madison, Wisconsin

Eric S. Ketchum, MD
Division of Cardiology
Yale University School of Medicine
New Haven, Connecticut

Ryan Kipp, MD
Fellow in Cardiovascular Medicine
Division of Cardiovascular Medicine
Department of Medicine
University of Wisconsin School of Medicine and
    Public Health
Madison, Wisconsin

Wayne C. Levy, MD
Professor of Medicine
Division of Cardiology
University of Washington
Seattle, Washington

Ana Morales, MS
Certified Genetic Counselor, Assistant Professor
Division of Human Genetics
The Wexner Medical Center at The Ohio State
    University
Columbus, Ohio

David Murray, MD
Associate Professor of Medicine
University of Wisconsin School of Medicine and
    Public Health;
Medical Director, Heart Failure and
    Transplantation
Chief, Section of Cardiology
William S. Middleton Memorial Veteran's
    Hospital
Madison, Wisconsin

Catherine M. Otto, MD
Professor of Medicine and Cardiology
University of Washington
Seattle, Washington

Adam P. Pleister, MD
Fellow, Advanced Heart Failure and Cardiac
    Transplant
Division of Cardiovascular Medicine
Department of Internal Medicine
The Wexner Medical Center at The Ohio State
    University
Columbus, Ohio

Peter S. Rahko MD, FACC, FASE
Professor of Medicine
Division of Cardiovascular Medicine
Department of Medicine
University of Wisconsin School of Medicine
    and Public Health
Madison, Wisconsin

Scott W. Sharkey, MD
Senior Consulting Cardiologist
Minneapolis Heart Institute Foundation
Minneapolis, Minnesota

Paul Sorajja, MD
Professor of Medicine
Division of Cardiovascular Diseases and
    Internal Medicine
Mayo Clinic
Rochester, Minnesota

Rachel Steckelberg, MD
Division of Cardiovascular Diseases and
    Internal Medicine
Mayo Clinic
Rochester, Minnesota

William G. Stevenson, MD
Director
Clinical Cardiac Electrophysiology
Brigham and Women's Hospital;
Professor of Medicine
Harvard Medical School
Boston, Massachusetts

William J. Stewart, MD, FACC, FASE
Staff Cardiologist
Heart and Vascular Institute
Department of Cardiovascular Medicine
Section of Cardiovascular Imaging
Cleveland Clinic Foundation;
Professor of Medicine
Director of Cardiovascular Disease Curriculum
Cleveland Clinic Lerner College of Medicine
Cleveland, Ohio

Nancy K. Sweitzer, MD, PhD
Associate Professor of Medicine
Department of Medicine
University of Wisconsin School of Medicine and
    Public Health
Madison, Wisconsin

Vinay Thohan, MD, FACC, FASE
Professor of Medicine
Director, Advanced Cardiac Care, Heart Transplant,
  Mechanical Assist Device Program
Department of Medicine, Section of Cardiology
Wake Forest University School of Medicine
Winston-Salem, North Carolina

Anjali Vaidya, MD
Co-Director, Pulmonary Hypertension Program
Advanced Heart Failure & Cardiac Transplant
Department of Medicine
University of Pennsylvania Perelman School of
  Medicine
Philadelphia, Pennsylvania

Mauricio Velez, MD
Senior Staff Physician
Henry Ford Hospital
Detroit, Michigan

Amanda R. Vest, MBBS, MRCP
Fellow in Cardiovascular Medicine
Cleveland Clinic, Heart and
  Vascular Institute
Cleveland, Ohio

Jane E. Wilcox, MD
Cardiology and AHA Postdoctoral Fellow
Division of Cardiology
Department of Preventive Medicine
Northwestern University Feinberg School
  of Medicine
Chicago, Illinois

Elaine Winkel, MD
Associate Professor of Medicine
Heart Failure and Transplant Program
Division of Cardiovascular Medicine
Department of Medicine
University of Wisconsin School of Medicine and
  Public Health
Madison, Wisconsin

Kari B. Wisinski, MD
Assistant Professor of Medicine
Division of Hematology and Oncology
Department of Medicine
University of Wisconsin School of Medicine
  and Public Health
Carbone Cancer Center
Madison, Wisconsin

中译本前言

《心力衰竭病例精粹解析》中译本即将正式出版面世,只待撰写中译本前言、简介本书精彩内容的最后工序了。

在现代医学高速发展的当今,心血管病领域却出现了一个反常现象:各种心血管病的发病及死亡率均呈明显下降趋势的同时,心力衰竭的发病及死亡率却居高不下,反而出现了上升趋势。流行病学的资料给我们提供了一个客观的回答, 现代心血管病的诊治水平正在日新月异的提高与发展中,这使很多危重的心血管病患者得以及时救治而能幸存。这些人群中将有相当比例的患者日后发生心力衰竭。此外,社会人口的老化及高龄社会的出现,使退行性心血管病的发生率升高,也将有一定比例的患者最终发生心衰,最具说服力的例子就是老年退行性瓣膜病的发病逐年升高,不少患者因严重心功能障碍而被迫做瓣膜修复或换瓣术,并已成为心脏外科换瓣术的第一位病因,而风湿性瓣膜病的换瓣术已屈居其后。因此,心力衰竭发生率的升高应当视为科学技术进步、人类社会不断进步的一个副产品。

另一方面,心力衰竭是各种器质性心脏病的晚期表现,其不仅有较高的致命性、致残性,还严重影响患者的生活质量。就其严重的不良预后而言,心衰患者的预后与恶性程度最重的肿瘤患者一样差,要比大多数肿瘤患者的预后更差。此外,反复的住院治疗不仅影响患者的生活质量,还大量消耗着医疗资源与费用,成为个人与社会苦不堪言的医疗负担。正像世界著名的心脏病学家Braunwald教授所言:"征服与控制心力衰竭是心脏病领域的最后、最大的一个战场。"近20年来,心力衰竭的诊断与治疗是心脏病学领域备受关注的热门话题。

随着对心血管病关注程度的提高,心力衰竭领域的进展令人刮目相看。首先是对心衰总体认识的根本转变,即从改善短期血流动力学状态,变为心脏长期修复性策略,对衰竭心脏的生物学性质,已从采用"强心、利尿、扩血管"的药物转变为神经内分泌过度激活情况下给予相关的抑制剂以及应用各种非药物的器械治疗。心力衰竭的治疗目标不仅是缓解和改善症状,提高生活质量,更重要的是针对心肌重构的机制,防止和延缓心肌重构的进展,进而降低患者的住院率与病死率。

药物治疗方面,新的治疗药物不断问世并进入临床,不少老药也拓展新的应用观点。在心衰分型上,舒张性心衰的比例逐渐升高,发病率与收缩性心衰几乎持平。而心力衰竭的预防已被提前,包括各种器质性心脏病发生危险因素前的预防。总之,心力衰竭领域近年来已发生了颠覆性的巨大变迁。

与之遥相呼应,介绍这些新理念、新进展的各种专著琳琅满目、五彩缤纷,让人目不暇接。而摆在我们案头的《心力衰竭病例精粹解析》一书则是这百花争妍园地中的独秀新枝。与其他心衰专著不同,本书是以临床精彩、典型病例为主线,并结合病例的详尽分析与讨论,阐明各种心力衰竭的不同特点及处理要点。全书分成5篇,集中讨论心力衰竭五大方面的总理念,下属的各章节则围绕一个或多个案例展开阐述、争鸣与讨论，说明不同心衰患者诊断与治疗的不同难点与要点，循序渐进、由表及里。全书内容紧凑，并充分体现了理论要与实践结合，前沿要与实用结合，使本书对读者的基础理论的提高与临床经验的积累起到双重作用。

本书是我和天津科技翻译出版有限公司共同确定的选题，其后的翻译任务则由北京军区总院的李俊峡主任挂帅掌印。从本书译者名单可以看出，李俊峡主任对北京军区总医院多位年轻有为的医生进行了总动员与集体参战，李俊峡主任业务精良，为人豁达，做事雷厉风行。在他睿智、精心的领导下，近几年，北京军区总医院治疗心血管病水平的提高有目共睹，令人折服，而《心力衰竭病例精粹解析》一书的顺利出版又是一个明证。我与俊峡主任已是多年挚友，本书中译本的成功出版则是我们多方位成功合作的一个实例。我深信，本书的出版将对我国心力衰竭诊治水平的提高起到重要作用，同时，对扩大北京军区总医院心内科在国内业界的影响力也将起到重要作用。

有句先哲名言颇具教益："成功者与普通人的区别不是面对的问题不同，而是面对同样问题时，做出了不同的选择。"在中译本前言结束之际，愿以此言与所有读者分享与共勉。

郭继鸿

2014 年 9 月 1 日

前　言

　　本书是关于心力衰竭方面的专著——心力衰竭问题已成为我们社会越来越普遍和严重的问题。但从某些角度来看,心力衰竭似乎是我们医疗进步的一个产物,这是因为我们学会了如何在灾难性事件或慢性及进行性疾病发展过程中更好地维持人类生命。心力衰竭几乎是所有心血管疾病的最终表现,其与我们临床医生的工作息息相关。

　　医生在职业生涯中往往是通过临床案例不断学习的,但是我们却很少写下这些案例。本书则试图通过一个个案例来说明心力衰竭管理要点。每个撰稿专家选择不同的心力衰竭相关主题,每一章节围绕一个或多个案例来展开,选择性说明心力衰竭患者诊疗的要点。

　　本书共分为5篇。第1篇阐述的是新诊断心力衰竭的常见表现方式。包括新诊断的非缺血性扩张型心肌病、心肌梗死后心力衰竭、应激性心肌病,以及以房颤为病因的心力衰竭和舒张功能障碍导致的心力衰竭。第2篇讨论了已有心力衰竭患者的优化治疗。疾病初始稳定患者出现病情逐渐恶化或急剧恶化下一步如何处理? 将来会采取何种治疗,如何使用除颤仪、再同步起搏器系统以及CRT-D来治疗患者? 最后,尽管在我们用尽最好的药物和设备时,患者仍然有症状或逐渐恶化,我们还能做些什么? 终末期心力衰竭患者血流动力学的优化和其他先进的治疗方法也通过案例在此部分进行讨论。

　　第3篇讨论了与其他心脏疾病相关的心力衰竭, 特别是主动脉瓣狭窄和二尖瓣关闭不全相关性心力衰竭。肥厚型心肌病及其所有的潜在临床表现也在此部分进行了讨论。

　　接下来的第4篇,讨论了其他全身性疾病患者的心力衰竭。这部分患者往往很难处理,因为他们至少有两种主要的临床问题,心力衰竭常常是重要而又复杂的问题。这部分讨论的案例中,有心力衰竭合并慢性阻塞性肺部疾病,作为癌症治疗的并发症,淀粉样变性相关的心力衰竭以及心力衰竭合并严重的肾功能不全。

　　最后第5篇的两章是较为特殊的章节。一章涉及了目前迅速进展(扩展)的家族型心肌病领域。最后一章讨论明确预后的问题,这也是一个比较棘手的问题。

　　我有幸阅读并编辑了所有章节,也希望大家能够喜欢这本专著。非常感谢所有的作者,他们在心力衰竭医疗事业中都做出了出色的贡献。我还要感谢我的助手 Deb Pittz,在统一各个章节格式的编辑过程中做了非常宝贵的工作。最后,我要感谢 Demos Medical 出版社的 Rich Winters,是他最初带着这个想法来找我,并在整个编辑过程中给予了大力支持及耐心的工作。

Peter S. Rahko

目 录

第1篇　新诊断的心力衰竭 ·· 1

第1章　心力衰竭的初始表现:非缺血性扩张型心肌病 ···································· 3

第2章　大面积心肌梗死后心力衰竭 ··· 28

第3章　Tako-Tsubo(应激性)心肌病 ··· 44

第4章　心房颤动与心肌病合并心力衰竭 ·· 50

第5章　射血分数正常的心力衰竭(HFPEF):一种符合常理的方法 ················ 58

第2篇　慢性心力衰竭患者的最优化治疗 ··· 81

第6章　稳定性心力衰竭患者出现急性失代偿性心力衰竭:病情评估及治疗指南 ··· 83

第7章　原发性非缺血性扩张型心肌病合并室性心律失常的心力衰竭的优化治疗 ·· 87

第8章　心力衰竭的心脏再同步化治疗(CRT) ·· 97

第9章　难治性收缩性心力衰竭的血流动力学优化处理 ······························ 110

第3篇　心力衰竭的多种治疗问题 ··· 117

第10章　心脏移植患者的评估和管理 ··· 119

第11章　低跨瓣压主动脉瓣狭窄和严重左室收缩功能不全 ·························· 130

第12章　伴二尖瓣反流的左室功能不全 ·· 139

第13章　症状性肥厚性梗阻性心肌病 ··· 154

第4篇　心力衰竭相关的其他系统疾病 ·· 165

第14章　心力衰竭患者合并慢性阻塞性肺疾病 ··· 167

第15章　抗癌治疗的心脏毒性 ·· 171

第16章　心肌淀粉样变性 ·· 179

第17章　左室功能障碍合并相关性肾功能不全:心肾综合征 ························ 194

第5篇　心力衰竭特别专题 ·· 203

第18章　家族性扩张型心肌病的评估和诊断 ··· 205

第19章　风险模型在心力衰竭中的作用 ··· 214

视频说明

第 3 章　Tako-Tsubo(应激性)心肌病

视频 3-1(第 44 页)

左室造影提示"心尖气球样变"伴基底段强直收缩,典型的 tako-tsubo 心肌病改变。观看视频请登录:

http://www.demosmedical.com/video/?vid=829

视频 3-2A(第 44 页)

二维超声心动图(心尖四腔切面)提示二尖瓣前叶收缩引起左室流出道梗阻。左室收缩异常伴典型的"心尖气球样变"及基底段强直收缩。观看视频请登录:

http://www.demosmedical.com/video/?vid=830

视频 3-2B(第 44 页)

心脏 MRI 成像提示二尖瓣前叶收缩引起左室流出道梗阻。左室收缩异常伴典型的"心尖气球样变"及基底段强直收缩。观看视频请登录:

http://www.demosmedical.com/video/?vid=831

视频 3-3(第 46 页)

左室"心尖气球样变"、右室收缩功能正常的 tako-tsubo 心肌病患者的心脏 MRI(四腔)。观看视频请登录:

http://www.demosmedical.com/video/?vid=832

视频 3-4(第 46 页)

左室"中段气球样变"、右室收缩功能正常的 tako-tsubo 心肌病患者的心脏 MRI(四腔)。观看视频请登录:

http://www.demosmedical.com/video/?vid=833

视频 3-5(第 46 页)

左室"心底部气球样变"、右室收缩功能正常的 tako-tsubo 心肌病患者的心脏 MRI(四腔)。观看视频请登录:

http://www.demosmedical.com/video/?vid=834

视频 3-6(第 46 页)

右室气球样变和左室"心尖部气球样变"的 tako-tsubo 心肌病患者的心脏 MRI(四腔)。观看视频请登录:

http://www.demosmedical.com/video/?vid=835

第 7 章　原发性非缺血性扩张型心肌病合并室性心律失常的心衰的优化治疗

视频 7-1A 和 B(第 88 页)

二维超声心动图舒张末期四腔心切面观。7-1A 显示心衰症状时图像表现,左心室扩大,左心室收缩末直径 43mm,全心室弥散性运动低下,且室间隔和侧壁运动不同步导致左室射血分数仅 35%。7-1B 显示左室逆重构,左室收缩末内径缩小至 32mm,左室射血分数改善达 45%。观看视频请登录:

http://www.demosmedical.com/video/?vid=836、http://www.demosmedical.com/video/?vid=837

第 12 章　伴二尖瓣反流的左室功能不全

视频 12-1(第 140 页)

二维超声心动图胸骨旁长轴切面的二尖瓣图像。观看视频请登录:

http://www.demosmedical.com/video/?vid=820

视频 12-2(第 140 页)

二维超声心动图胸骨旁短轴切面的二尖瓣图像。观看视频请登录:

http://www.demosmedical.com/video/?vid=821

视频 12-3(第 140 页)

二维超声心动图心尖四腔切面多普勒血流穿过二尖瓣图像。观看视频请登录:

http://www.demosmedical.com/video/?vid=822

视频 12-4(第 140 页)

右屏为放大的二维超声心动图心尖四腔切面的二尖瓣图像。观看视频请登录:

http://www.demosmedical.com/video/?vid=823

视频 12-5(第 140 页)

放大的二维超声心动图心尖四腔切面的左室图像。观

看视频请登录:

http://www.demosmedical.com/video/?vid=824

视频 12-6(第 140 页)

左前降支和左回旋支的冠脉造影图像。观看视频请登录:

http://www.demosmedical.com/video/?vid=825

视频 12-7(第 140 页)

右冠脉的冠脉造影图像。观看视频请登录:

http://www.demosmedical.com/video/?vid=826

第 16 章　心肌淀粉样变性

视频 16-1A(第 182 页)

胸骨旁左室长轴切面室间隔和左室后壁增厚,提示心肌浸润性改变。心肌肥厚处可见颗粒状回声是淀粉样心肌病的特征表现。二尖瓣瓣叶增厚也可见于淀粉样心肌病。观看视频请登录:

http://www.demosmedical.com/video/?vid=827

视频 16-1B(第 182 页)

胸骨旁左室短轴切面二尖瓣水平左室心肌肥厚,可见颗粒状回声,提示淀粉样变浸润心肌。观看视频请登录:

http://www.demosmedical.com/video/?vid=828

第 **1** 篇

新诊断的心力衰竭

第 1 章

心力衰竭的初始表现：非缺血性扩张型心肌病

PETER S. RAHKO

病例报告

患者，男性，61岁，信息情报顾问。8个月前因一项目来到本市。最初几个月感觉良好，入院前3个月左右，出现逐渐加重的全身乏力和劳力性气短。既往情况，患者可工作一整天后回家，骑行自行车几英里（1英里约1.61km），均不受限，休息时也感觉良好。工作时可以毫不费力地上四层楼梯。入院前3周症状逐渐加重，先是运动耐量下降，只能上一层楼梯，后出现气短。目前，下班后乏力感增加，不能再骑自行车，比以往早睡。并且夜间因阵发性呼吸困难而憋醒，需坐位才能缓解。近时体重增加了5磅（1磅约0.454kg），有轻微腹胀，双脚也开始肿胀。入院前2天，已不能在床上平躺，只能坐位睡在椅子上。虽没有发热、寒战、出汗和疼痛，但因气短越来越严重，患者自以为患上了肺炎，遂到急诊室就诊。

患者无严重的既往病史。有高血压病史，曾治疗几年，但至少5年前便停止了治疗和随诊。否认糖尿病史，最近没有检测血脂，有5年烟龄。仅有阑尾和扁桃体切除史，服用过复合维生素，偶尔服用非甾体类抗炎药，曾服用过 ω-3 脂肪酸鱼油。否认服用其他药物，极少量饮酒。

患者父亲患有冠心病和心力衰竭（简称心衰），89岁去世。母亲也患有心衰，83岁死于癌症。兄弟姐妹没有明确的心脏病史。

体格检查：血压 143/98mmHg（1mmHg=1.33kPa），心率 117 次/分，呼吸 23 次/分，体温不高。四肢肢端灌注良好，皮肤温暖。外周动脉搏动未见异常。经颈静脉测得中心静脉压（CVP）14cmH$_2$O（1cmH$_2$O=0.098kPa）以上。双侧颈动脉未见异常。双下肺可闻及湿啰音，双上肺呼吸音清晰，无啰音。S1 柔和，持续的 S2 分裂，可闻及重叠奔马律，心尖部可闻及 2/6 级二尖瓣收缩期杂音。心尖冲动向左、向下移位，搏动弥散。腹部未见膨隆，肝脏不大，无触痛，无杂音。双下肢轻度水肿。神经系统未见阳性体征。

心衰的症状和体征

哪些症状和体格检查的阳性体征对于心衰的诊断是最可靠的？这是一个难以回答的问题，因为心衰的多数症状都是非特异的。通常，诊断心衰的方法是把若干症状和这些症状、体征出现的时间先后顺序共同考虑。目前，有很多研究评估了心衰的诊断方法，如表 1-1 所示 [1]，该表列举了心衰最常见的症状和体征及其敏感性、特异性。同时也标注了这些症状、体征作为 Framingham 研究中定义的主、次要标准。虽然，Framingham 研究中定义的心衰诊断标准仍是目前应用最为广泛的诊断标准体系之一 [2]。需要注意的是，有些症状和体征，如夜间阵发性呼吸困难、第三心音的出现、异位

表1-1　心衰的诊断:常见症状和体征

重要症状	灵敏度	特异度
呼吸异常		
劳力性呼吸困难 ++	87%	51%
端坐呼吸	44%	89%
阵发性夜间呼吸困难+	29%~47%	78%~98%*
咳嗽 ++	–	–
液体超负荷		
水肿 ++	53%	72%
夜尿	–	–
腹部肿胀/厌食	–	–
运动耐量异常		
乏力	–	–
虚弱	–	–
精神异常/抑郁/焦虑	–	–
心脏表现异常		
心绞痛/不典型胸痛	–	–
直立性低血压	–	–
心悸	–	–
重要体征		
心血管		
中心静脉压升高/肝颈静脉反流征+	52%	70%**
心尖冲动位置异常和弥散(心脏扩大)+	27%	85%
S3+	11%	99%
瓣膜反流杂音	–	–
水肿++	53%	72%
肺		
湿啰音/干啰音/喘鸣音+	51%	81%
叩诊为浊音	–	–
呼吸频率/呼吸功增加	–	–
腹部		
腹水	–	–
肝大/肝脏搏动++	17%	97%
一般状况		
反应迟钝	–	–
恶病质	–	–
心动过速/低血压	–	–

注:* 没有总结性的可用资料,这些数据来源于 3 个研究,分别为 72~74。

　　** 这些研究中心静脉压水平没有统一规定。

　　+ Framingham 研究定义的心衰诊断主要标准[2]。

　　++ Framingham 研究定义的心衰诊断次要标准。

引自: Sensitivity and specificity adapted from reference 1.

心尖冲动、肝脏搏动是非常特异的,但敏感性差。劳力性呼吸困难诊断心衰的特异性低但敏感性较高。

　　有一项研究纳入了活动严重受限的纽约心脏协会(NYHA)心功能分级Ⅳ级的心衰患者,所有患者都行右心导管检查,目的是评估症状体征对诊断肺毛细血管楔压(PCWP)>22mmHg 的效力。研究发现,颈静脉怒张(>12mmHg)和端坐呼吸是最有效的[3]。

　　上述病例最重要的是,不仅若干症状合并存在,而且具有疾病不断进展的特点。活动受限不断加重,而体征出现较晚。这是多数患者的共同特点,早期仅表现为呼吸困难,开始按呼吸系统疾病治疗并感觉部分缓解,只有当心衰进一步加重时才得以诊断。

病例报告(续)

12 导联心电图(ECG)提示左束支传导阻滞,很宽的 QRS 波伴继发性 ST-T 波改变(图 1-1)。胸部 X 线示心脏显著扩大和肺淤血。实验室检查显示:Na^+ 137mmol/L,K^+ 4.6 mmol/L,Cl^- 104mmol/L,HCO_3^- 22 mmol/L,BUN 24 mg/dL,CR 1.2 mg/dL,Glu 113 mg/dL,Ca^{2+} 8.5 mg/dL,BNP 1247 pg/mL,肌钙蛋白 0.05 ng/mL,Hb 15.2 g/dL,Hct 48%,WBC 9.5×10⁹/L,PLT 135×10⁹/L。

心电图,胸部 X 线,实验室检查

心衰患者的普通心电图表现见表 1-2,图 1-1 提供了 4 份心衰患者的心电图。有疑似心衰症状的患者的最初检查应有一份心电图。通过心电图快速评估急性心肌缺血或心肌梗死及快速或缓慢心律失常,有助于急诊情况下的分诊和处理。在非急诊的情况下,与先前的心电图进行比对,检查心电图上新的变化,如心室肥厚、P 波改变、传导延迟、左束支阻滞(像该病例一样),可能会提供有价值的信息以确定器质性心脏病的存在[4]。在此特别提到的是 QRS 波低电压的情况,可能是浸润性心肌病尤其是心肌淀粉样变的心电

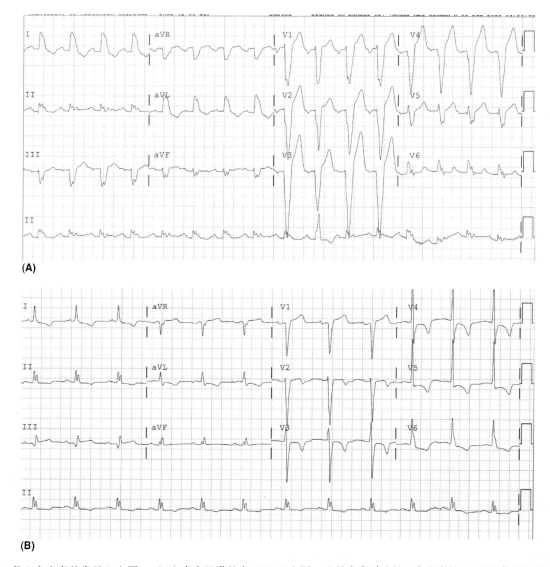

(A)

(B)

图 1-1 4 份心衰患者的常见心电图。(A)左束支阻滞的宽 QRS 心电图。这是本章讨论的心衰患者的心电图,典型的左心室扩大,QRS 增宽的心电图。(B)典型左心室肥厚的电压增高伴继发性 ST-T 改变的窄 QRS 心电图,左心室明显扩大的患者可伴显著的左心室肥厚。(待续)

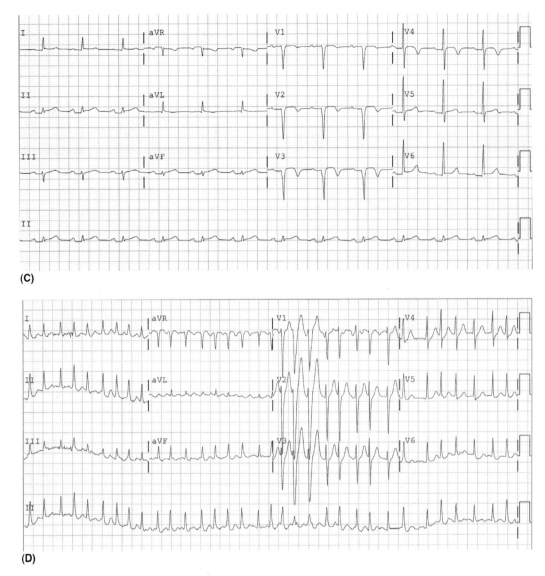

(C)

(D)

图 1-1(续)　(C)前壁心肌梗死。这是一个新近患大面积前壁心肌梗死患者的心电图。注意该心电图前壁导联 R 波消失伴继发性 ST-T 改变。部分患者首次就诊无心肌梗死症状而表现为心衰。(D)房颤伴快速心室率,有差异性传导,见 V1,V2 和 V3 导联。这种表现可出现短暂快速发作的心衰,有时完全或大部分可逆。

表 1-2　可能与心衰有关的12导联心电图表现

心电图改变	临床意义
窦性心动过速	每搏输出量或心输出量减少或心输出量需求增加
病理性 Q 波	陈旧性心肌梗死提示 CAD
心肌梗死后持续 ST 段抬高	左心室室壁瘤
左心室肥厚伴或不伴 T 波倒置	左心室扩大,心肌病,高血压心脏病
房颤	左心房扩大,多因心衰的继发性表现,心动过速相关左心室功能障碍的主要原因
左束支阻滞,室间传导延迟	缺血性或非缺血性扩张型心肌病
P 波增宽双向,V_1 负向波显著	左心房扩大/肥厚
窦缓,心脏阻滞	心输出量减少

图表现[5],也可能与容量负荷过重后的心脏失代偿有关,随着容量负荷过重的减轻或消退,心电图振幅可能会增加[4,6]。持续性低电压的病例,远期预后差[5]。

胸部 X 线是诊断心衰非常有意义的检查。有助于确定心衰的表现有:心脏扩大,肺淤血,胸腔积液(双侧最常见)。胸部 X 线检查在心衰诊断中的特异性、敏感性都非常高。五项系统评价研究显示,上述任何一个表现诊断心衰的敏感性为 63%,特异性为 83%[1]。合并存在呼吸困难时,诊断价值更大。胸部 X 线检查在鉴别非心源性呼吸困难方面也具有重要价值,如肺炎、其他渗出性肺病或 COPD。

本章提到的这位患者,最初的评估中最后一方面是进行常规的实验室检查,如表 1-3 所示。通过这些检查,可以排除一些由其他原因引起的心衰,如重度贫血、肾衰竭、肝衰竭、甲状腺功能亢进、糖尿病、铁负荷过重。可根据病史和评估过程中的阳性结果选择表 1-3 中所提到的检查[7,8]。

钠尿肽

钠尿肽(BNP)和氨基末端 B 型钠尿肽前体(NT-proBNP)是两个与心衰高度相关的生物标志物。这些钠尿肽是心室充盈压升高激活心肌牵张受体后产生的("湿性"钠尿肽反应)。另外,还有"干性"钠尿肽反应,如心室纤维化、浸润、肥厚和缺血性疾病[9]。急性心衰症状与舒张末压升高关系最密切。因而,钠尿肽对排除充盈压升高很有价值,尤其是对临床表现为不明

原因的呼吸困难的患者。BNP<100 pg/mL 诊断急性心衰的阴性预测值为 89%,NT-proBNP<300pg/mL 诊断急性心衰的阴性预测值为 99%[10,11]。几个临床试验表明,心衰患者出院时的 BNP/NT-proBNP 水平与长期预后密切相关[12,13]。

研究表明,在非卧床的心衰患者,BNP/NT-proBNP 水平与预后相关。虽然单次的测量值很重要,但观察多次测量值随时间的变化更能预测临床预后[9]。这些研究表明,钠尿肽水平有助于指导心衰患者的长期治疗,优化治疗方案。利尿治疗能够降低钠尿肽水平,心衰的几种主要治疗方法包括药物、器械和运动治疗,患者都有临床获益[9]。临床试验研究了钠尿肽指导心衰治疗的价值,因试验设计的不同而结果有所差异,但既往 6 个试验的 Meta 分析及新近的临床试验都显示出明显的临床获益[14,15]。当把 BNP/NT-proBNP 目标水平设定在较为严格的水平(BNP<125pg/mL 或 proBNP<1000pg/mL 水平)时,患者获益最多[15]。

病例报告(续)

开始给予患者氧疗。不吸氧的经皮氧饱和度为 90%。给予呋塞米 40mg 静脉注射,卡托普利 6.25mg,tid,收住心内科。患者很快开始排尿,气短症状减轻。24h 总尿量 2.8L,肾功能稳定,血钾正常。患者感觉症状明显减轻。血压较前下降,卡托普利已增至 12.5mg,tid。

入院当天下午行超声心动图检查。提示严重的

表1-3 心衰患者初始评估时的常规实验室检查

实验室检查	注释
全血细胞计数	贫血可以是高输出量状态的主要原因或者是继发于慢性疾病
电解质,钙,镁	基线资料,对几种类型的治疗措施很重要
肾功能	心衰症状的潜在病因,选择治疗方案的参考
肝功能	心衰症状的潜在病因,肝功能异常可继发于心衰
肌钙蛋白	当疑似 ACS 或心肌炎时尤为重要,在其他情况下可轻度异常
血糖,HgbA,C	糖尿病筛查
血脂谱	新近没有评估过,缺血性心衰的治疗
甲状腺功能	甲状腺功能亢进和甲状腺功能减低均可导致心衰
空腹转铁蛋白	筛查血色素沉着症
HIV 筛查	有争议
病毒滴度	只用于新近心衰患者,阳性结果的意义不确定
锥虫病抗体滴度	只针对来自特定地区的患者
心肌活检	非常规检查,影响治疗的特定情况:巨细胞心肌炎,心肌肉状瘤,心肌淀粉样变,血色素沉着症,Loeffler 综合征

扩张型心肌病,左心室明显扩大,如球形。射血分数降至 10%,伴重度弥散性运动减低。二尖瓣血流图形显示限制性病理生理改变,提示严重的舒张功能障碍,左心房压升高。右心室轻度扩大,收缩功能弥散性中度减低。肺动脉压升高,估测压力 73mmHg,双房中度扩大。二尖瓣环扩大,二尖瓣轻度脱垂如同典型的乳头肌功能障碍。其余瓣叶正常,但由于关闭不全而出现中度的瓣膜反流。下腔静脉中度扩张,与显著升高的中心静脉压一致。

超声心动图

二维多普勒超声心动图是另外一个评估心衰患者非常有用的检查手段[8]。首先要评估的问题是患者是否存在结构性心脏病。在一些病例,临床医师未发现超声心动图异常,而去寻找导致心衰的其他原因。要警惕的是:超声心动图是真正的正常,还是收缩功能正常伴舒张功能异常。综合分析超声心动图的全部内容才是最重要的,而不只是射血分数。

第二个需要确定的重要问题是,是否存在除心肌病以外的结构性心脏病。超声心动图可以快速准确地提示临床医师是否存在以下疾病:①原发性心脏瓣膜病(二尖瓣狭窄和主动脉瓣关闭不全);②心包疾病,如慢性缩窄性心包炎或急性心包压塞(可能性小);③既往心肌梗死,现无症状,但已出现机械并发症如室间隔缺损、二尖瓣反流、室壁瘤等;④未发现的先心病,已导致心室功能障碍(矫正的先天性大血管异位、大室缺、没有杂音的房缺);⑤右心疾病,导致明显的右心功能障碍,如单纯右心瓣膜病、原发性肺动脉高压、无症状性肺动脉栓塞;⑥长期高心输出量状态的证据。

一旦上述疾病得到排除,检查的重点就应集中在心肌病。如果有心肌病,是什么类型?那么,超声心动图会引导我们向特异性诊断考虑,如限制性心肌病(见第 16 章)、肥厚性心肌病(见第 13 章)、不太常见的致心律失常性右心室发育不良。这 3 种心肌病在超声心动图上各自有明显的不同特点[16-19]。

排除了少见的心衰病因后,要考虑的主要问题是:这是收缩功能障碍还是舒张功能障碍。单纯依靠症状或是体格检查来区分收缩性还是舒张性功能障碍是不可能的。影像学的检查是必要的。该病例的超声检查显示存在明显的收缩功能障碍。然而,我们要记住,几乎所有收缩功能障碍的患者都存在舒张功能

障碍的证据。这一点致使有些专家建议,为了鉴别这两种心衰最常见的病因,把心衰分为射血分数正常的心衰(EF ≥45%)和射血分数降低的心衰[8]。不同研究发现的单纯收缩功能或是单纯舒张功能障碍的比例不同。在老年人中,舒张功能障碍的比例要高一些,为 20%~60%[8]。

现在我们要考虑,超声心动图应该给我们提供哪些信息(表 1-4)。

第一重要的数据是跟左心室功能有关的指标。超声心动图报告应描述射血分数的特点,这对预后非常重要,因为死亡率与射血分数呈负相关[20]。超声室应用最多的仍然是用视觉分析法来报告射血分数;在有经

表1-4　评价扩张型心肌病有价值的超声心动图信息

腔室大小和功能

左心室
　　射血分数
　　舒张、收缩末期内径/室壁厚度
　　舒张、收缩末期容积
　　形状改变/室壁瘤/心室重构
　　附壁血栓

右心室
　　内径
　　功能
　　收缩压

心房
　　左心房容积
　　左心房内径
　　估测的右心房大小

二尖瓣和三尖瓣

瓣环扩大
瓣叶牵拉和闭合不良
反流程度

非侵入血流动力学

估测的 CVP
　　腔静脉窦内径
　　腔静脉随呼吸的变化
右心室和肺动脉压
　　估测的 CVP +三尖瓣反流压力阶差
每搏输出量
　　(左心室流出道 Doppler 血流速度)×(流出道面积)
左心房压力
　　舒张末期和收缩末期容积
　　左心房容积
　　二尖瓣流入图分析
　　二尖瓣环组织多普勒
　　肺静脉流入图

验的超声室，视觉分析法比一维测量或二维量化更可靠。三维量化也逐渐问世，但还未常规临床应用(图 1-2)，该技术参数可靠，希望将来能够广泛得以应用[21,22]。其他的超声技术如应变成像还在发展中(图 1-3)[23]。

　　第二重要的数据是左心室大小。该病例应用二维超声进行数据测量(图 1-4)，该方法被大家所熟知，

操作简单，是目前重复性最好的测量左心室大小的方法[22]。右心室游离壁长轴功能测量:三尖瓣环平面收缩期位移(TAPSE)技术被广泛用于包括扩张型心肌病在内的多种情况下心脏功能的评估。看起来似乎是可以提供额外的心脏功能和预后信息，但它的作用至今还不太清楚[24,25]。关于射血分数，希望三维容量数据

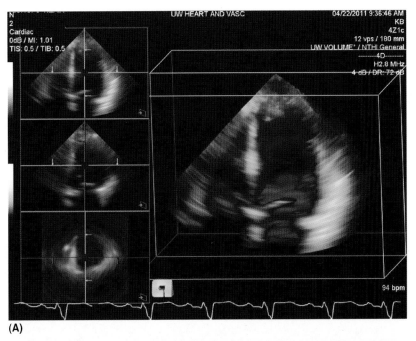

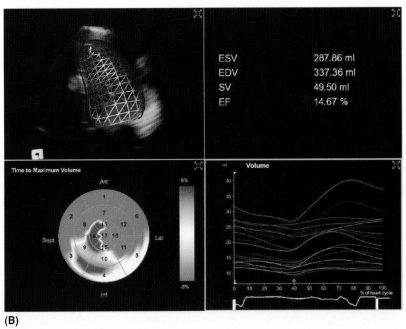

图 1-2　(A)一位心衰患者左右心室的三维超声图像。应用剪切法(cropping)，心室的多个部位可以从多个平面进行检查，以对心脏进行进一步的评估。(B)部分可能的半自动化计算实例。在图的左上角是一个通过逐帧分析法计算的容积几何模型的实例。计算得出的容积和射血分数结果列在图右上角，其他可能的分析信息列在下面，至最大容积时间放在左侧，右侧显示心脏 17 个传统阶段的每一阶段的时间容积曲线。从这种分析中可能会得到关于心脏同步性和局部功能的信息。目前的三维分析显示了巨大的应用前景，但仍受到时间和空间分辨率的限制。

最后能作为心室几何大小数据的补充[21]。对于心脏重构带来的心脏形态和结构改变的评估，有助于判断疾病病程的长短。随着病程的进展，左心室的形状趋于更圆，室壁趋于更薄。这种因为重构变大的心室，经过药物治疗可逆的可能性很小[26]。

　　第三重要的数据是关于右心室的大小和功能（图 1-5）。超声室，最多的是把右心室大小和功能描述为正常、轻度异常、中度异常、重度异常。在心衰患者，右心室受累的情况变异大，可以从正常不受累到重度异常。右心室功能好、不太依赖利尿剂、中心静脉压正常、运动耐量较好，且以呼吸困难症状为主，这类心衰患者的预后较好[24]。右心室的功能状态可提示长期预后。存在右心室功能障碍，且右心室扩大的程度同左心室相似者，预后较差。同样，右心室功能障碍合

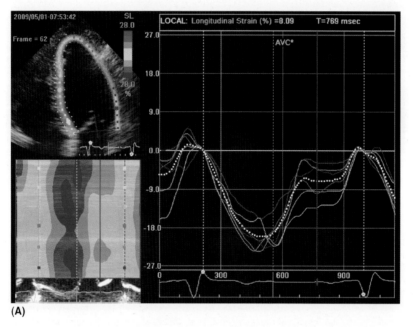

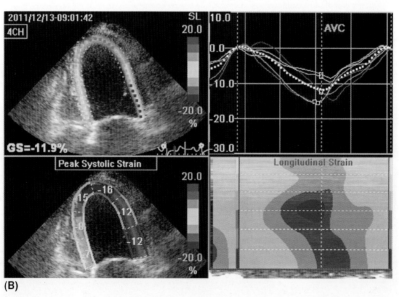

图 1-3　心尖切面观察的心脏长轴应变实例。很多超声科都在应用应变，应变显示了作为计算心室功能的一种替代方法的美好前景，此处给出了几个实例。(A)显示一个正常人的心脏的应变，是在心尖四腔心切面从心脏 6 个不同阶段计算出来的。这些阶段在左上角以不同的颜色显示，同时也以 M 超的格式显示心室壁从心底到心尖又从心尖到心底的表现。X 轴是时间。该患者多数阶段的最大应变在收缩末期(绿色虚线，AVC=主动脉瓣关闭)获得。左下角以颜色的变化显示应变，最深红的颜色显示最大应变。心室某阶段的扩大在舒张末期以浅蓝色表示。心室阶段的应变值一般在 20%，应变的平均值以虚线表示(心室 6 个阶段的汇集)。(B)是一位扩张型心肌病伴中度收缩功能障碍的患者。要注意的是，心室的应变看起来是同步的，但事实上 6 个阶段的应变平均值已降到 11.9%，与临床表现的心力衰竭一致。(待续)

并肺动脉高压者,长期死亡风险更高[27,28]。

第四重要的数据是关于心房的(图 1-6)。如果患者仍是窦性心律,心房的大小能够反映心肌病的严重程度和心房充盈压慢性升高的状态。左心房容积增加与预后不良相关[29]。很多超声室报告左心房容积,因为左心房容积比目前常用的几个左心房内径能更真

实地反映左心房大小。左心房容积>100mL/m² 定义为重度扩大[29]。体表面积矫正的左心房容积是最有临床意义的, 且优于 M 型超声检测的左心房内径和二维超声粗测的左心房容积。右心房大小的检测仍呈现半量化的特点。

所有的四组瓣膜要仔细评估以明确有无原发性

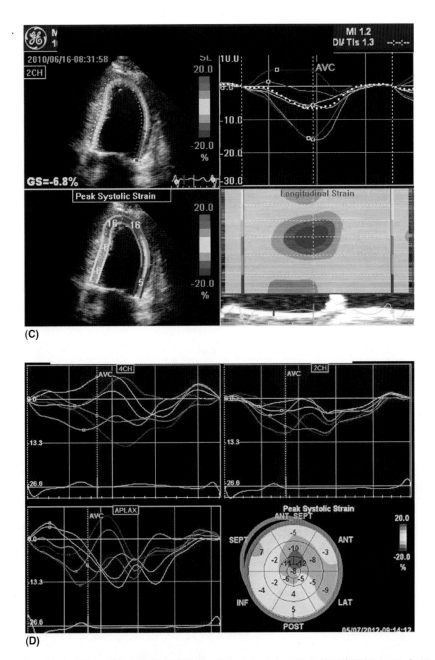

图 1-3(续) (C)显示一位心功能下降更严重患者的超声结果。这个患者的全心室应变已降到了 6.8%。但是,请注意该患者的应变有很大的异质性。心功能越差,心室阶段与阶段之间的异质性越大。在这个病例中,2 个阶段并没有收缩,只是整个心动周期拉长;另外 2 个阶段收缩相对较好,而另 2 个阶段收缩相对较差但仍然是同步性收缩。这些结果的意义正在评估过程中。(D)显示 3 个传统心尖观二维超声的 6 条应变曲线。请注意,通过应变显示了心肌收缩力明显下降,其中有些阶段主要是拉长,有些阶段则表现为压缩,只是应变值较正常值低得多。所有 18 个阶段的应变总和显示在牛眼图上。蓝色部分代表在峰收缩期仅表现为拉长者,而红色部分代表某些内向运动。整个心室的 18 个阶段的平均值很容易计算出来,事实上这个值很有应用前景,因为 18 个阶段的平均值较某个阶段的值变异性小,而且比射血分数更能体现预后信息。

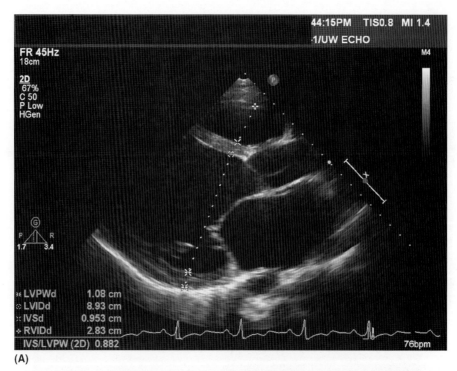

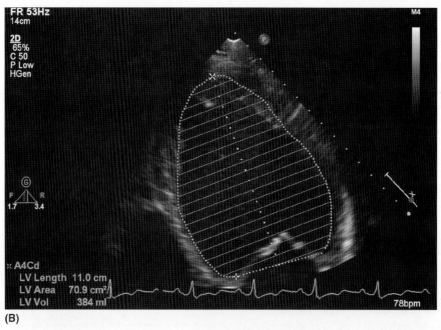

图 1-4　(A)应用标准二维超声测量心室大小和室壁厚度。心室阶段的直径仍然是最标准的测量左心室大小的方法。当下很多超声科直接从二维超声计算出此值。(B)和(C)显示标准的容积几何测量值,该值是在收缩和舒张末期通过相互垂直的两个平面计算出来的。该病例在收缩和舒张末期都显示了重度的心室扩大。(待续)

瓣膜病。大多数病例并不同时报告四组瓣膜的数据。可能会有严重的二尖瓣和三尖瓣功能性病变(见第12章)。瓣膜功能的改变通常是由心室大小及功能和心房大小的改变导致的。超声报告的四组瓣膜的反流量跟实际情况差异较大,从实际无反流到重度反流。瓣叶粘连程度与瓣叶重叠程度有关。瓣环扩大牵拉瓣叶相互远离。心室扩大通过腱索牵拉瓣膜向心尖部靠近,进一步限制了瓣膜运动,尤其影响瓣膜的闭合功能。心室重构使得乳头肌位置发生变化。心肌收缩力减弱使乳头肌在长轴方向的缩短率减小,进一步影响瓣膜的闭合。心肌收缩的不同步也可能影响瓣叶闭合。所有这些因素合并存在共同导致了瓣膜反流(图 1-7)。反流的严重程度对症状和预后有深远影响。患者对药物治疗、再同步化治疗、利尿剂减轻前负

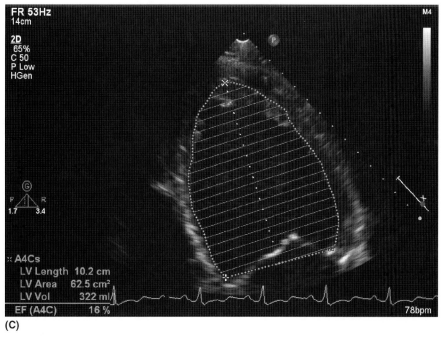

(C)

图 1-4(续)

荷治疗的反应程度,对瓣膜反流的治疗效果都有明显的影响[30-36]。随着治疗时间的推移,很多患者的瓣膜反流逐渐减轻。如果不减轻,可以考虑行外科瓣膜修复手术[37]。

血流动力学可以通过非侵入的方法进行估测。三尖瓣反流使得计算右心室-右心房压力阶差成为可能,这与做右心导管时测量的数据有很好的相关性[37,38]。估测中心静脉压时,要加上右心室-右心房压力阶差(图 1-8)。体格检查时,估测的中心静脉压往往偏低。利用超声心动图测量下腔静脉的直径和对呼吸的反应来估测中心静脉压比较好,但仍不十分明确。三尖瓣对于估测中心静脉压、右心室收缩压和肺动脉收缩压(如无肺动脉瓣狭窄)是非常重要的[39]。测量心室大小和应用多普勒技术可以估算心输出量,通过计算左心室流出道的每搏输出量乘以心率来获得[37]。

估测左心室充盈和充盈压是非常复杂和高度变异的。事实上,所有患者都有一定程度的舒张功能障碍,问题不是有没有舒张功能障碍而是程度是多少。舒张功能严重程度的详细分级方法,见图 1-9。主要指标有:二尖瓣 E/A 比值,舒张早期减速时间,舒张期二尖瓣环运动的组织多普勒评估,肺静脉多普勒血流图,左心房容积,估测的肺动脉压和其他衍生的比值等。从这一点上说,两种算法也许会用到,一是用以估测舒张功能障碍的严重程度,另一是估算充盈压是正常还是升高。此部分内容见于美国超声协

会指南[40]。舒张功能障碍的分类见表 1-5。我们还应注意是否可逆的问题。在行超声心动图检查时,要嘱患者做 Valsalva 动作以观察二尖瓣血流图是否有变化。这将有助于对舒张功能障碍的严重程度进行分类和描述。治疗后,舒张功能障碍的严重程度也会发生变化。这可能是由于应用利尿剂减轻了前负荷。在很多病例中,舒张功能障碍的分级会发生变化。这可能是由于随着治疗时间推移心室重构逆转而致收缩功能改善。这两种情况下,心脏功能的改善都会带来长期预后的改善[40]。需要注意的是,与射血分数相似心室的舒张充盈障碍跟心衰症状间的关系不是太密切[8]。

病例报告(续)

根据患者的临床表现、超声心动图、心电图,计划第二天安排心脏导管检查。另外,连续的肌钙蛋白监测显示,肌钙蛋白有进一步升高,最高值 0.17ng/mL。

心导管检查发现,冠状动脉粗大,管腔轻度不规则。右心导管检查,右心房压为 7mmHg,PCWP 18mmHg,肺动脉压为 41/18mmHg,平均肺动脉压为 26mmHg,中心主动脉压为 123/88 mmHg,心输出量为 3.9L/min,心脏指数为 1.74L/min。肺动脉阻力为 165,肺动脉氧饱和度为 61%,SVR 1949dyn×s/cm⁵ ($1dyn×s/cm^5 = 10^5 Pa×s/m^3$)。

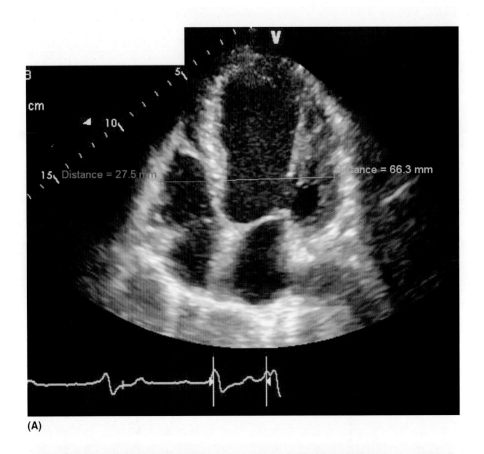

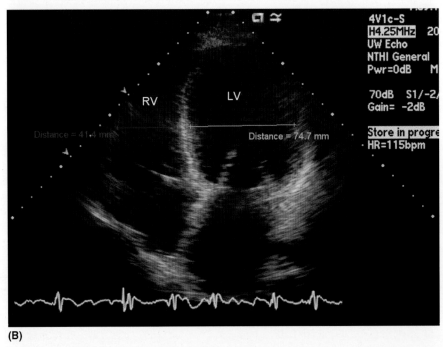

图 1-5　(A)这是一个扩张型心肌病患者的超声心动图,左心室射血分数仅为 30%,而右心室完全正常。该患者几乎没有任何症状。有些患者的右心室大小和功能相对正常,图示左右心室的相对直径。(B)是一例严重心室功能障碍患者的超声心动图。该患者的两个心室都扩大了,与(A)中的患者相反,此患者右心室的相对直径大得多。通常,这类患者有明显的症状,运动耐量下降,但缺乏足够证据判断整体预后。

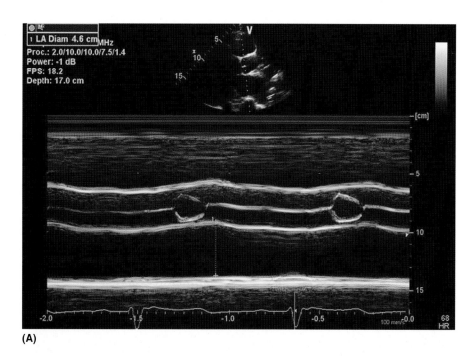

(A)

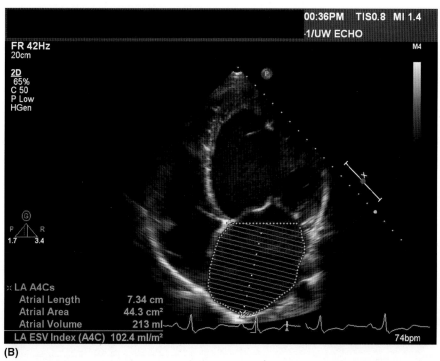

(B)

图 1-6 （A）最传统的左心房的测量方法——短轴 M 超测量法。尽管还在广泛应用,但这种测量方法存在缺陷。很多超声科都已转为应用双平面容积几何测量法。(B)来测量左心房大小,就像测量左心室大小一样。目前这种测量技术被认为是非常成功且重复性好的技术,应该作为目前测量左心房大小的金标准。

冠状动脉疾病评估

　　准确评估患者有无冠状动脉疾病非常重要,因为射血分数降低的心衰患者中,2/3 的病因是冠状动脉疾病[8]。首要考虑的问题是如何诊断冠状动脉疾病。非侵入性检查与冠状动脉造影相比都存在缺陷。因此,对于大多数病因不明的新发心衰患者,冠状动脉造影是最佳选择。对于年轻患者来说,如果先前的检查不支持冠状动脉疾病, 那么冠状动脉造影的价值就不大;对于老年人来说,如果冠状动脉介入治疗不能改

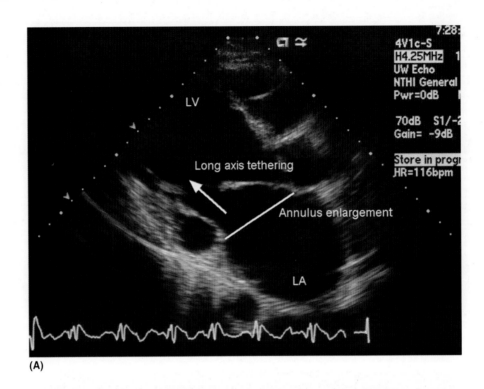

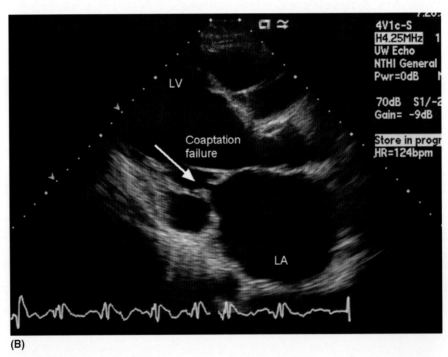

图 1-7　（A）此为乳头肌功能障碍的病例,患者左心室和左心房（LA）显著扩大。腔室扩大的结果是二尖瓣环扩大,二尖瓣叶基底部相互远离致使整个二尖瓣环孔扩大。另外,还有腱索对二尖瓣叶尖端的牵拉过度,使得心室收缩期瓣叶闭合不良（箭头）。随着左心室的不断扩大,腱索对二尖瓣叶的牵拉越来越强,二尖瓣叶回到二尖瓣环平面的能力越来越低。乳头肌的收缩力减弱和位置的变化（左心室变球形）使其对二尖瓣叶的牵拉更为严重。（B）显示了乳头肌功能障碍的后果。（待续）

善预后,那么冠状动脉造影的价值也不大。如果患者没有明显的冠状动脉疾病,则应该优化正在进行的药物治疗。如果发现了明显的冠状动脉疾病,接下来的考虑就是最佳的治疗方案。现今的证据是有争议的。以往的临床试验表明,合并左心室功能障碍的心绞痛患者行冠脉搭桥术能够改善症状和提高生存率[41]。对于

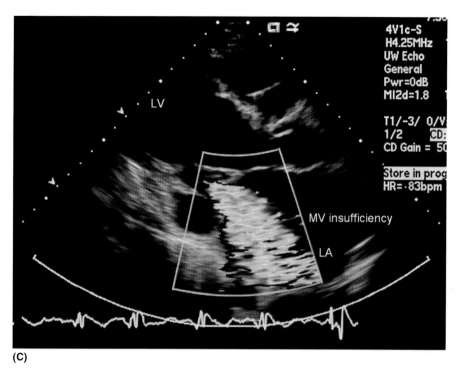

图 1-7(续)　(C)这是个严重的病例,可以看到两个瓣叶闭合不全。由此可见,二尖瓣的偏移明显减轻,两个瓣叶闭合时的连接点向心尖方向移位。彩色多普勒体现了闭合点异位的后果:重度二尖瓣关闭不全。

没有心绞痛症状的心衰患者,影像学检查证实存在冬眠或存活心肌,此类患者的心室重构可逆,预后可改善。对 20 世纪 90 年代的 24 个研究进行 META 分析,结果表明有冬眠心肌的患者进行血管重建与单纯的药物治疗相比死亡率下降 80%。然而,没有冬眠心肌的患者不能从血管重建中获益[42]。更新的研究证明了同样的结论,有冬眠心肌的患者射血分数能提高[43],而射血分数的提高可以改善预后[44]。界定冬眠心肌的最佳方法仍然有争议,使得血管重建的有效性难以评估[45]。一项外科治疗缺血性心衰(STICH)的随机研究,纳入 1212 例重度缺血性心肌病患者,LVEF<35%,随机分入最佳药物治疗组和最佳药物治疗+CABG 组。结果表明最佳药物治疗+CABG 组在生存率方面没有明显获益,但这个结论是有争议的。新近的一项"真实世界"的观察性研究,使用 STICH 研究的入选标准,以 CABG 与倾向性匹配的药物治疗对比,随访 10 年,发现 CABG 有生存获益[46]。鉴于此,仍需要更长时间的随访研究数据来支持。PCI 对于此类患者的研究更少,也无相关随机研究[47,48]。

病例报告（续）

在入院后的第三天,开始给予卡维地洛 3.125mg,

bid。继续滴定增加 ACEI 剂量,更改为长效的赖诺普利 10mg,qd,口服利尿剂减至 40mg,qd。给予患者专人护理,请专门给心衰患者配餐的营养师会诊,并制定了长期随访方案。入院后第四天,患者出院,总利尿量 3.6L。出院时在大厅里能自由走动,短距离走动无气短的感觉,无端坐呼吸和夜间阵发性呼吸困难,无头重脚轻的感觉,但仍感乏力。出院后的 2 个月内,大约每 2 周在心衰门诊随访一次。药物治疗继续滴定至最佳,他已能重返工作岗位。工作伊始,易感乏力。在近中午时感到思维迟钝。随着药物剂量的调整,患者的症状逐渐改善,最后药物剂量滴定至赖诺普利 40mg,qd;卡维地洛 25mg,bid;呋塞米 40mg,qd。

心衰的药物治疗

新发心衰患者的最佳治疗始于对患者的教育。临床医生必须拿出一定的时间向患者交代清楚检查结果,疾病严重程度,属于慢性病程需长期治疗。患者很少能恢复正常,而转为终身慢性疾病。病情的恢复程度取决于患者对治疗的依从性,对疾病状态改变的警觉性和与医生的密切交流程度。

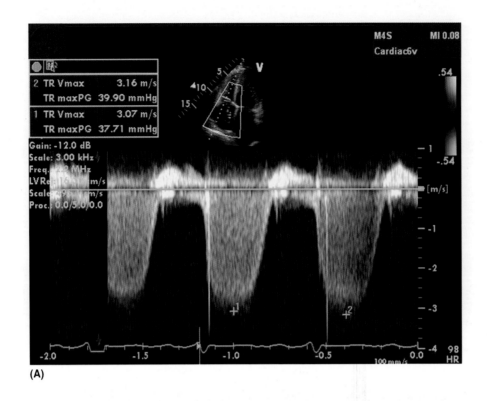

(A)

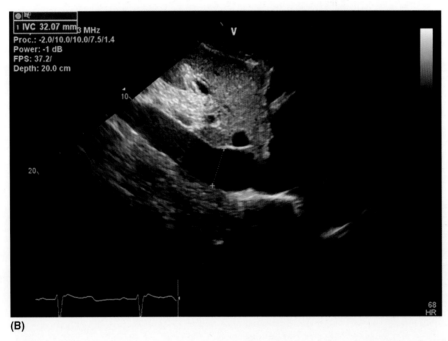

(B)

图 1-8　该图展示了计算右心室收缩压的原理。(A)显示连续波多普勒计算三尖瓣反流速度。这个病例三尖瓣压力阶差约39mmHg。为了计算中心静脉压，要用到下腔静脉窦，如(B)所示。估算中心静脉压时，要把下腔静脉窦的大小及与呼吸的关系一并考虑。这个特殊的病例，下腔静脉窦显著扩大，估算的中心静脉压为 25 mmHg。因此，该患者估算的右心室收缩压为 64 mmHg。

　　最佳治疗来源于多学科的综合治疗(疾病管理系统)[49]：指导饮食的营养师，专门管理心衰患者生活的社会工作者，进行患者教育、医患交流和随访的临床护师，负责药物滴定和急诊随访的护理医师和助理医师，指导患者整个管理和治疗方案的医师。关于患者药物治疗及患者教育的基本问题列于表 1-6。

　　非缺血性心肌病治疗的基础是药物治疗。最常用的药物列于表 1-6。治疗以利尿剂开始，以减轻因急性淤血导致的症状和体征。为了迅速控制急性心衰患者的症状，通常采用静脉利尿剂。这些利尿剂起效快(30min 起效)，2h 内达峰值。可以让临床医生快速了解治疗效果和决定是继续目前剂量还是逐渐加量。对

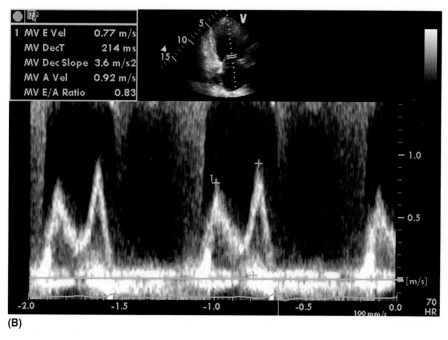

图 1-9　该系列图展示了估算舒张功能的严重程度(见表 1-5)。显示了二尖瓣前向血流,二尖瓣环运动的组织多普勒分析及肺静脉内向血流。(A)1 型舒张功能障碍,该型的主要异常是早期舒张减慢。舒张早期的 E 波速度与心房收缩的 A 波速度相比有所下降。该病例的 E 和 A 之间的减速时间延长。这是 1 型舒张功能障碍的典型表现,与静息时充盈压低有关。随着充盈压升高,二尖瓣血流图会如(B)所示。(待续)

利尿剂不太敏感的患者可以静脉起始为呋塞米40mg;长期服用利尿剂且有容量负荷过重表现的患者,要改用静脉利尿剂,剂量至少要与口服剂量相同或高于口服剂量[50]。患者的淤血现象一旦消失,就改为口服利尿剂。同时,要建立饮食方案,注意限钠、限

液。低钠饮食会使利尿效果更好。通常患者出院后利尿剂剂量需要调整。每周门诊随访时,要注意监测血压、体重和症状。长期服用利尿剂的剂量要使患者维持在"干重"水平。对治疗反应好的患者,尤其是随着时间推移,心室功能改善的患者,利尿剂剂量有时可

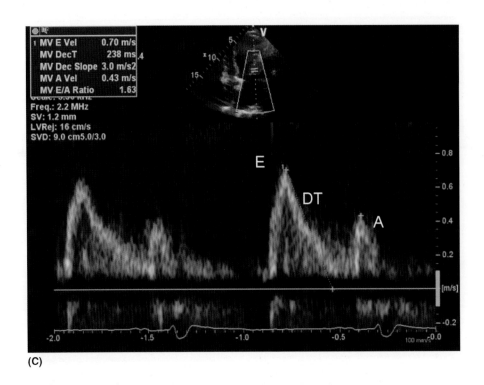

(C)

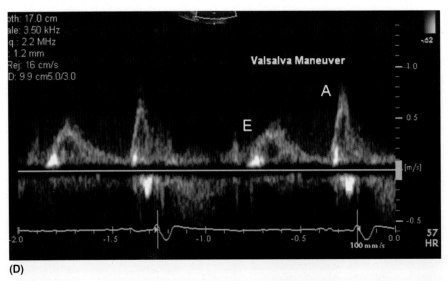

(D)

图 1-9(续)　在这个病例,E 波速度已经升高但仍低于 A 波速度,减速时间已经降到正常范围。随着 E 波速度超过 50cm/s(该患者已达 77cm/s)时充盈压开始升高,这种图像与 1B 型舒张功能不全一样,也主要是由早期舒张减慢所致,但前负荷也增加了。**(C)** 显示了正常的二尖瓣内流图。在心衰患者中,问题变成了——这是真的正常还是假性正常?前负荷过重引起的充盈压升高可以使二尖瓣血流图"正常化"。舒张期心肌舒张显著减慢和异常,但左心房压力升高使早期流入左心室的血流速度加速。分析和判断正常或假性正常仍然是最困难的。**(D)**显示了在行超声心动图检查过程中对于鉴别这种图像非常有帮助的一个动作。(待续)

以减量甚至停用。密切监测电解质和肾功能极为必要,因为应用利尿剂最常发生的副作用是低钾血症和肾功能不全。

　　下一组要启用的药物是转换酶抑制剂。这类药物能平衡降低心脏前后负荷,有助于改善心衰症状和心脏功能。对各种严重程度的心衰都有益。长期的获益在于降低死亡率,减少住院次数,改善心衰症状,还有抗

心室重构作用, 表现在减缓或逆转心脏结构恶化[51]。要从小剂量开始以避免低血压发生, 然后用几周的时间逐渐滴定加量。一般来说, 应该滴定至目标剂量, 如表 1-6 所示; 然而, 关于是否滴定至最大剂量还有争议。有些研究表明有获益, 有些研究则无获益。在随机研究中难以证明高剂量的明确获益[52-54]。另外, 启用转换酶抑制剂可能会使肾脏功能恶化。这也许是因为降

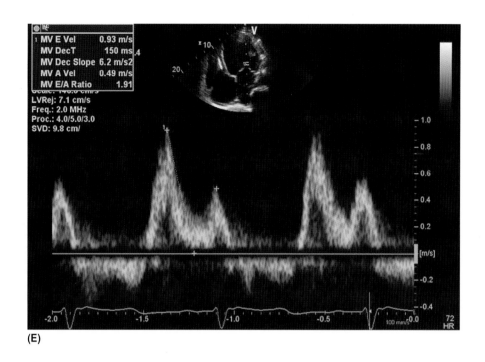

(E)

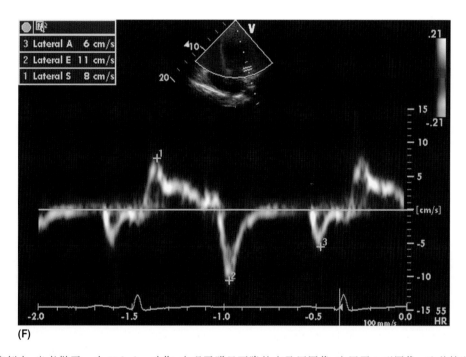

(F)

图 1-9(续)　该病例中,患者做了一个 Valsalva 动作,出现了明显下降的充盈压图像,变回了 1 型图像。这种情况是因为前负荷降低使充盈图像改变了,这是假性正常化 2 型舒张功能障碍的典型表现。(E)展现了重度异常的血流图像,E 波速度更大,A 波速度更小。这个图像正向 3 型和 4 型心室限制性充盈的图像转变,限制性充盈的图像是充盈压很高而舒张功能显著异常。随着充盈压的升高,减速时间越来越短。扩张型心肌病患者的这种特点提示预后严重不良。(F)是二尖瓣环的组织多普勒图像,是正常速度的正常图像。(待续)

低了肾小球出球小动脉张力所致。尤其是当双侧肾动脉狭窄和患者血管内容量不足时,可能会进一步加重病情。当血容量不足时,减少利尿剂用量可能会恢复平衡状态。如果使用这类药物的耐受性良好,即使肾功能轻微改变,也不必停用这类药物[55]。

转换酶抑制剂最令人烦恼的副作用可能是咳嗽。约 10%的患者会发生咳嗽,通常在应用后几周到几个月内发生,并持续存在,停药 1~4 周消失,二次给药后再度出现。但是,这种副作用需与支气管痉挛和肺淤血导致的夜间咳嗽鉴别[56]。若是 ACEI 引起的咳嗽,改

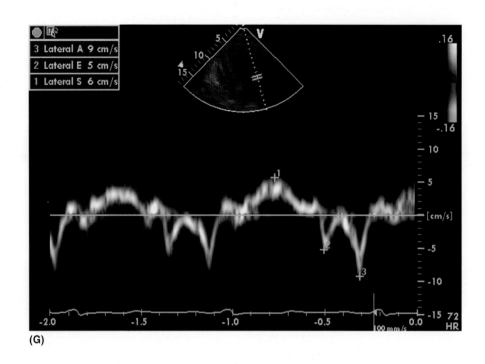

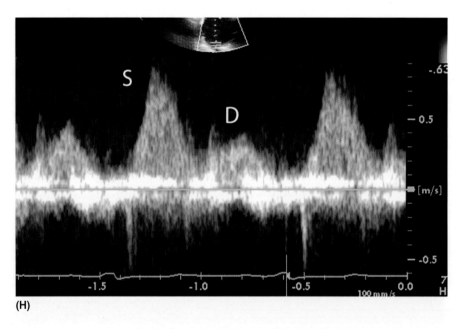

图 1-9(续)　(G)为扩张型心肌病患者舒张功能恶化时的典型表现。E 波和 A 波速度有所转化,以至于 E 波速度(降低至 5cm/s)小于 A 波速度。绝对值<8cm/s 被认为是舒张功能障碍的典型表现,通常 E 波速度越低舒张功能障碍越严重。(H)展示了肺静脉内向血流。该图在收缩期(S)仍有相当的内向血流。波幅越高,舒张期(D)血流越少。在这个特殊的病例中,舒张压仍低,允许相当的血流在收缩期由左心室流入左心房。但是,由于舒张是缓慢的,舒张期充盈量明显减少。(待续)

用 ARB 即能解决。ARB 与 ACEI 的有效性相同,已在心衰中得到了广泛研究和验证[57]。使用 ARB 的方法和注意事项跟 ACEI 是相同的。通常的起始和目标剂量列于表 1-6。氯沙坦为 100~150mg,qd 的剂量时可达到最大效力[58]。不推荐 ACEI 和 ARB 合用[59]。

在 ACEI 或 ARB 治疗的基础上,加用醛固酮拮抗剂,能最大程度地抑制 RAS 系统。如表 1-6 所示[60-62],

小剂量螺内酯或依普利酮对心功能 NYHA Ⅱ~Ⅳ 级都有获益,能降低死亡率。应该谨慎地监测电解质和肾功能,防止高钾血症导致的死亡[63]。从螺内酯开始应用,如果男性出现乳房发育,应换用依普利酮。

抑制肾上腺能受体可以改善心衰患者症状,减少住院,降低死亡风险,对抗心室重构。大多患者射血分数改善,且改善程度与预后呈正相关[64]。因此,心衰一

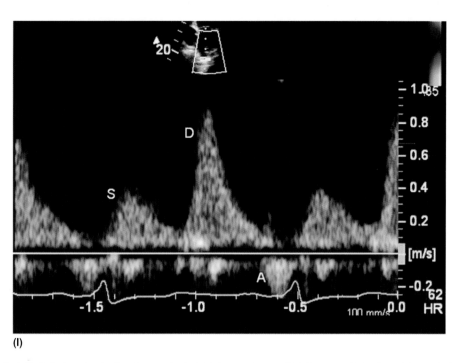

(I)

图 1-9(续)　该图为肺静脉内向血流图,典型的 1 型舒张功能障碍的表现。随着充盈压和前负荷的升高,肺静脉内向血流图就变成了(I)所见的图像。该病例,与 D 相比,收缩期内向血流波(S)明显减弱了。这种肺静脉血流图表现与典型 2、3、4 型舒张功能障碍和持续左房压升高的表现一致。

表 1-5　扩张型心肌病舒张功能障碍分型

舒张功能分级	估测的充盈压	舒张功能
Ⅰ 型	低	主要是早期舒张减慢
Ⅰ B 型	升高	主要是早期舒张减慢伴前负荷增加
Ⅱ 型 (假性正常)	升高但 Valsalva 动作时下降	早期舒张减慢更甚 左室顺应性更差
Ⅲ 和 Ⅳ 型 (重度)	升高,Valsalva 动作时 Ⅲ 型可能逆转,Ⅳ 型不逆转	舒张速率显著降低 顺应性显著降低 舒张速率和程度均受限 不逆转

且确诊,就应启用 RAS 系统抑制剂和 β 受体阻滞剂,这是极其重要的。患者稳定后,在院内应用小剂量 β 受体阻滞剂是安全的[65,66]。根据临床试验证据,3 种 β 受体阻滞剂得到推荐(表 1-6)。应从小剂量开始,在几周内逐渐滴定至目标剂量。应提前告知患者,在每次加量时,可能会有病情加重的感觉,并需要调整其他的治疗。心动过缓、传导阻滞、低血压、支气管痉挛会限制该药物的使用。

在过去 10 年,地高辛的使用率下降了,目前推荐地高辛用于以下两种情况:①上述讨论的 ACEI、ARB、醛固酮拮抗剂、β 受体阻滞剂、利尿剂已应用到最大剂量,但心衰症状持续存在,考虑加用地高辛;②控制心衰合并慢性房颤时的心室率[8,59]。重新分析过去的临床试验发现,控制血压至恰当的水平是很重要的。血浆地高辛浓度维持在 0.5~0.9ng/mL 之间, 安全性强,有效性维持不变[67,68]。在合并使用醛固酮拮抗剂时,应特别注意监测电解质和肾功能。

第一个对心衰患者有明确获益的扩张血管治疗是肼屈嗪联合硝酸酯类药物[69],但随后证明效果劣于 ACEI[70]。这两类药物合用既降低前负荷,又降低后负荷。合用时既有症状改善,也可见到抗心室重构作用,而心室重构的改善也带来了死亡率中等程度的下降。但这两类药物长期合用还是有困难的,因为副作用较多, 且一日 4 次用药才能保持好的效果。鉴于 ACEI 在非裔美国人中获益较小,A-Heft 试验,旨在验证标准治疗基础上加用两药联合(BiDi1)的固定剂量在心衰患者中的作用。而治疗效果是否适用于其他人群还不得而知。标准最大剂量治疗下如有证据表明扩血管效应不充分,这种联合应用仍可有效,可以应用肼屈嗪联合硝酸酯类药物。肼屈嗪联合硝酸酯类药物最常见的适应证是, 患者不能耐受任何种类的 RAS 系统抑制剂时的替代治疗[8,59]。

表1-6　非卧床扩张型心肌病患者的药物治疗

患者教育和生活方式改变

钠盐摄入限制在 2~3g

因需摄入液体

了解食物中钠盐含量

肥胖患者减重(BMI>30)

戒烟

正接受心衰治疗的患者要了解基于初始评估治疗心衰的自然病程

限酒

开始每天监测血压和体重

知道在治疗上何时求救

运动推荐

理解每一项治疗的目的

药物治疗

利尿剂

目的:消除过度的钠水潴留,减轻淤血症状,达到"最佳容量"状态

常用药物:	起始剂量	
呋塞米	40mg	
布美他尼	1mg	
托拉塞米	10mg	

ACEI

目的:减轻症状,降低住院率、死亡率

常用药物:	起始剂量	目标剂量
卡托普利	6.25mg,tid	50mg,tid
依那普利	2.5mg,bid	10mg,bid
赖诺普利	2.5~5mg,qd	20~40mg,qd

ARB

目的:减轻症状,降低住院率、死亡率,减轻左室重构

常用药物:	起始剂量	目标剂量
坎地沙坦	4~8mg,qd	32mg,qd
氯沙坦	12.5~25mg,bid	50~75mg,bid
缬沙坦	40mg,bid	160mg,bid

β受体阻滞剂

目的:降低死亡率、住院率,减轻症状,减轻左心室重构,改善收缩功能

常用药物:	起始剂量	目标剂量
比索洛尔	1.25mg,qd	10mg,qd
卡维地洛	3.125mg,bid	25~50mg,bid
琥珀酸美托洛尔	12.5~25mg,qd	200 mg,qd

醛固酮拮抗剂

目的:降低死亡率

常用药物:	起始剂量	目标剂量
螺内酯	12.5~25mg,qd	25mg,qd
依普利酮	25mg,qd	50mg,qd

地高辛

目的:减轻症状,控制房颤的心室率

调整地高辛血浆浓度至 0.5~0.9ng/mL

起始剂量一般为 0.125mg,qd

肼屈嗪/硝酸酯

目的:不能耐受 ACEI/ARB 的替代治疗,非裔美国人心衰的治疗,减轻症状,降低死亡率,减轻左心室重构

常用药物:	起始剂量	目标剂量
二硝酸异山梨酯	10mg,qid	40mg,qid
肼屈嗪	10mg,qid	75mg,qid
固定复合制剂(BiDi1)	37.5mg/20mg,tid	75mg/40mg,tid

引自:Adated from references 8 and 52.

病例报告(续)

患者的情况继续保持良好。当药物滴定至最大剂量后,每 4 个月重复做一次超声心动图检查。患者目前感觉运动耐量恢复到了发病前的状态,能全天工作,每天下班后无严重乏力的感觉,能骑 15min 自行车。又能上 4 层楼梯。但超声心动图显示射血分数只有 10%~20% 的轻度恢复。左心室仍然扩大呈球形。充盈压图形从最初的限制性改善为 1 型舒张功能障碍。右心室功能也明显改善,只有轻微扩大。肺动脉压仍然是高的,估测峰肺动脉压为 49mmHg。尽管症状明显改善,心电生理专家仍然强烈建议植入体内除颤仪,同时考虑双心室起搏。患者拒绝该建议,主要是因为上次住院费用的自付部分还未还清,想再多观察几个月看心室是否有恢复迹象。开始使用螺内酯 25mg。4 个月后随访时,感觉仍然不错,能全天工作,当被告知 4 个月后这份工作合同结束时,不会再续合同了。他再次拒绝医生的植入体内除颤仪的建议。2 个月后,患者在公寓猝死。

小结

这是一个真实的患者故事。它描述了一个非缺血性心肌病患者自然病程中经典的评估和治疗决策过程。也展现了当今心衰治疗方面的一些不足之处。很多患者对治疗有良好的反应,而另外一些则相反。本章节所呈现的这个病例展示了心衰治疗中患者反应的变异性,同时需要更多不同的方法来优化心衰的治疗。

参考文献

1. Mant J, Doust J, Roalfe A, et al. Systematic review and individual patient data meta-analysis of diagnosis of heart failure, with modelling of implications of different diagnostic strategies in primary care. *Health Technol Assess*. 2009;13(32):1–207; iii.

2. McKee PA, Castelli WP, McNamara PM, et al. The natural history of congestive heart failure: the Framingham study. *N Engl J Med*. 1971;285(26):1441–1446.

3. Drazner MH, Hellkamp AS, Leier CV, et al. Value of clinician assessment of hemodynamics in advanced heart failure: the ESCAPE trial. *Circ Heart Fail*. 2008;1(3):170–177.

4. Madias JE. The resting electrocardiogram in the management of patients with congestive heart failure: established applications and new insights. *Pacing Clin Electrophysiol*. 2007;30(1):123–128.

5. Kamath SA, Meo Neto JP, Canham RM, et al. Low voltage on the electrocardiogram is a marker of disease severity and a risk factor for adverse outcomes in patients with heart failure due to systolic dysfunction. *Am Heart J*. 2006;152(2):355–361.

6. Madias JE, Agarwal H, Win M, et al. Effect of weight loss in congestive heart failure from idiopathic dilated cardiomyopathy on electrocardiographic QRS voltage. *Am J Cardiol*. 2002;89(1):86–88.

7. Dickstein K, Cohen-Solal A, Filippatos G, et al. ESC Guidelines for the diagnosis and treatment of acute and chronic heart failure 2008: the Task Force for the Diagnosis and Treatment of Acute and Chronic Heart Failure 2008 of the European Society of Cardiology. Developed in collaboration with the Heart Failure Association of the ESC (HFA) and endorsed by the European Society of Intensive Care Medicine (ESICM). *Eur Heart J*. 2008;29(19):2388–2442.

8. Jessup M, Abraham WT, Casey DE, et al. writing on behalf of the 2005 Guideline Update for the Diagnosis and Management of Chronic Heart Failure in the Adult Writing Committee. 2009 focused update: ACCF/AHA guidelines for the diagnosis and management of heart failure in adults: a report of the American College of Cardiology/American Heart Association Task Force on Practice Guidelines. *J Am Coll Cardiol*. 2009;53(15):1343–1382.

9. Januzzi JL, Jr. The role of natriuretic peptide testing in guiding chronic heart failure management: review of available data and recommendations for use. *Arch Cardiovasc Dis*. 2012;105(1):40–50.

10. Maisel AS, Krishnaswamy P, Nowak RM, et al. Rapid measurement of B-type natriuretic peptide in the emergency diagnosis of heart failure. *N Engl J Med*. 2002;347(3):161–167.

11. Januzzi JL, Jr, Camargo CA, Anwaruddin S, et al. The N-terminal Pro-BNP investigation of dyspnea in the emergency department (PRIDE) study. *Am J Cardiol*. 2005;95(8):948–954.

12. Bettencourt P, Azevedo A, Pimenta J, et al. N-terminal-pro-brain natriuretic peptide predicts outcome after hospital discharge in heart failure patients. *Circulation*. 2004;110(15):2168–2174.

13. Logeart D, Thabut G, Jourdain P, et al. Predischarge B-type natriuretic peptide assay for identifying patients at high risk of readmission after decompensated heart failure. *J Am Coll Cardiol*. 2004;43(4):635–641.

14. Felker GM, Hasselblad V, Hernandez AF, et al. Biomarker-guided therapy in chronic heart failure: a meta-analysis of randomized controlled trials. *Am Heart J*. 2009;158(3):422–430.

15. Berger R, Moertl D, Peter S, et al. N-terminal pro-B-type natriuretic peptide-guided, intensive patient management in addition to multidisciplinary care in chronic heart failure a 3-arm, prospective, randomized pilot study. *J Am Coll Cardiol*. 2010;55(7):645–653.

16. Moinuddin MJ, Figueredo V, Amanullah AM. Infiltrative diseases of the heart. *Rev Cardiovasc Med*. 2010;11(4):218–227.

17. Raju H, Alberg C, Sagoo GS, et al. Inherited cardiomyopathies. *BMJ*. 2011;343:d6966.

18. Gersh BJ, Maron BJ, Bonow RO, et al. 2011 ACCF/AHA guideline for the diagnosis and treatment of hypertrophic cardiomyopathy: executive summary: a report of the American College of Cardiology Foundation/American Heart Association Task Force on Practice Guidelines. *Circulation*. 2011;124(24):2761–2796.

19. Marcus FI, McKenna WJ, Sherrill D, et al. Diagnosis of arrhythmogenic right ventricular cardiomyopathy/dysplasia: proposed modification of the Task Force Criteria. *Eur Heart J*. 2010;31(7):806–814.

20. Vasan RS, Larson MG, Benjamin EJ, et al. Congestive heart failure in subjects with normal versus reduced left ventricular ejection fraction: prevalence and mortality in a population-based cohort. *J Am Coll Cardiol*. 1999;33(7):1948–1955.

21. Lang RM, Badano LP, Tsang W, et al. EAE/ASE recommendations for image acquisition and display using three-dimensional echocardiography. *J Am Soc Echocardiogr*. 2012;25(1):3–46.

22. Lang RM, Bierig M, Devereux RB, et al. Recommendations for

chamber quantification. *Eur J Echocardiogr*. 2006;7(2):79–108.

23. Mor-Avi V, Lang RM, Badano LP, et al. Current and evolving echocardiographic techniques for the quantitative evaluation of cardiac mechanics: ASE/EAE consensus statement on methodology and indications endorsed by the Japanese Society of Echocardiography. *J Am Soc Echocardiogr*. 2011;24(3):277–313.

24. Brieke A, DeNofrio D. Right ventricular dysfunction in chronic dilated cardiomyopathy and heart failure. *Coron Artery Dis*. 2005;16(1):5–11.

25. Gupta S, Khan F, Shapiro M, et al. The associations between tricuspid annular plane systolic excursion (TAPSE), ventricular dyssynchrony, and ventricular interaction in heart failure patients. *Eur J Echocardiogr*. 2008;9(6):766–771.

26. Grayburn PA, Appleton CP, DeMaria AN, et al. Echocardiographic predictors of morbidity and mortality in patients with advanced heart failure: the Beta-blocker Evaluation of Survival Trial (BEST). *J Am Coll Cardiol*. 2005;45(7):1064–1071.

27. Ghio S, Gavazzi A, Campana C, et al. Independent and additive prognostic value of right ventricular systolic function and pulmonary artery pressure in patients with chronic heart failure. *J Am Coll Cardiol*. 2001;37(1):183–188.

28. Sun JP, James KB, Yang XS, et al. Comparison of mortality rates and progression of left ventricular dysfunction in patients with idiopathic dilated cardiomyopathy and dilated versus nondilated right ventricular cavities. *Am J Cardiol*. 1997;80(12):1583–1587.

29. Suh IW, Song JM, Lee EY, et al. Left atrial volume measured by real-time 3-dimensional echocardiography predicts clinical outcomes in patients with severe left ventricular dysfunction and in sinus rhythm. *J Am Soc Echocardiogr*. 2008;21(5):439–445.

30. Matsumoto K, Tanaka H, Okajima K, et al. Relation between left ventricular morphology and reduction in functional mitral regurgitation by cardiac resynchronization therapy in patients with idiopathic dilated cardiomyopathy. *Am J Cardiol*. 2011;108(9):1327–1334.

31. Cleland JG, Daubert JC, Erdmann E, et al. The effect of cardiac resynchronization on morbidity and mortality in heart failure. *N Engl J Med*. 2005;352(15):1539–1549.

32. John Sutton MG, Plappert T, Abraham WT, et al. Effect of cardiac resynchronization therapy on left ventricular size and function in chronic heart failure. *Circulation*. 2003;107(15):1985–1990.

33. Rosario LB, Stevenson LW, Solomon SD, et al. The mechanism of decrease in dynamic mitral regurgitation during heart failure treatment: importance of reduction in the regurgitant orifice size. *J Am Coll Cardiol*. 1998;32(7):1819–1824.

34. Lowes BD, Gill EA, Abraham WT, et al. Effects of carvedilol on left ventricular mass, chamber geometry, and mitral regurgitation in chronic heart failure. *Am J Cardiol*. 1999;83(8):1201–1205.

35. Capomolla S, Febo O, Gnemmi M, et al. Beta-blockade therapy in chronic heart failure: diastolic function and mitral regurgitation improvement by carvedilol. *Am Heart J*. 2000;139(4):596–608.

36. Pino PG, Galati A, Terranova A. Functional mitral regurgitation in heart failure. *J Cardiovasc Med (Hagerstown)*. 2006;7(7):514–523.

37. Kirkpatrick JN, Vannan MA, Narula J, et al. Echocardiography in heart failure: applications, utility, and new horizons. *J Am Coll Cardiol*. 2007;50(5):381–396.

38. Sorrell VL, Reeves WC. Noninvasive right and left heart catheterization: taking the echo lab beyond an image-only laboratory. *Echocardiography*. 2001;18(1):31–41.

39. Stein JH, Neumann A, Marcus RH. Comparison of estimates of right atrial pressure by physical examination and echocardiography in patients with congestive heart failure and reasons for discrepancies. *Am J Cardiol*. 1997;80(12):1615–1618.

40. Nagueh SF, Appleton CP, Gillebert TC, et al. Recommendations for the evaluation of left ventricular diastolic function by echocardiography. *J Am Soc Echocardiogr*. 2009;22(2):107–133.

41. Yusuf S, Zucker D, Peduzzi P, et al. Effect of coronary artery bypass graft surgery on survival: overview of 10-year results from randomised trials by the Coronary Artery Bypass Graft Surgery Trialists Collaboration. *Lancet*. 1994;344(8922):563–570.

42. Allman KC, Shaw LJ, Hachamovitch R, et al. Myocardial viability testing and impact of revascularization on prognosis in patients with coronary artery disease and left ventricular dysfunction: a meta-analysis. *J Am Coll Cardiol*. 2002;39(7):1151–1158.

43. Bax JJ, van der Wall EE, Harbinson M. Radionuclide techniques for the assessment of myocardial viability and hibernation. *Heart*. 2004;90(Suppl 5):v26–v33.

44. Rizzello V, Poldermans D, Biagini E, et al. Prognosis of patients with ischaemic cardiomyopathy after coronary revascularisation: relation to viability and improvement in left ventricular ejection fraction. *Heart*. 2009;95(15):1273–1277.

45. Schuster A, Morton G, Chiribiri A, et al. Imaging in the management of ischemic cardiomyopathy: special focus on magnetic resonance. *J Am Coll Cardiol*. 2012;59(4):359–370.

46. Velazquez EJ, Williams JB, Yow E, et al. Long-term survival of patients with ischemic cardiomyopathy treated by coronary artery bypass grafting versus medical therapy. *Ann Thorac Surg*. 2012;93(2):523–530.

47. Tsuyuki RT, Shrive FM, Galbraith PD, et al. Revascularization in patients with heart failure. *CMAJ*. 2006;175(4):361–365.

48. Phillips HR, O'Connor CM, Rogers J. Revascularization for heart failure. *Am Heart J*. 2007;153(4 Suppl):65–73.

49. Velez M, Westerfeldt B, Rahko PS. Why it pays for hospitals to initiate a heart failure disease management program. *Dis Manage Health Outcomes*. 2008;16:155–173.

50. Felker GM, Lee KL, Bull DA, et al. Diuretic strategies in patients with acute decompensated heart failure. *N Engl J Med*. 2011;364(9):797–805.

51. Flather MD, Yusuf S, Kober L, et al. Long-term ACE-inhibitor therapy in patients with heart failure or left-ventricular dysfunction: a systematic overview of data from individual patients. ACE-Inhibitor Myocardial Infarction Collaborative Group. *Lancet*. 2000;355(9215):1575–1581.

52. Clinical outcome with enalapril in symptomatic chronic heart failure; a dose comparison. The NETWORK Investigators. *Eur Heart J*. 1998;19(3):481–489.

53. Rochon PA, Sykora K, Bronskill SE, et al. Use of angiotensin-converting enzyme inhibitor therapy and dose-related outcomes in older adults with new heart failure in the community. *J Gen Intern Med*. 2004;19(6):676–683.

54. Ryden L, Armstrong PW, Cleland JG, et al. Efficacy and safety of high-dose lisinopril in chronic heart failure patients at high cardiovascular risk, including those with diabetes mellitus. Results from the ATLAS trial. *Eur Heart J*. 2000;21(23):1967–1978.

55. Testani JM, Kimmel SE, Dries DL, et al. Prognostic importance of early worsening renal function after initiation of angiotensin-converting enzyme inhibitor therapy in patients with cardiac dysfunction. *Circ Heart Fail*. 2011;4(6):685–691.

56. Bangalore S, Kumar S, Messerli FH. Angiotensin-converting enzyme inhibitor associated cough: deceptive information from the Physicians' Desk Reference. *Am J Med*. 2010;123(11):1016–1030.

57. Granger CB, McMurray JJ, Yusuf S, et al. Effects of candesartan in patients with chronic heart failure and reduced left-ventricular systolic function intolerant to angiotensin-converting-enzyme inhibitors: the CHARM-Alternative trial. *Lancet*. 2003;362(9386):772–776.

58. Konstam MA, Neaton JD, Dickstein K, et al. Effects of high-dose versus low-dose losartan on clinical outcomes in patients with heart failure (HEAAL study): a randomised, double-blind trial. *Lancet*. 2009;374(9704):1840–1848.

59. Lindenfeld J, Albert NM, Boehmer JP, et al. Executive Summary: HFSA 2010 Comprehensive Heart Failure Practice Guideline. *J Card Fail*. 2010;16(6):475–539.

60. Zannad F, McMurray JJ, Krum H, et al. Eplerenone in patients with systolic heart failure and mild symptoms. *N Engl J Med.* 2011;364(1):11–21.

61. Pitt B, Remme W, Zannad F, et al. Eplerenone, a selective aldosterone blocker, in patients with left ventricular dysfunction after myocardial infarction. *N Engl J Med.* 2003;348(14):1309–1321.

62. Pitt B, Zannad F, Remme WJ, et al. The effect of spironolactone on morbidity and mortality in patients with severe heart failure. Randomized Aldactone Evaluation Study Investigators. *N Engl J Med.* 1999;341(10):709–717.

63. Juurlink DN, Mamdani MM, Lee DS, et al. Rates of hyperkalemia after publication of the Randomized Aldactone Evaluation Study. *N Engl J Med.* 2004;351(6):543–551.

64. Foody JM, Farrell MH, Krumholz HM. beta-Blocker therapy in heart failure: scientific review. *JAMA.* 2002;287(7):883–889.

65. Gattis WA, O'Connor CM, Gallup DS, et al. Predischarge initiation of carvedilol in patients hospitalized for decompensated heart failure: results of the Initiation Management Predischarge: Process for Assessment of Carvedilol Therapy in Heart Failure (IMPACT-HF) trial. *J Am Coll Cardiol.* 2004;43(9):1534–1541.

66. Fonarow GC, Abraham WT, Albert NM, et al. Carvedilol use at discharge in patients hospitalized for heart failure is associated with improved survival: an analysis from Organized Program to Initiate Lifesaving Treatment in Hospitalized Patients with Heart Failure (OPTIMIZE-HF). *Am Heart J.* 2007;153(1):82–11.

67. Rathore SS, Curtis JP, Wang Y, et al. Association of serum digoxin concentration and outcomes in patients with heart failure. *JAMA.* 2003;289(7):871–878.

68. Ahmed A, Rich MW, Love TE, et al. Digoxin and reduction in mortality and hospitalization in heart failure: a comprehensive post hoc analysis of the DIG trial. *Eur Heart J.* 2006;27(2): 178–186.

69. Cohn JN, Archibald DG, Ziesche S, et al. Effect of vasodilator therapy on mortality in chronic congestive heart failure. Results of a Veterans Administration Cooperative Study. *N Engl J Med.* 1986;314(24):1547–1552.

70. Cohn JN, Johnson G, Ziesche S, et al. A comparison of enalapril with hydralazine-isosorbide dinitrate in the treatment of chronic congestive heart failure. *N Engl J Med.* 1991;325(5):303–310.

71. Taylor AL, Ziesche S, Yancy C, et al. Combination of isosorbide dinitrate and hydralazine in blacks with heart failure. *N Engl J Med.* 2004;351(20):2049–2057.

72. Fonseca C, Sarmento PM, Minez A, et al. Comparative value of BNP and NT-proBNP in diagnosis of heart failure. *Rev Port Cardiol.* 2004;23(7–8):979–991.

73. Morrison LK, Harrison A, Krishnaswamy P, et al. Utility of a rapid B-natriuretic peptide assay in differentiating congestive heart failure from lung disease in patients presenting with dyspnea. *J Am Coll Cardiol.* 2002;39(2):202–209.

74. Mueller T, Gegenhuber A, Dieplinger B, et al. Capability of B-type natriuretic peptide (BNP) and amino-terminal proBNP as indicators of cardiac structural disease in asymptomatic patients with systemic arterial hypertension. *Clin Chem.* 2005;51(12):2245–2251.

第 2 章

大面积心肌梗死后心力衰竭

JANE E. WILCOX, WILLIAM G. COTTS

病例报告

患者,52岁,非裔美国女性,主因胸痛1h就诊。既往有明确的高血压、高血脂病史。体格检查:体温37.1℃,心率 90次/分,血压140/90mmHg,呼吸急促,24次/分。患者焦虑不安,肺部清晰,心律规整,无杂音或S3、S4心音。心电图(图2-1)前壁导联ST段明显抬高。诊断:"ST段抬高型心肌梗死"。给予阿司匹林、吸氧和肝素,并立即行冠状动脉造影。

患者接受了经皮冠状动脉介入治疗 (PCI),左前降支近端(LAD)可见一长血栓(图2-2),于病变处置入药物洗脱支架1枚。在操作过程中,患者出现气短、低血压,收缩压降至70mmHg。因心源性休克予以置入主动脉内球囊反搏(IABP)泵,以增加舒张期冠脉灌注,降低收缩期心脏后负荷。

对ST段抬高型急性心肌梗死(STEMI),首选的再灌注策略是由经验丰富的医生及时给以经皮冠状动脉介入治疗(PCI)。急性心肌梗死(AMI)伴发肺水肿或心源性休克[收缩压<90mmHg,肺动脉嵌顿压(PCWP)>15mmHg]的患者住院死亡率高达60%[1],而IABP治疗会明显降低死亡率[2]。心源性休克(SHOCK)闭塞冠脉急诊血运重建试验为急性心梗伴心源性休克患者提供了急诊血运重建的理论依据。该研究中,随访至6个月时,较少患者需要治疗,即每8例接受短血运重建(通过PCI或CABG)的患者就可以预防1例患者死亡。

病例报告(续)

患者被送入CCU病房,置入Swan-Ganz肺动脉导管(PAC)进行血流动力学监测。到达CCU病房时血流动力学监测指标如下:中心静脉压(CVP)20mmHg,肺动脉收缩压/舒张压 (PAS/PAD) 分别是50mmHg/21mmHg, 肺动脉平均压 (PAM)31mmHg, PCWP 21mmHg, 心输出量(CO)5L/min, 心脏指数(CI) 2.5L/(min·m²)。患者的血流动力学指标实质上提示缺血的左心室充盈压是升高的,IABP治疗后CO 改善。中心静脉血氧饱和度55%,提示组织氧供不足[3]。

AMI患者的低中心静脉血氧饱和度预示整体预后不良[4]。该病例进行有创血流动力学监测的指征是AMI伴发心源性休克需置入IABP。充血性心衰肺动脉导管有效性评估研究(ESCAPE)显示[5],PAC不降低心衰恶化患者的死亡率,适用于急性血流动力学受损情况的监测。

病例报告(续)

IABP 治疗提供了连续的血流动力学支持,前向血流的改善使利尿有效, 随后患者PCWP 降至

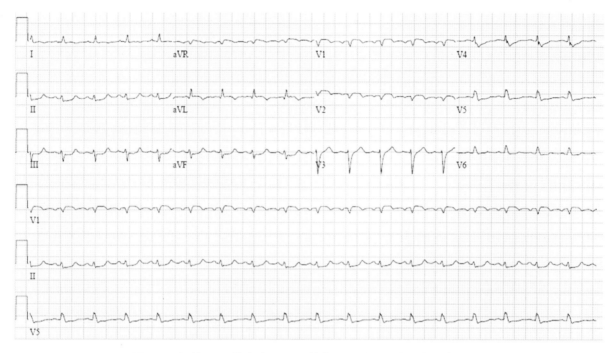

图 2-1　初始 ECG，前壁导联 ST 段抬高，下壁导联对应性改变，低电压。

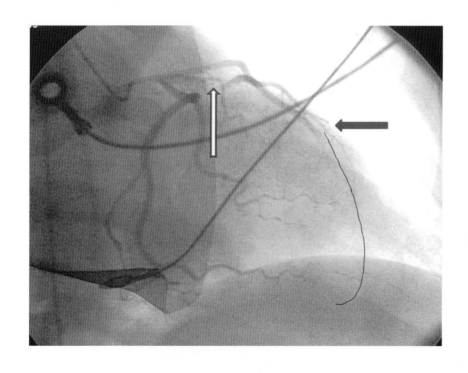

图 2-2　心导管提示左前降支中段罪犯病变(实心箭头)及左前降支近端 95% 的狭窄(空心箭头)。细的红线显示闭塞动脉下游。

15mmHg, CI 增至 2.8L/(min·m²)，平均动脉压保持稳定在 65mmHg 以上，IABP 由 1:1 (每个心动周期气囊充气/放气比例)变为 2:1，然后是 3:1，最后撤掉。为降低动脉内装置原位血栓形成事件的风险，应用 IABP 期间予以肝素抗凝。

心肌梗死后管理

病例报告（续）

在撤除 IABP 后患者临床状况较好，CCU 团队致力于心肌梗死(MI)后的管理，这段易损期要特别关注潜在的并发症,对患者进行持续心电异常远程监测。

心律失常,包括心脏传导阻滞(右冠脉病变更常见)和心动过速[包括室速(VT)],占MI患者的15%[6]。加速的自发性室性心律 (AIVR) 占MI后持续监测患者的 40%,这在大多数患者代表再灌注[7]。MI后机械并发症是破坏性的, 包括完全或部分乳头肌断裂导致的二尖瓣反流、左室游离壁破裂[占AMI患者的1%~4.5%][8]、室间隔破裂或急性室间隔缺损(VSD),据报道后者发生率约为游离壁破裂的50%,典型的发生于AMI后的3~5d。然而,VSD也可能发生在发病最初的24h内或迟至2周时[9]。

病例报告(续)

多普勒二维超声心动图未见瓣膜异常。整体上,左室(LV)功能中度下降,EF为35%~40%,主要由于前壁“低动力”状态。该部位存在一大的左室血栓,因此,开始静脉内应用肝素抗凝作为长期华法林抗凝的过渡(图2-3)。

1998年,GISSI-3研究证明前壁AMI且EF<40%的患者LV血栓形成发生率最高[10]。目前关于在前壁MI患者预防性抗凝防止LV血栓形成的数据还不一致[11],尚需未来随机化试验来确定预防这一严重不良后果的最佳策略。

MI后管理分为二级预防和危险分层。二级预防注重于目前疾病还未导致明显病变时早期阶段的诊断和治疗,通过(a)药物治疗、(b)筛查与冠状动脉疾病(CAD)和心衰死亡相关的并发症来完成。当MI伴发左室功能障碍时,必须启动三级预防(降低已有疾病的不良后果)。药物和器械是治疗的基石。本章将集中于MI后LV 收缩功能下降患者与LV功能正常患者的比较。

根据目前 ACC/AHA 指南[12],拮抗神经激素治疗可降低MI后死亡率;一旦患者病情稳定,应立即使用β受体拮抗剂和血管紧张素转换酶(ACE)抑制剂,因此该患者开始启动该治疗方案。卡托普利和美托洛尔半衰期短,滴定治疗是合理的选择。但是,一旦虚弱的患者病情稳定, 应优先使用非选择性β受体和α₁受体阻滞剂卡维地洛。在卡维地洛或美托洛尔对慢性心衰患者临床预后比较的欧洲试验(COMET)中,应用卡维地洛治疗的心衰患者比美托洛尔滴定患者死亡率下降20%。本例患者开始服用卡维地洛6.25mg bid,出院前一天增加到12.5mg bid。卡维地洛目标剂量是25mg bid,门诊患者可以滴定到该剂量。在MERIT-HF试验中,选择性β受体阻滞剂琥珀酸美托洛尔(缓释剂)降低死亡率达34%。两种药物的最佳剂量都可作为门诊剂量。临床医生应以临床试验的靶剂量为目标,

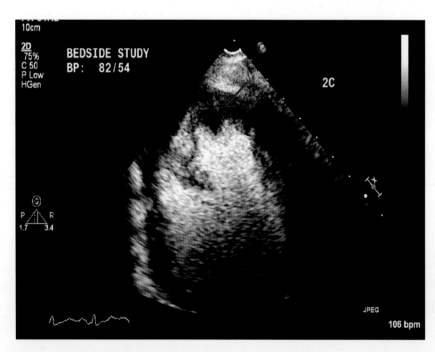

图 2-3　超声心动图显示左室尖部血栓。

即卡维地洛25mg bid或琥珀酸美托洛尔200mg qd。

基于经典的CLARITY-TIMI 和TRITON-TIMI 38研究数据，应立即启动阿司匹林/噻吩并吡啶类ADP受体拮抗剂（如氯吡格雷或普拉格雷）双重抗血小板治疗[13,14]。替格瑞洛与氯吡格雷应用于急性冠脉综合征（PLATO）患者的对比研究中，非噻吩并吡啶类血小板P2Y12ADP受体拮抗剂替格瑞洛可代替氯吡格雷或普拉格雷，与氯吡格雷相比能降低全因死亡率[15]。在北美趋向有害的亚组大出血被认为是继发于高剂量的阿司匹林。因此，应将81mg的阿司匹林与替格瑞洛联用。基于拟行早期PCI治疗的急性冠脉综合征患者氯吡格雷和阿司匹林（CURRENT OASIS 7）随机化试验结果，阿司匹林81mg与325mg同样有效，但能降低出血趋势[16]。

本例患者出院时服用了80mg阿托伐他汀。基于普伐他汀或阿托伐他汀评估和抗感染治疗（PROVE-IT）以及积极降低胆固醇减少心肌缺血试验（MIRA-CL）的结果，ACC/AHA指南将他汀类作为MI急性期的Ⅰ类推荐[17,18]。

作为里程碑的依普利酮（选择性醛固酮阻滞剂）在心梗后左室功能不全患者试验（EPHESUS）中评估了将醛固酮阻滞剂依普利酮应用到急性心梗后LV功能不全患者最佳治疗方案的效果。结果证明，依普利酮组心衰发病率和死亡率都降低[19]。这更证实了近期META分析显示的心梗后心衰患者使用依普利酮降低全因死亡率20%的结果[20]，但在发病7d后使用该药未见到这种疗效[21]。因此，关键是在这些患者中要早期使用。本章提及的患者出院用药一览表见表2-1。

出院后管理：易损期

该患者近期发生前壁MI并有LV功能下降，附壁血栓形成，必须确保出院前接受所有适当治疗以降低心衰再住院可能。出院后2周心内科门诊随访，就诊重要的注意事项是实施最大程度药物治疗和器械治疗。

病例报告（续）

第一次随访

2周随访时，在门诊评估患者（a）容量状态、（b）症状和（c）依据ACC/AHA指南的合理治疗，对所有出院患者都应包括这些。总体上患者感觉较前明显好转，但精力仍很差，乏力。查体：颈静脉搏动轻度增强，肺部无啰音。当血压和肾功能/电解质（特别是血钾水平）情况允许时，药物治疗可进一步加强。随后的门诊用药剂量列在表2-1。因为运动的心脏康复可使整体死亡率下降30%、心梗后再梗下降50%，这次随访建议患者进行"心脏康复"。尽管如此，心脏康复并未在心梗后二级预防中充分应用[22]。

住院治疗的慢性心衰患者死亡风险在出院早期最高，并与心衰住院治疗的持续时间和频率直接相关。这些均提示心衰患者出院后早期是易损期，需要加强监测[23]。尽管急性心衰患者住院期间症状改善，但出院后，60~90d的再住院率和死亡率仍分别高达30%和15%[24]。

出院后的第一次随访（如本章提及患者）或门诊患者初诊时制定护理策略前应进行系统全面的评估。很多基于证据的治疗方法在心衰患者的社区保健中未充分使用。心脏再同步化治疗心力衰竭的评价（IMPROVE-HF）研究证明，在门诊心脏病或多学科实践中，对符合条件的患者采用基于循证指南推荐的干预措施的应用增加了[25]。转诊到综合门诊或实施实践

表 2-1 患者出院用药情况

用药	出院时剂量	2周时门诊剂量	目标剂量
阿托伐他汀	80mg qd	80mg qd	80mg qd
卡维地洛	12.5mg bid	12.5mg bid(受血压限制)	25mg bid
卡托普利/赖诺普利	卡托普利 6.25mg tid 换成赖诺普利 10mg qd	赖诺普利 20mg qd	赖诺普利 40mg qd
阿司匹林	325mg qd	81mg qd	81~325mg qd
氯吡格雷	75mg qd	75mg qd	75mg qd
依普利酮	25mg qd	25mg qd(受血钾限制)	50mg qd
华法林(左室血栓)	5mg, 目标 INR 2~3	目标 INR 2~3	目标 INR 2~3

干预措施可提高β受体阻滞剂、心脏再同步化治疗(CRD)、植入式心脏转复除颤器(ICD)的应用,促进心衰患者的认识[25]。

病例报告(续)

3个月随访

患者出院后门诊随访计划的一个关键内容是评估左室射血分数(LVEF)。由于心衰患者对神经激素类药物治疗反应不同,LVEF增加程度不同,该指南推荐在心梗后至少40d且LVEF ≤ 35%、纽约心脏协会(NYHA)心功能分级Ⅱ级或Ⅲ级的心衰患者植入ICD。非心源性心衰患者植入ICD的标准是允许足够的时间(通常是60~90d)将药物上调滴定至最大剂量。由于ICD治疗的效果直到1年后才明显[26],所以在调整药物期间应评估影响预后的并存疾病(如癌症或终末期肺病),否则ICD植入可能只有害处。患者因大的LV附壁血栓服用了华法林(同时服用阿司匹林和氯吡格雷),在出院3个月时复查超声心动图评估LV整体功能及血栓溶解情况。

病例报告(续)

AMI后大约3个月,患者LVEF仅为25%~30%,予以植入ICD进行SCD的一级预防。药物也应上调滴定到前面提到的基于证据的剂量。这次随访患者也做了心脏 MRI (CMR),结果提示整个左室前壁大面积瘢痕(图2-4)。缺乏明显存活心肌层对患者和医生评估预后和恢复潜力都很重要,这将在以后的章节中提到。

在接下来的几个月,患者多次因急性心衰症状就诊其他医院,主要症状是肺淤血、体重增加和下肢水肿。

急性心衰可表现为不同的症状体征和诱发事件,实质上常是多因素、多变化的,应该注意识别并进行治疗。观测数据显示,缺血事件(包括MI)、房颤[27]和恶化性瓣膜病[28]与多次再住院导致的心衰恶化、进展和死亡有关[29]。非心源性并发症,包括急性肾脏损伤、急性呼吸道感染、药物饮食不依从医嘱也都是再住院的潜在诱发因素。Gheorghiade 和 Braunwald提出,在急性心衰综合征患者应考虑一个6轴初始评估模型,评估要素包括:临床严重程度、收缩压、心率和心律、诱发因素、并存疾病和再发或慢性心衰(图2-5)。

危险分层

心衰住院治疗是预后不良的独立预测因子[30,31],心衰住院死亡率为 0.4%~28%。为更好地将这些患者分层,多个研究做了风险预测模型[29,32-36]。一般使用来

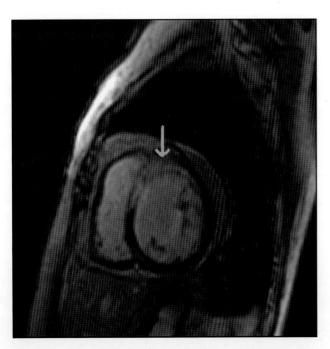

图 2-4　心脏MRI短轴图,显示前壁极少的存活心肌(箭头)。
引自: From reference 82.

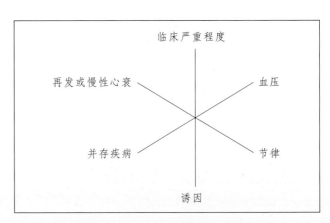

图 2-5　评估急性心衰患者的6轴方法。
引自: Adapted from Gheorghiade and Braunwald. JAMA. 2011; 305(16):1702-1703.

自指南（GWTG）的心衰危险评分可获得的临床变量来预测住院死亡率，已证明这是危险分层的有效工具。此外，该工具也适用于左室收缩功能保存的患者。在互联网上即可查到死亡危险评分计算器，危险因素包括年龄、收缩压、血尿素氮、心率、血钠、慢性阻塞性肺病（COPD）及非黑人，所有因素都可预测住院死亡率。预测的和观察的住院死亡概率在GWTG研究中是不同的（0.4%~9.7%）（图2-6）[36]。

住院后的生命体征和实验室数据都容易获得，可以预测风险。在急性失代偿性心衰国家注册（AD-HERE）中，死亡率在低危人群低至1.8%，最高危人群达28%。最好的死亡率单独预测因子是入院时高的血尿素氮[≥43mg/dL（15.35mmol/L）]水平，其次是入院时低水平的收缩压（<115mmHg），然后是升高的血肌酐水平[≥2.75mg/dL（243.1pmol/L）][35]。

并发症

肾功能不全

即使是在整体高死亡风险的心衰患者，并存疾病也使死亡风险显著增加，老年人尤为明显[37,38]。有效的危险分层可影响临床决策。因此，医生应对影响预后的并存疾病进行住院筛查。在住院期间和住院后要特别关注血肌酐和肾小球滤过率（GFR），这对远期疗效非常重要[39,40]。慢性肾功能不全（CKD）与MI后主要心血管事件的增加相关，特别是估算GFR小于45mL/min的患者。在近期的随机临床试验中，ACE抑制剂卡托普利使CKD患者心血管事件显著降低，肾功能正常患者心血管事件也较小程度下降[41]。

糖尿病

另外，即使控制了其他已知危险因素，糖尿病（DM）也增加AMI和LV功能不全患者的整体死亡风险[42,43]，尤其是应用胰岛素治疗的患者风险特别高[43]。该患者HbA1C为5.3%，排除了糖尿病[44]。尽管患者52岁，相对年轻[45]，AMI患者危险分层时年龄非常重要。即使接受了适当的基础药物治疗，老年患者AMI后心衰也与预后不良有关[45]。

血压

血压类似于年龄，是另一个不可改变的预后因

收缩压	分数	尿素氮	分数	血钠	分数	年龄	分数
50~59	28	≤9	0	≤130	4	≤19	0
60~69	26	10~19	2	1131	3	20~29	3
70~79	24	20~29	4	132	3	30~39	6
80~89	23	30~39	6	133	3	40~49	8
90~99	21	40~49	8	134	2	50~59	11
100~109	19	50~59	9	135	2	60~69	14
110~119	17	60~69	11	136	2	70~79	17
120~129	15	70~79	13	137	1	80~89	19
130~139	13	80~89	15	138	1	90~99	22
140~149	11	90~99	17	≥139	0	100~109	25
150~159	9	100~109	19			≥110	28
160~169	8	110~119	21				
170~179	6	120~129	23				
180~189	4	130~139	25				
190~199	2	140~149	27				
≥200	0	≥150	28				

心率	分数	黑色人种	分数	慢阻肺	分数	总分	死亡风险
≤79	0	是	0	是	2	0~33	<1%
180~84~	1	否	3	否	0	34~50	1%~5%
85~89	3					51~57	>5%~10%
90~94	4					58~61	>10%~15%
95~99	5					62~65	>15%~20%
100~104	6					66~70	>20%~30%
≥105	8					71~74	>30%~40%
						75~78	>40%~50%
						≥105	>50%

图 2-6　心衰住院死亡危险评分系统。

引自：From reference 36.

素。Gheorghiade 等提出,血压是心衰患者发病率和死亡率独立的预测因子,入院时相对低的血压(SBP< 120mmHg)提示预后不良,与是否进行了药物治疗无关[24]。除了年龄,体重下降或消瘦也与慢性心衰预后不良有关[46],即典型的"心源性恶病质"。

贫血和铁缺乏

贫血是心衰人群另一个预后不良因素。在心衰患者中,组织计划启动拯救生命治疗(OPTIME-HF)的研究者们研究了259所医院48 000例心衰患者的数据,证明1/4的个体存在中到重度贫血(血红蛋白5~10.7g/dL)。老年患者、白种人、女性、肾功能不全、收缩功能保存的患者可能更容易贫血,而出院时正在接受ACE抑制剂和β受体阻滞剂(BB)的患者不容易贫血。低血红蛋白与住院心衰患者90d时出现更多的再住院率(33.1% vs 24.2%)和更高的死亡率(4.8% vs 3.0%)有关(所有 $P<0.0001$)[47]。

功能性铁缺乏可能是慢性病慢性炎症的结果,如恶性肿瘤、慢性感染性疾病、慢性肾病和慢性心衰[48]。纠正慢性心衰合并贫血及非贫血患者缺铁状态疗效评价(FAIR-HF)研究证明,应用静脉补铁药物纠正慢性心功能不全患者的缺铁状态,不论该患者是否存在贫血,都可以明显改善其症状、心功能状态,提高生活质量,并且没有明显副作用[49]。红细胞生成刺激因子在过去几年被广泛研究,可能对心衰的贫血患者有益。但红细胞刺激因子在慢性肾病患者中的安全性备受关注。达依泊汀α(一种长效促红细胞生成素)降低心衰事件(RED-HF)研究将会揭示在贫血的慢性心衰患者中使用达依泊汀α是否会降低心衰全因死亡率和住院率[50]。

肺病和睡眠呼吸紊乱

心衰合并COPD 与预后较差有关。在一项COPD预测心衰患者死亡率的挪威心衰注册研究中,COPD与其他因素包括年龄增加、肌酐水平、NYHA心功能Ⅲ/Ⅳ级和糖尿病,都能独立预测死亡[51]。

心衰患者睡眠呼吸障碍(SDB)很常见,患病率为24%~76%[52,53]。睡眠障碍有两种:阻塞性睡眠呼吸暂停(OSA)是口咽部肌肉塌陷到上气道;中枢性睡眠呼吸暂停(CSA)发生于脑干不能刺激呼吸时[54]。SDB不仅与心衰有关,OSA 还会通过诱发反复的周期性呼吸暂停性低氧血症使交感张力剧增,血压升高,活性氧和炎症介质产物增加。增加的交感活性可使循环血管阻力增加,导致左室后负荷增加,随后心肌氧耗

增加,导致心衰的发生和发展[54,55]。心衰患者未治疗的OSA 与死亡率增加有关,且独立于其他因素[54]。与OSA相反,CSA常常是心衰的后果[56]。CANPAP试验[57]显示,CPAP对延长非心脏移植患者存活时间无效;但在二级分析中,当SBD进行了充分治疗,LVEF 和非心脏移植存活增加[56]。尚需以后的研究来确定治疗SDB是否会降低心衰发病率和死亡率。鉴于心衰人群中SDB的高患病率,所有患者夜间均需多导睡眠记录仪进行筛查诊断[58]。

心衰的社会决定因素

心理健康

除了身体健康,个体的心理健康也影响预后。抑郁和认知功能与心衰预后密切相关,低的 LVEF 和记忆功能障碍预示死亡。较差的整体认知评分(由智能状态评分决定)、工作记忆(最具预测性)、思维速度以及执行功能都被证明是有意义的预测因子[59]。有趣的是,尽管恶化的认知功能可预测心衰预后,而认知缺陷调整着心衰严重程度与健康相关生活质量(HRQL)的关系[60]。近来,生活质量(QOL)被证明主要由以下预测因子调节:①低基础QOL;②高B型利钠肽(BNP);③低钠血症;④心动过速以及(g)糖尿病和心律失常病史[61]。

种族差异

研究证明,在非裔美国人患者中心衰经济负担比例较高,他们的心衰发病率和住院率都高于白人[62-65]。这些差异的病因学似乎是多因素的,部分与糟糕的门诊管理、获得的医疗保健、社会经济地位以及健康认知有关。近期Chaudry等研究发现,在未加调整的分析中,黑人预后与更差的健康认知和医疗保健措施密切相关。在调整了人口学资料、非心源性并发症、社会支持、保险状态以及社会经济状态(收入和教育水平)后,黑人健康认知降低概率高于白人的2倍。医疗费用是寻求医疗保健的障碍,缺乏医疗单位(OR分别是1.76和1.55)也存在明显差异[65]。

心功能恢复潜力

心衰患者住院和门诊管理都应该是综合的,包括对心肌的直接评估和可能的康复目标评估,特别要评估心肌存活力。心肌存活情况是CAD合并LV不全患

者预后的一个重要指标[66-68]，多研究证实存活心肌预测着低LVEF CAD患者LV功能的恢复[69-71]。"冬眠心肌"在慢性收缩性心功能不全选择经血运重建能改善的患者中很有临床价值[70-77]。Cleland及其同事[78]证明，LV功能的改善与冬眠心肌的量呈线性相关。在一个META分析中Allman及其同事[79]发现，无创方法检测到的心肌存活力与CAD左室功能不全患者血运重建后生存率的提高显著相关。近期外科治疗缺血性心衰的一个亚组研究(STICH)发现，对因CAD导致LVEF下降准备行外科血运重建的心衰患者，多巴酚丁胺超声心动图和单光子发射计算机断层扫描(SPECT)检测到的存活心肌范围，是死亡和心衰事件的单变量预测因子，但经多变量调整后，这种关系消失[80]。一个可能的原因是并非所有存活但功能障碍的心肌都会随血运重建恢复功能。如果心肌发生不可逆重塑，目前治疗可能恢复不了。这方面还需进一步的研究，特别是关于LV功能改善的预测因子。近期一个因果比较IMPROVE-HF队列分析研究显示，几乎1/3的门诊患者经过2年时间LVEF（从24.5%到46.2%，92%相对改善）有戏剧性改善。多变量分析显示，女性、既往无MI史、非缺血性心衰、未使用地高辛都与LVEF改善超过10%有关[81]。心肌存活以及恢复的潜力很可能成为未来治疗的目标。有许多方法可评估心肌存活情况，其敏感性和特异性见图2-7[82]。如前所述，患者行CMR显示大范围的瘢痕(图2-4)。CMR 结果没有提示血运

重建对患者有很大益处。Bello 及其同事认为，钆增强CMR能预测LV功能和心室重塑情况[83]。CMR检测到的存活但功能障碍心肌的数量是血运重建后EF增加百分比的独立预测因子。有明显瘢痕形成的患者EF不太可能恢复[83]。

心衰的器械疗法

病例报告（续）

患者被送到门诊行超声心动图检查，重新评估LV功能，以决定是否可以行CRT 和 ICD治疗，并评估经华法林治疗LV血栓是否溶解。

心衰患者心室不同步与死亡率增加相关[84-86]。CRT电极通常经冠状静脉窦植入，通过对左房室同步起搏，取得左心室和右心室同步收缩的效果[87]。收缩功能不同步常见于室内传导异常的心衰患者(如左束支传导阻滞)，表现为QRS延长，这使左室血流动力学因心室充盈不足而受损[88]。

证据表明（指南中基于RCT的A 级），对于LVEF≤35%、窦性心律、NYHA心功能Ⅲ级或非卧床的Ⅳ级症状患者，尽管进行最大程度优化药物治疗，仍存在心脏收缩不同步者(定义为 QRS间期≥120ms，QRS延长超过150ms 的患者似乎最大获益)应接受带或不带

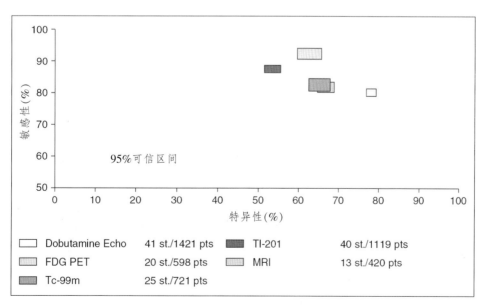

图 2-7　目前使用的各种评估心肌缺血和存活方法的相对敏感性和特异性。敏感性以正电子发射断层显像(PET)最敏感 ($P < 0.05$)；特异性以超声心动图(Echo)优于其他方法($P < 0.05$)。（见彩图）
注：pts = 患者数量；st = 研究数量；Tc-99m = 锝研究；Tl-201 = 铊201 研究。

ICD的CRT治疗，除非存在禁忌证[89-95]。临床试验表明，该治疗使这些患者明显获益，除了改善功能状态外，心衰住院和死亡风险都下降[89,95,96]。作为里程碑之一的心衰–心脏再同步化（CARE-HF）研究表明，即使没有同时植入ICD，应用CRT也可将心衰住院和死亡风险降低37%（HR=0.63，P<0.001，绝对值下降16%）。同样的，在心衰药物治疗、起搏和除颤的比较试验中（COMPANION），与药物治疗比较，在CRT-D组单用CRT可降低心衰死亡风险或住院风险分别达34%（P<0.002）和40%（P<0.001）。

与缺血性心肌病（ICM）比较，非缺血性心肌病（NICM）对CRT的反应更好，效果也更好[97]。这说明心肌基质、存活力、对目前药物和机械治疗潜在恢复力的重要性。

本章中患者QRS较窄，没有左束支传导阻滞（LBBB）（图2-1），因此不符合CRT条件。假定女性患者遇到同样情况，如果不能从CRT更多获益，她们不太可能接受CRT[98]。在IMPROVE-HF试验中，开始仅35%有适应证的女性接受了CRT。24个月后增加到65%，提示医生患者意识的提高可增加CRT使用率，从而降低患者发病率和死亡率[25]。

当前，指南提出CRT适用于NYHA心功能Ⅱ级、Ⅲ级和非卧床的Ⅳ级心衰患者，新的数据已扩展到症状不太明显的患者，NYHA Ⅰ级或Ⅱ级患者也可以从CRT-D得到明显的临床获益。Zareba与其同事近期证实，CRT-D可使EF≤30%和LBBB的心衰患者心衰进程减缓，发生室性心律失常的风险下降，而在右束支传导阻滞（RBBB）或其他室内传导延迟的患者中未观察到该现象[99]。ICD与CRT合用应基于ICD治疗的指南推荐[100]。

除颤治疗

临床试验证据表明，ICD治疗适用于心源性猝死的一级预防，以降低非缺血性心肌病或缺血性心脏病心衰患者的整体死亡率[26,94,95,101-104]。植入ICD的益处首先在多中心自动除颤器植入试验（MADIT-Ⅱ）中观察到。对既往心梗LV功能不全的患者（EF<30%）预防性植入ICD，平均随访20个月，发现患者生存率提高，死亡率在常规治疗组是19.8%，ICD治疗组是14.2%。多个研究支持这一发现，非缺血性心肌病除颤仪治疗评估（DEFINITE）试验证实，在NICM心衰NYHA心功能Ⅰ级~Ⅲ级患者中植入ICD同样获益[103]。

如果既往MI或慢性缺血性心脏病患者正处于ICD适应证的"窗口期"（如估测EF值为37%），合理的

选择是用电生理学研究对患者进行危险分层。如果诱发出持续的室性心律失常，这些患者猝死风险每年可达5%~6%，因此可植入ICD降低风险[105]。

ICD植入潜在的风险和获益平衡是复杂的，在每一例患者中都应详细讨论。医生必须告知并教育患者ICD治疗会降低其猝死风险，但这并不代表QOL的提高或总体死亡率的下降[106]。患者应该理解ICD治疗的预期目标和局限性（包括导线断裂和不适当的电击），虽然罕见，但可明显影响QOL。另外，对有明显并发症影响短期生存的患者，医生应强调中断ICD治疗或关闭ICD。

病例报告（续）

难治性心力衰竭：6个月时的随访

在前壁MI后的6个月，患者因难治性心力衰竭症状再次就诊医院，对其进行了心衰进展性治疗的评估。目前心功能分级为NYHA Ⅳ级[107]，任何体力活动都有不适，静息下有症状，ACC的D阶段[108]，属疾病晚期需要医院支持、心脏移植（HT）或姑息治疗。尽管患者严格遵守治疗方案和钠盐限制（不足1000mg/d）、液量限制（每天不足1L）很依从，但最近还是再次住院。作为进展性治疗的一部分，患者接受了右心导管检查（RHC）。

心衰患者肺动脉高压

肺动脉高压和充盈压的判断在这一群体特别重要，常常会影响治疗方案。肺动脉高压（PH）定义为任何条件下PAM静息下≥25mmHg[109,110]。目前国际卫生组织（WHO）分类系统如下[111]：①肺动脉高压（PAH）；②左心疾病导致的PH；③肺部疾病引起低氧血症，如COPD或OSA导致的PH；④慢性血栓栓塞性疾病；⑤混杂性疾病（包括结节病）。PH是心衰患者一个很常见的并发症，估计发生率为60%~80%，与高死亡率相关[112,113]。心衰患者的PH通常由慢性升高的左房压（LAP）引起，而左房压升高可继发于收缩功能下降、舒张功能不全或明显的瓣膜病，如二尖瓣反流。但是，通常是个体心衰患者可以存在多种PH原因，如继发于肺静脉阻塞和OSA。

诊断PH的金标准仍是经RHC直接测量肺动脉压和心输出量，但超声心动图是无创筛查PH的有效方法，估测的三尖瓣反流速度可评估PA收缩压[114]。如果PA收缩压达到35~45mmHg，为轻度PH；46~

60mmHg为中度；超过60mmHg为重度[114]。近期的一项META分析发现，超声心动图诊断PH的敏感性和特异性分别是83%（95%CI 73~90）和72%（95%CI 53~85；$n=12$）[115]。因此，超声心动图可作为一个有用的初始评估手段，但在这些患者中RHC对诊断和治疗仍是必需的。

临床表现和病理生理学Ⅱ级PH

患者常因左心疾病并发PH，表现为典型的心力衰竭症状，如劳力性呼吸困难、劳力性心绞痛，严重时出现容量负荷过重、肝淤血、右心衰体征。慢性持续升高的LAP引起肺毛细血管充血，导致一连串的解剖和功能事件。PH继发于左心衰有两大主要病因，即流体力学的和血管反应性的。正常情况下肺血管床是高容、低压、低阻系统。因为高容量，血流量大量增加仅引起PAM轻度增加。慢性升高的 LV 舒张末压（反映在LAP）使毛细血管床流体静水压升高。在某个临界点，代偿机制被克服，PAM 压力增加，先是在运动时，然后出现在静息状态下。West等用"肺泡毛细血管应激衰竭"来描述机械损伤时肺泡毛细血管膜的断裂现象[116]，该现象通常是可逆的，如果持续存在，会加重毛细血管结构改变，包括基底膜增厚、网状结构及弹性纤维增生。肺血管平滑肌松弛受损主要是由于心衰患者内皮功能障碍，而内皮局部血管舒缩调节主要基于氧化亚氮（NO）和内皮素-1（ET-1）释放的平衡。这种平衡是心衰合并PH患者治疗的靶目标[116]。

病例报告（续）

患者到达医院时血压是82/60mmHg，心率 92 次/分，尽管患者未诉明显不适。较小的脉压和相对高的心率提示低排状态。体格检查：45°时JVP在下颌角度，肺部听诊可闻及少量湿啰音，可闻及S3，下肢有轻微水肿。尝试夜间静脉应用呋塞米20mg温和利尿，次日行RHC，CVP 12mmHg，PAS/PAD 84/34 mmHg，PAM 53mmHg，PCWP 28mmHg。估测 CI [1.66L/(min·m⁻)]及中心静脉血氧饱和度（46%）证实低排状态。跨肺压梯度是（TPG=PAM-PCWP）25mmHg，计算的肺血管阻力（PVR）是 [(TPG/CO)×80]664 dynes×s/cm⁵。正常TPG 和 PVR值分别小于10mmHg和130dynes×s/cm⁵。

心脏移植中的肺动脉高压

左心PH的程度是心衰患者发病率和死亡率的一个重要决定因素[113,118]，右心衰的发生对正在评估HT的患者是一个重要问题。心脏移植注册国际协会数据表明，右室功能不全占全部心脏并发症的50%，占早期死亡患者的19%[119,120]。

因此，在心脏移植前要评估肺动脉对血管活性物质的反应，选择那些心脏移植后更容易在随后的右心衰竭中存活的患者，同时也提示哪些药物在术后治疗中有用。早期斯坦福大学使用硝酸盐逆转PH的数据有助于患者危险分层，并制定了移植决策框架，目前部分仍在使用中。他们发现，基线时测量的PVR>2.5 Wood单位的患者3个月时死亡率（17.9%）高于那些PVR≤2.5Wood单位（6.9%）的患者。另外，应用硝酸盐PVR可以降到≤2.5Wood单位（血压没有下降）的患者3个月时的死亡率仅为3.8%[121]。

对患者进行"可逆性"试验，在使用血管扩张剂如硝酸盐、腺苷或吸入NO后测量肺动脉压。仅10%~20%的患者对该试验反应阳性，即PAM下降至少10mmHg，PAM 下降到40mmHg或更低，伴正常或较高的心输出量。如果3个条件都符合，患者更容易对治疗Ⅰ级PH的钙通道拮抗剂起反应[122]。

过去，PVR升高超过2.5Wood单位的患者常被排除做心脏移植。近来，口服磷酸二酯酶和器械支持挑战了这个规定。小型研究提示，可能被排除做移植的心衰PH患者慢性使用昔多芬（伟哥），在降低升高的TPG和PVR方面是安全有效的，从而使患者能够成功接受移植[123]。

病例报告（续）

对患者行RHC证明吸入NO后没有可逆性，PAM 持续升高50mmHg左右。患者可能还有其他原因使PH 加重，包括血栓栓塞性疾病、自身免疫性疾病以及本身的肺病，这些都是负性的影响。患者开始口服磷酸二酯酶抑制剂昔多芬10mg tid滴定到60mg qd。曾在医院因低排状态开始用正性肌力药物米力农。推断患者将会是HT后右心衰高危状态，因此，心外科医生会诊讨论使用左心室辅助装置（LVAD）进行器械支持。

左心室辅助装置(LVAD)治疗

LVAD已被证明能提高患者存活率，作为心脏移植前的过渡支持(BTT)和患者不考虑做移植情况下的终末性替代治疗(DT)。其设计开始于一个脉动泵(模仿自然心动)，目前的连续流泵因其技术优先已经替代了脉动泵。

2001年完成的机械辅助治疗充血性心衰的随机评估试验（REMATCH)随机将非移植候选患者分到脉动心伴组或最佳药物对照组。心伴组1年存活率是52%，药物治疗组是25%（P =0.002）。随访2年，心伴组患者生存率是23%，而药物治疗组是8%（P =0.09）。

2009年心伴Ⅱ试验证实，在DT患者中轴流泵技术明显优于脉动血流LVAD。2年存活率在连续流泵组远超过2倍(58% vs 24%)，而且小一些的连续血流泵致残性脑卒中(泵血栓形成)或泵的再次手术/更换的可能性较低[124]。一项在实用装置中的研究证实了初始的研究发现，并于2010年1月得到FDA批准作为移植的过渡治疗[125]。评估左室辅助装置治疗晚期心衰（ADVANCE)试验得出初步结果显示：当前正在DT患者中进行研究的更小型的心伴装置(图2–8)与心伴Ⅱ(图2–8)比较并不逊色。

病例报告(续)

LVAD治疗使心室负荷逐渐减小，使肺动脉压正常化，因此使患者有可能行HT[126]。该策略称为"桥接到决定"治疗。我们就该患者进行了一个多学科会诊，评估了各种选择。在LVAD治疗后，如果PVR下降，则考虑心脏移植；如果PVR不降，将LVAD作为DT。医疗团队也考虑将正性肌力药物治疗作为一个选择；但是，如果预期等待时间较短(不足100d[127])，这只是作为BTT的一个合理策略。

静脉用米力农使慢性心衰恶化的前瞻性研究(OPTIME-CHF)结果表明，对慢性心衰恶化的住院患者，不推荐常规静脉使用米力农作为标准治疗的辅助治疗。但是，急性失代偿心衰或有组织低灌注迹象的患者并不包括在该试验内[128]。

如果正性肌力药物不能给予足够的支持，大量需要较长等待时间的患者可能会终止对LVAD治疗的需求。机械循环支持的跨部门注册（INTERMACS)[1]是一个基于所有2006年以来机械循环支持装置患者的数据库，这是国际心脏、肺脏和血液学会(NHLBI)，食品药品监督管理局(FDA)，医疗补助和医疗保险服务中心(CMS)，以及晚期心衰机械循环支持专业团体合作努力的结果。患者进入该系统后，根据移植时的临床状态给出INTERMACS(国际机械循环辅助协会)评分(见表2-2)[129]。分类范围从1级(濒临死亡的患者)到7级，NYHA 3级只能限制于轻体力活动的患者。患者范围明显扩大，目前大多数接受LVAD治疗的患者为INTERMACS Ⅰ级。但近期的一个研究提示，相比于低INTERMACS评分的患者，实际上亚急性失代偿患者(如稳定依赖正性肌力药物患者或对正性肌力药物反应波动的患者)寿命更长，LVAD等待时间更短[130]。

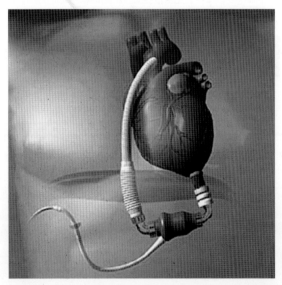

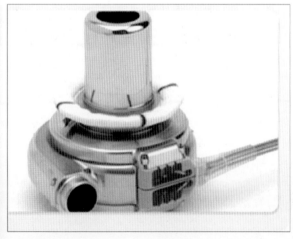

图 2-8　心伴Ⅱ装置和心伴装置。(见彩图)

表 2-2　跨部门注册机械辅助循环支持水平 (INTERMACS)分级

分级	状况名称	状态描述
1	危急的心源性休克	尽管正性肌力支持不断升级,仍出现威胁生命的低血压和重要器官低灌注
2	功能进行性下降	尽管有静脉内正性肌力支持,但功能仍进行性下降,肾功能进行性下降,营养不良
3	稳定的正性肌力依赖	血压、器官功能、营养、症状稳定,但离不开连续静脉正性肌力支持或暂时性循环支持
4	静息下症状	正常容量状态下可以稳定,但静息或日常生活最小限度活动下每天有充血性心衰症状
5	劳力不耐受	静息或日常活动无症状,所有其他活动能引起充血症状,常有难治性体液潴留
6	劳力受限	静息无不适,无体液潴留,能做日常活动和其他低水平活动,但几分钟后会疲乏
7	进展期 NYHA Ⅲ级	无近期体液潴留事件,轻体力活动后出现症状

引自: Adapted from reference 128.

目前,正性肌力药治疗前 VAD 干预评估试验(RE-VIVE-IT)正在较高 INTERMACS 评分患者中研究该问题。

团队面临的一个重要决策是决定是否需要用双心室 VAD(BiVAD)进行右室支持。危险评分可以计算得出,该评估突显的特点包括超声心动图右室功能不全、PAS 压<50mmHg、右室每搏做功指数(RVSWI)<450 mmHg·mL/m² 。这可预测右室衰竭,并可以预测需要双心室支持的患者[131,132]。本章提及的患者不符合以上任何条件。

病例报告(续)

患者植入了心伴 I 装置(图 2-8)。LVAD 治疗 6 个月后再次行 RHC(图 2-9),提示 CVP 7mmHg,PAS/PAD 31/11mmHg,PAM 20mmHg,PCWP7mmHg,中心静脉血氧饱和度 78%,患者感觉良好,日常生活中能做更多的活动。目前患者的心功能是 NYHA Ⅱ ~Ⅲ级。因 PVR 改善,患者被列入心脏移植名单,并于 2010 年 8 月成功进行了移植。

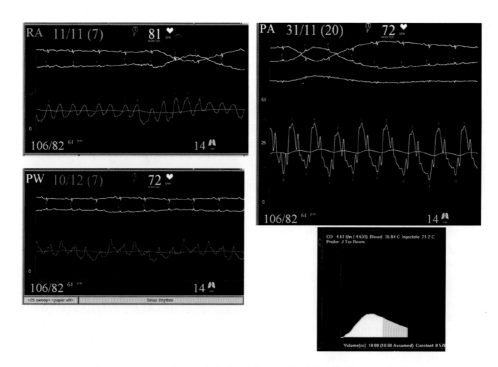

图 2-9　LVAD 后血流动力学,治疗 6 个月后明显改善。(见彩图)

注:左上图,右房 (RA)压平均 7mmHg。右上图,肺动脉(PA)压,30/11mmHg,平均 20mmHg。左下图,肺楔压 (PW),平均 7mmHg。右下图,心输出量测定,心输出量 4.6 L/min。

在美国每年约行2300例心脏移植。超过500万的美国人罹患心衰和面临人口老龄化问题，单纯HT不能达到供需平衡。未来心衰治疗应针对预防心衰的发病，新的治疗应该着眼于改善存活心肌功能及相关因子，增加器械支持装置的使用作为终点治疗，同时器械治疗也是改善心肌重构、恢复心肌功能的重要措施[133]。

参考文献

1. Killip T, 3rd, Kimball JT. Treatment of myocardial infarction in a coronary care unit. A two year experience with 250 patients. *Am J Cardiol.* 1967;20:457–464.

2. Bahekar A, Singh M, Singh S, et al. Cardiovascular outcomes using intra-aortic balloon pump in high-risk acute myocardial jnfarction with or without cardiogenic shock: a meta-analysis. *J Cardiovasc Pharmacol Ther.* 2012;17(1):44–56.

3. Mims BC. Physiologic rationale of Sv-O$_2$ monitoring. *Crit Care Nurs Clin North Am.* 1989;1:619–628.

4. Kyff JV, Vaughn S, Yang SC, Raheja R, Puri VK. Continuous monitoring of mixed venous oxygen saturation in patients with acute myocardial infarction. *Chest.* 1989;95:607–611.

5. Binanay C, Califf RM, Hasselblad V, et al. Evaluation study of congestive heart failure and pulmonary artery catheterization effectiveness: the ESCAPE trial. *JAMA.* 2005;294:1625–1633.

6. Volpi A, Cavalli A, Santoro L, Negri E. Incidence and prognosis of early primary ventricular fibrillation in acute myocardial infarction—results of the Gruppo Italiano per lo Studio della Sopravvivenza nell'Infarto Miocardico (GISSI-2) database. *Am J Cardiol.* 1998;82:265–271.

7. Antman EM, Anbe DT, Armstrong PW, et al. ACC/AHA guidelines for the management of patients with ST-elevation myocardial infarction; A report of the American College of Cardiology/American Heart Association Task Force on Practice Guidelines (Committee to Revise the 1999 Guidelines for the Management of patients with acute myocardial infarction). *J Am Coll Cardiol.* 2004;44:E1–E211.

8. Solodky A, Behar S, Herz I, et al. Comparison of incidence of cardiac rupture among patients with acute myocardial infarction treated by thrombolysis versus percutaneous transluminal coronary angioplasty. *Am J Cardiol.* 2001;87:1105–1108; A9.

9. Figueras J, Alcalde O, Barrabes JA, et al. Changes in hospital mortality rates in 425 patients with acute ST-elevation myocardial infarction and cardiac rupture over a 30-year period. *Circulation.* 2008;118:2783–2789.

10. Chiarella F, Santoro E, Domenicucci S, Maggioni A, Vecchio C. Predischarge two-dimensional echocardiographic evaluation of left ventricular thrombosis after acute myocardial infarction in the GISSI-3 study. *Am J Cardiol.* 1998;81:822–827.

11. Udell JA, Wang JT, Gladstone DJ, Tu JV. Anticoagulation after anterior myocardial infarction and the risk of stroke. *PLoS One;*5:e12150.

12. Antman EM, Anbe DT, Armstrong PW, et al. ACC/AHA guidelines for the management of patients with ST-elevation myocardial infarction—executive summary: a report of the American College of Cardiology/American Heart Association Task Force on Practice Guidelines (Writing Committee to Revise the 1999 Guidelines for the Management of Patients With Acute Myocardial Infarction). *Circulation.* 2004;110:588–636.

13. Chua D, Lo C, Babor EM. Addition of clopidogrel to aspirin and fibrinolytic therapy for myocardial infarction. *N Engl J Med.* 2005;352:2647–2648; author reply -8.

14. Wiviott SD, Braunwald E, McCabe CH, et al. Prasugrel versus clopidogrel in patients with acute coronary syndromes. *N Engl J Med.* 2007;357:2001–2015.

15. Wallentin L, Becker RC, Budaj A, et al. Ticagrelor versus clopidogrel in patients with acute coronary syndromes. *N Engl J Med.* 2009;361:1045–1057.

16. Mehta SR, Bassand JP, Chrolavicius S, et al. Dose comparisons of clopidogrel and aspirin in acute coronary syndromes. *N Engl J Med.* 2010;363:930–942.

17. Cannon CP, Braunwald E, McCabe CH, et al. Intensive versus moderate lipid lowering with statins after acute coronary syndromes. *N Engl J Med.* 2004;350:1495–1504.

18. Schwartz GG, Olsson AG, Ezekowitz MD, et al. Effects of atorvastatin on early recurrent ischemic events in acute coronary syndromes: the MIRACL study: a randomized controlled trial. *JAMA.* 2001;285:1711–1718.

19. Pitt B, Remme W, Zannad F, et al. Eplerenone, a selective aldosterone blocker, in patients with left ventricular dysfunction after myocardial infarction. *N Engl J Med.* 2003;348:1309–1321.

20. Ezekowitz JA, McAlister FA. Aldosterone blockade and left ventricular dysfunction: a systematic review of randomized clinical trials. *Eur Heart J.* 2009;30:469–477.

21. Adamopoulos C, Ahmed A, Fay R, et al. Timing of eplerenone initiation and outcomes in patients with heart failure after acute myocardial infarction complicated by left ventricular systolic dysfunction: insights from the EPHESUS trial. *Eur J Heart Fail.* 2009;11:1099–1105.

22. Lawler PR, Filion KB, Eisenberg MJ. Efficacy of exercise-based cardiac rehabilitation post-myocardial infarction: a systematic review and meta-analysis of randomized controlled trials. *Am Heart J.* 2011;162:571–584; e2.

23. Solomon SD, Dobson J, Pocock S, et al. Influence of nonfatal hospitalization for heart failure on subsequent mortality in patients with chronic heart failure. *Circulation.* 2007;116:1482–1487.

24. Gheorghiade M, Abraham WT, Albert NM, et al. Systolic blood pressure at admission, clinical characteristics, and outcomes in patients hospitalized with acute heart failure. *JAMA.* 2006;296:2217–2226.

25. Fonarow GC, Albert NM, Curtis AB, et al. Improving evidence-based care for heart failure in outpatient cardiology practices: primary results of the Registry to Improve the Use of Evidence-Based Heart Failure Therapies in the Outpatient Setting (IMPROVE HF). *Circulation* 2010;122:585–596.

26. Mark DB, Nelson CL, Anstrom KJ, et al. Cost-effectiveness of defibrillator therapy or amiodarone in chronic stable heart failure: results from the Sudden Cardiac Death in Heart Failure Trial (SCD-HeFT). *Circulation.* 2006;114:135–142.

27. Khand AU, Gemmell I, Rankin AC, Cleland JG. Clinical events leading to the progression of heart failure: insights from a national database of hospital discharges. *Eur Heart J.* 2001;22:153–164.

28. Harinstein ME, Flaherty JD, Fonarow GC, et al. Clinical assessment of acute heart failure syndromes: emergency department through the early post-discharge period. *Heart.* 2011;97:1607–618.

29. Abraham WT, Fonarow GC, Albert NM, et al. Predictors of in-hospital mortality in patients hospitalized for heart failure: insights from the Organized Program to Initiate Lifesaving Treatment in Hospitalized Patients with Heart Failure (OPTIMIZE-HF). *J Am Coll Cardiol.* 2008;52:347–356.

30. Fonarow GC, Peacock WF, Horwich TB, et al. Usefulness of B-type natriuretic peptide and cardiac troponin levels to predict in-hospital mortality from ADHERE. *Am J Cardiol.* 2008;101:231–237.

31. Gheorghiade M, Abraham WT, Albert NM, et al. Relationship between admission serum sodium concentration and clinical outcomes in patients hospitalized for heart failure: an analysis from the OPTIMIZE-HF registry. *Eur Heart J.* 2007;28:980–988.

32. Felker GM, Leimberger JD, Califf RM, et al. Risk stratification after hospitalization for decompensated heart failure. *J Card Fail.* 2004;10:460–466.

33. Pocock SJ, Wang D, Pfeffer MA, et al. Predictors of mortality and morbidity in patients with chronic heart failure. *Eur Heart J.* 2006;27:65–75.

34. Brophy JM, Dagenais GR, McSherry F, Williford W, Yusuf S. A multivariate model for predicting mortality in patients with heart failure and systolic dysfunction. *Am J Med.* 2004;116:300–304.

35. Fonarow GC, Adams KF, Jr, Abraham WT, Yancy CW, Boscardin WJ. Risk stratification for in-hospital mortality in acutely decompensated heart failure: classification and regression tree analysis. *JAMA.* 2005;293:572–580.

36. Peterson PN, Rumsfeld JS, Liang L, et al. A validated risk score for in-hospital mortality in patients with heart failure from the American Heart Association get with the guidelines program. *Circ Cardiovasc Qual Outcomes.* 2010;3:25–32.

37. Ahluwalia SC, Gross CP, Chaudhry SI, et al. Impact of comorbidity on mortality among older persons with advanced heart failure. *J Gen Intern Med.* 2012;27(5):513–519.

38. Ahluwalia SC, Gross CP, Chaudhry SI, Leo-Summers L, Van Ness PH, Fried TR. Change in comorbidity prevalence with advancing age among persons with heart failure. *J Gen Intern Med.* 2011; 26:1145–1151.

39. Manjunath G, Tighiouart H, Ibrahim H, et al. Level of kidney function as a risk factor for atherosclerotic cardiovascular outcomes in the community. *J Am Coll Cardiol.* 2003;41:47–55.

40. Wright RS, Reeder GS, Herzog CA, et al. Acute myocardial infarction and renal dysfunction: a high-risk combination. *Ann Intern Med.* 2002;137:563–570.

41. Tokmakova MP, Skali H, Kenchaiah S, et al. Chronic kidney disease, cardiovascular risk, and response to angiotensin-converting enzyme inhibition after myocardial infarction: the Survival And Ventricular Enlargement (SAVE) study. *Circulation.* 2004;110:3667–3673.

42. Vaccaro O, Eberly LE, Neaton JD, Yang L, Riccardi G, Stamler J. Impact of diabetes and previous myocardial infarction on long-term survival: 25-year mortality follow-up of primary screenees of the Multiple Risk Factor Intervention Trial. *Arch Intern Med.* 2004;164:1438–1443.

43. Murcia AM, Hennekens CH, Lamas GA, et al. Impact of diabetes on mortality in patients with myocardial infarction and left ventricular dysfunction. *Arch Intern Med.* 2004;164:2273–2279.

44. Kilpatrick ES, Bloomgarden ZT, Zimmet PZ. International Expert Committee report on the role of the A1C assay in the diagnosis of diabetes: response to the International Expert Committee. *Diabetes Care.* 2009;32:e159; author reply e60.

45. White HD, Aylward PE, Huang Z, et al. Mortality and morbidity remain high despite captopril and/or Valsartan therapy in elderly patients with left ventricular systolic dysfunction, heart failure, or both after acute myocardial infarction: results from the Valsartan in Acute Myocardial Infarction Trial (VALIANT). *Circulation.* 2005;112:3391–3399.

46. Pocock SJ, McMurray JJ, Dobson J, et al. Weight loss and mortality risk in patients with chronic heart failure in the candesartan in heart failure: assessment of reduction in mortality and morbidity (CHARM) programme. *Eur Heart J.* 2008;29:2641–250.

47. Young JB, Abraham WT, Albert NM, et al. Relation of low hemoglobin and anemia to morbidity and mortality in patients hospitalized with heart failure (insight from the OPTIMIZE-HF registry). *Am J Cardiol.* 2008;101:223–230.

48. von Haehling S, Anker MS, Jankowska EA, Ponikowski P, Anker SD. Anemia in chronic heart failure: Can we treat? What to treat? *Heart Fail Rev.* Epub date 10/7/2011.

49. Anker SD, Comin Colet J, Filippatos G, et al. Ferric carboxymaltose in patients with heart failure and iron deficiency. *N Engl J Med.* 2009;361:2436–2448.

50. McMurray JJ, Anand IS, Diaz R, et al. Design of the Reduction of Events with Darbepoetin alfa in Heart Failure (RED-HF): a Phase III, anaemia correction, morbidity-mortality trial. *Eur J Heart Fail.*

2009;11:795–801.

51. De Blois J, Simard S, Atar D, Agewall S. COPD predicts mortality in HF: the Norwegian Heart Failure Registry. *J Card Fail.* 2010;16: 225–229.

52. Somers VK, White DP, Amin R, et al. Sleep apnea and cardiovascular disease: an American Heart Association/American College of Cardiology Foundation Scientific Statement from the American Heart Association Council for High Blood Pressure Research Professional Education Committee, Council on Clinical Cardiology, Stroke Council, and Council on Cardiovascular Nursing. *J Am Coll Cardiol.* 2008;52:686–717.

53. Hiestand DM, Britz P, Goldman M, Phillips B. Prevalence of symptoms and risk of sleep apnea in the US population: Results from the national sleep foundation sleep in America 2005 poll. *Chest.* 2006;130:780–786.

54. Chowdhury M, Adams S, Whellan DJ. Sleep-disordered breathing and heart failure: focus on obstructive sleep apnea and treatment with continuous positive airway pressure. *J Card Fail.* 2010;16:164–174.

55. Bradley TD, Floras JS. Obstructive sleep apnoea and its cardiovascular consequences. *Lancet.* 2009;373:82–93.

56. Arzt M, Floras JS, Logan AG, et al. Suppression of central sleep apnea by continuous positive airway pressure and transplant-free survival in heart failure: a post hoc analysis of the Canadian Continuous Positive Airway Pressure for Patients with Central Sleep Apnea and Heart Failure Trial (CANPAP). *Circulation.* 2007;115:3173–180.

57. Kaneko Y, Floras JS, Usui K, et al. Cardiovascular effects of continuous positive airway pressure in patients with heart failure and obstructive sleep apnea. *N Engl J Med.* 2003;348:1233–1241.

58. Farre R, Montserrat JM, Navajas D. Noninvasive monitoring of respiratory mechanics during sleep. *Eur Respir J.* 2004;24: 1052–1060.

59. Pressler SJ, Kim J, Riley P, Ronis DL, Gradus-Pizlo I. Memory dysfunction, psychomotor slowing, and decreased executive function predict mortality in patients with heart failure and low ejection fraction. *J Card Fail.* 2010;16:750–760.

60. Pressler SJ, Subramanian U, Kareken D, et al. Cognitive deficits and health-related quality of life in chronic heart failure. *J Cardiovasc Nurs.* 2010;25:189–198.

61. Allen LA, Gheorghiade M, Reid KJ, et al. Identifying patients hospitalized with heart failure at risk for unfavorable future quality of life. *Circ Cardiovasc Qual Outcomes.* 2011;4:389–398.

62. Dries DL, Exner DV, Gersh BJ, Cooper HA, Carson PE, Domanski MJ. Racial differences in the outcome of left ventricular dysfunction. *N Engl J Med.* 1999;340:609–616.

63. Yancy CW. Heart failure in African Americans: a cardiovascular engima. *J Card Fail.* 2000;6:183–186.

64. Yancy CW. Heart failure in African Americans. *Am J Cardiol.* 2005;96:3i–12i.

65. Chaudhry SI, Herrin J, Phillips C, et al. Racial disparities in health literacy and access to care among patients with heart failure. *J Card Fail.* 2011; 17:122–127.

66. Cigarroa CG, deFilippi CR, Brickner ME, Alvarez LG, Wait MA, Grayburn PA. Dobutamine stress echocardiography identifies hibernating myocardium and predicts recovery of left ventricular function after coronary revascularization. *Circulation.* 1993;88:430–436.

67. Bristow MR, Gilbert EM, Abraham WT, et al. Carvedilol produces dose-related improvements in left ventricular function and survival in subjects with chronic heart failure. MOCHA Investigators. *Circulation.* 1996;94:2807–2816.

68. Schinkel AF, Poldermans D, Vanoverschelde JL, et al. Incidence of recovery of contractile function following revascularization in patients with ischemic left ventricular dysfunction. *Am J Cardiol.* 2004;93:14–17.

69. Ross J, Jr. Myocardial perfusion-contraction matching. Implications for coronary heart disease and hibernation. *Circulation*. 1991;83:1076–1083.

70. Di Carli MF, Asgarzadie F, Schelbert HR, et al. Quantitative relation between myocardial viability and improvement in heart failure symptoms after revascularization in patients with ischemic cardiomyopathy. *Circulation*. 1995;92:3436–3444.

71. Packer M, Antonopoulos GV, Berlin JA, Chittams J, Konstam MA, Udelson JE. Comparative effects of carvedilol and metoprolol on left ventricular ejection fraction in heart failure: results of a meta-analysis. *Am Heart J*. 2001;141:899–907.

72. Rahimtoola SH. The hibernating myocardium. *Am Heart J*. 1989;117:211–221.

73. Rahimtoola SH. The hibernating myocardium in ischaemia and congestive heart failure. *Eur Heart J*. 1993;14(Suppl A):22–26.

74. Rahimtoola SH. From coronary artery disease to heart failure: role of the hibernating myocardium. *Am J Cardiol*. 1995;75:16E–22E.

75. Rahimtoola SH. Hibernating myocardium: a brief article. *Basic Res Cardiol*. 1995;90:38–40.

76. Rahimtoola SH. Clinical aspects of hibernating myocardium. *J Mol Cell Cardiol*. 1996;28:2397–2401.

77. Rahimtoola SH, La Canna G, Ferrari R. Hibernating myocardium: another piece of the puzzle falls into place. *J Am Coll Cardiol*. 2006;47:978–980.

78. Cleland JG, Pennell DJ, Ray SG, et al. Myocardial viability as a determinant of the ejection fraction response to carvedilol in patients with heart failure (CHRISTMAS trial): randomised controlled trial. *Lancet*. 2003;362:14–21.

79. Allman KC, Shaw LJ, Hachamovitch R, Udelson JE. Myocardial viability testing and impact of revascularization on prognosis in patients with coronary artery disease and left ventricular dysfunction: a meta-analysis. *J Am Coll Cardiol*. 2002;39:1151–1158.

80. Bonow RO, Maurer G, Lee KL, et al. Myocardial viability and survival in ischemic left ventricular dysfunction. *N Engl J Med*. 2011;364:1617–625.

81. Wilcox JE, Fonarow GC, Yancy CW, et al. Factors associated with improvement in ejection fraction in clinical practice among patients with heart failure: findings from IMPROVE HF. *Am Heart J*.163:49–56; e2.

82. Schinkel AF, Bax JJ, Poldermans D, Elhendy A, Ferrari R, Rahimtoola SH. Hibernating myocardium: diagnosis and outcomes. *Curr Probl Cardiol*. 2007;32:375–340.

83. Bello D, Shah DJ, Farah GM, et al. Gadolinium cardiovascular magnetic resonance predicts reversible myocardial dysfunction and remodeling in patients with heart failure undergoing beta-blocker therapy. *Circulation*. 2003;108:1945–1953.

84. Shamim W, Francis DP, Yousufuddin M, et al. Intraventricular conduction delay: a prognostic marker in chronic heart failure. *Int J Cardiol*. 1999;70:171–178.

85. Xiao HB, Roy C, Fujimoto S, Gibson DG. Natural history of abnormal conduction and its relation to prognosis in patients with dilated cardiomyopathy. *Int J Cardiol*. 1996;53:163–170.

86. Unverferth DV, Magorien RD, Moeschberger ML, Baker PB, Fetters JK, Leier CV. Factors influencing the one-year mortality of dilated cardiomyopathy. *Am J Cardiol*. 1984;54:147–152.

87. Blanc JJ, Etienne Y, Gilard M, et al. Evaluation of different ventricular pacing sites in patients with severe heart failure: results of an acute hemodynamic study. *Circulation*. 1997;96:3273–3277.

88. Xiao HB, Lee CH, Gibson DG. Effect of left bundle branch block on diastolic function in dilated cardiomyopathy. *Br Heart J*. 1991;66:443–447.

89. Cleland JG, Daubert JC, Erdmann E, et al. The effect of cardiac resynchronization on morbidity and mortality in heart failure. *N Engl J Med*. 2005;352:1539–1549.

90. Higgins SL, Hummel JD, Niazi IK, et al. Cardiac resynchronization therapy for the treatment of heart failure in patients with intraventricular conduction delay and malignant ventricular tachyarrhythmias. *J Am Coll Cardiol*. 2003;42:1454–1459.

91. Abraham WT. Cardiac resynchronization therapy for heart failure: biventricular pacing and beyond. *Curr Opin Cardiol*. 2002;17: 346–352.

92. Abraham WT. Cardiac resynchronization therapy is important for all patients with congestive heart failure and ventricular dyssynchrony. *Circulation*. 2006;114:2692–2698; discussion 8.

93. Abraham WT, Young JB, Leon AR, et al. Effects of cardiac resynchronization on disease progression in patients with left ventricular systolic dysfunction, an indication for an implantable cardioverter-defibrillator, and mildly symptomatic chronic heart failure. *Circulation*. 2004;110:2864–2868.

94. Young JB, Abraham WT, Smith AL, et al. Combined cardiac resynchronization and implantable cardioversion defibrillation in advanced chronic heart failure: the MIRACLE ICD Trial. *JAMA*. 2003;289:2685–2694.

95. Bristow MR, Saxon LA, Boehmer J, et al. Cardiac-resynchronization therapy with or without an implantable defibrillator in advanced chronic heart failure. *N Engl J Med*. 2004;350:2140–150.

96. Moss AJ, Hall WJ, Cannom DS, et al. Cardiac-resynchronization therapy for the prevention of heart-failure events. *N Engl J Med*. 2009;361:1329–1338.

97. Solomon SD, Foster E, Bourgoun M, et al. Effect of cardiac resynchronization therapy on reverse remodeling and relation to outcome: multicenter automatic defibrillator implantation trial: cardiac resynchronization therapy. *Circulation*. 2010;122:985–992.

98. Arshad A, Moss AJ, Foster E, et al. Cardiac resynchronization therapy is more effective in women than in men: the MADIT-CRT (Multicenter Automatic Defibrillator Implantation Trial with Cardiac Resynchronization Therapy) trial. *J Am Coll Cardiol*. 2011;57:813–820.

99. Zareba W, Klein H, Cygankiewicz I, et al. Effectiveness of Cardiac Resynchronization Therapy by QRS Morphology in the Multicenter Automatic Defibrillator Implantation Trial-Cardiac Resynchronization Therapy (MADIT-CRT). *Circulation*. 2011; 123:1061–1072.

100. Jessup M, Abraham WT, Casey DE, et al. 2009 focused update: ACCF/AHA Guidelines for the Diagnosis and Management of Heart Failure in Adults: a report of the American College of Cardiology Foundation/American Heart Association Task Force on Practice Guidelines: developed in collaboration with the International Society for Heart and Lung Transplantation. *Circulation*. 2009;119:1977–2016.

101. Moss AJ, Zareba W, Hall WJ, et al. Prophylactic implantation of a defibrillator in patients with myocardial infarction and reduced ejection fraction. *N Engl J Med*. 2002;346:877–883.

102. Hohnloser SH, Kuck KH, Dorian P, et al. Prophylactic use of an implantable cardioverter-defibrillator after acute myocardial infarction. *N Engl J Med*. 2004;351:2481–2488.

103. Kadish A, Dyer A, Daubert JP, et al. Prophylactic defibrillator implantation in patients with nonischemic dilated cardiomyopathy. *N Engl J Med*. 2004;350:2151–2158.

104. Packer DL, Prutkin JM, Hellkamp AS, et al. Impact of implantable cardioverter-defibrillator, amiodarone, and placebo on the mode of death in stable patients with heart failure: analysis from the sudden cardiac death in heart failure trial. *Circulation*. 2009;120:2170–2176.

105. Klein HU, Reek S. The MUSTT study: evaluating testing and treatment. *J Interv Card Electrophysiol*. 2000;4(Suppl 1):45–50.

106. Stewart GC, Weintraub JR, Pratibhu PP, et al. Patient expectations from implantable defibrillators to prevent death in heart failure. *J Card Fail*. 2010;16:106–113.

107. Hunt SA, Abraham WT, Chin MH, et al. ACC/AHA 2005 Guide-

line Update for the Diagnosis and Management of Chronic Heart Failure in the Adult: a report of the American College of Cardiology/American Heart Association Task Force on Practice Guidelines (Writing Committee to Update the 2001 Guidelines for the Evaluation and Management of Heart Failure): developed in collaboration with the American College of Chest Physicians and the International Society for Heart and Lung Transplantation: endorsed by the Heart Rhythm Society. *Circulation.* 2005;112:e154–e235.

108. Kossman CE. Nomenclature and criteria for the diagnosis of cardiovascular diseases. *Circulation.* 1964;30:321–325.

109. Simonneau G, Galie N, Rubin LJ, et al. Clinical classification of pulmonary hypertension. *J Am Coll Cardiol.* 2004;43:5S–12S.

110. McLaughlin VV, Archer SL, Badesch DB, et al. ACCF/AHA 2009 expert consensus document on pulmonary hypertension a report of the American College of Cardiology Foundation Task Force on Expert Consensus Documents and the American Heart Association developed in collaboration with the American College of Chest Physicians; American Thoracic Society, Inc.; and the Pulmonary Hypertension Association. *J Am Coll Cardiol.* 2009;53:1573–1619.

111. McLaughlin VV. Classification and epidemiology of pulmonary hypertension. *Cardiol Clin.* 2004;22:327–341; v.

112. Ghio S, Gavazzi A, Campana C, et al. Independent and additive prognostic value of right ventricular systolic function and pulmonary artery pressure in patients with chronic heart failure. *J Am Coll Cardiol.* 2001;37:183–188.

113. Abramson SV, Burke JF, Kelly JJ, Jr, et al. Pulmonary hypertension predicts mortality and morbidity in patients with dilated cardiomyopathy. *Ann Intern Med.* 1992;116:888–895.

114. Dokainish H, Nguyen JS, Bobek J, Goswami R, Lakkis NM. Assessment of the American Society of Echocardiography-European Association of Echocardiography guidelines for diastolic function in patients with depressed ejection fraction: an echocardiographic and invasive haemodynamic study. *Eur J Echocardiogr.* 12:857–864.

115. Janda S, Shahidi N, Gin K, Swiston J. Diagnostic accuracy of echocardiography for pulmonary hypertension: a systematic review and meta-analysis. *Heart.* 97:612–622.

116. West JB, Mathieu-Costello O. Vulnerability of pulmonary capillaries in heart disease. *Circulation.* 1995;92:622–631.

117. Katz SD, Balidemaj K, Homma S, Wu H, Wang J, Maybaum S. Acute type 5 phosphodiesterase inhibition with sildenafil enhances flow-mediated vasodilation in patients with chronic heart failure. *J Am Coll Cardiol.* 2000;36:845–851.

118. Guglin M, Khan H. Pulmonary hypertension in heart failure. *J Card Fail.* 2010;16:461–474.

119. Goland S, Czer LS, Kass RM, et al. Pre-existing pulmonary hypertension in patients with end-stage heart failure: impact on clinical outcome and hemodynamic follow-up after orthotopic heart transplantation. *J Heart Lung Transplant.* 2007;26:312–318.

120. Butler J, Stankewicz MA, Wu J, et al. Pre-transplant reversible pulmonary hypertension predicts higher risk for mortality after cardiac transplantation. *J Heart Lung Transplant.* 2005;24:170–177.

121. Costard-Jackle A, Fowler MB. Influence of preoperative pulmonary artery pressure on mortality after heart transplantation: testing of potential reversibility of pulmonary hypertension with nitroprusside is useful in defining a high risk group. *J Am Coll Cardiol.* 1992;19:48–54.

122. Sitbon O, Humbert M, Jais X, et al. Long-term response to calcium channel blockers in idiopathic pulmonary arterial hypertension. *Circulation.* 2005;111:3105–3111.

123. Jabbour A, Keogh A, Hayward C, Macdonald P. Chronic sildenafil lowers transpulmonary gradient and improves cardiac output allowing successful heart transplantation. *Eur J Heart Fail.* 2007;9:674–677.

124. Slaughter MS, Rogers JG, Milano CA, et al. Advanced heart failure treated with continuous-flow left ventricular assist device. *N Engl J Med.* 2009;361:2241–2251.

125. Starling RC, Naka Y, Boyle AJ, et al. Results of the post-U.S. Food and Drug Administration-approval study with a continuous flow left ventricular assist device as a bridge to heart transplantation: a prospective study using the INTERMACS (Interagency Registry for Mechanically Assisted Circulatory Support). *J Am Coll Cardiol.* 2011;57:1890–1898.

126. Nair PK, Kormos RL, Teuteberg JJ, et al. Pulsatile left ventricular assist device support as a bridge to decision in patients with end-stage heart failure complicated by pulmonary hypertension. *J Heart Lung Transplant.* 2010;29:201–208.

127. Assad-Kottner C, Chen D, Jahanyar J, et al. The use of continuous milrinone therapy as bridge to transplant is safe in patients with short waiting times. *J Card Fail.* 2008;14:839–843.

128. Cuffe MS, Califf RM, Adams KF, Jr, et al. Short-term intravenous milrinone for acute exacerbation of chronic heart failure: a randomized controlled trial. *JAMA.* 2002;287:1541–1547.

129. Interagency Registry for Mechanically Assisted Circulatory Support. Available at www.intermacs.org. Accessed December 11, 2012.

130. Boyle AJ, Ascheim DD, Russo MJ, et al. Clinical outcomes for continuous-flow left ventricular assist device patients stratified by pre-operative INTERMACS classification. *J Heart Lung Transplant.* 30:402–407.

131. Fitzpatrick JR, 3rd, Frederick JR, Hsu VM, et al. Risk score derived from pre-operative data analysis predicts the need for biventricular mechanical circulatory support. *J Heart Lung Transplant.* 2008;27:1286–1292.

132. Matthews JC, Koelling TM, Pagani FD, Aaronson KD. The right ventricular failure risk score a pre-operative tool for assessing the risk of right ventricular failure in left ventricular assist device candidates. *J Am Coll Cardiol.* 2008;51:2163–2172.

133. Birks EJ, George RS, Hedger M, et al. Reversal of severe heart failure with a continuous-flow left ventricular assist device and pharmacological therapy: a prospective study. *Circulation.* 2011;123:381–390.

第 3 章

Tako-Tsubo(应激性)心肌病

SCOTT W. SHARKEY

病例报告

一位56岁的女性患者,因严重的胸痛和呼吸短促由急救车送入急诊室。既往有上消化道出血病史,并且几天前出现黑便。其冠脉危险因素包括主动吸烟和高血压。

急诊室诊疗经过

体格检查:神情紧张,呼吸困难。血压72/60mmHg,心率138次/分(窦性心动过速)。颈静脉压正常,肺部听诊清晰。心脏听诊心律整齐,无杂音。外周无水肿。肠鸣音活跃。

心电图提示窦性心动过速、V3~V6导联ST段抬高,符合急性前壁心肌梗死特点(图3-1)。胸片提示心界正常、肺野清晰。化验结果:肌钙蛋白I 0.02ng/mL,血红蛋白10.8g/dL,血肌酐0.63mg/dL。

急诊室医生考虑冠状动脉前降支LAD闭塞,诊断急性前壁心肌梗死,给予口服氯吡格雷、阿司匹林及静脉应用肝素。因血压低暂时未应用β受体阻滞剂。为行急诊冠脉造影和介入治疗将患者转入三级保健医院。转运途中发生心脏骤停。

心导管检查

在心导管检查室,患者接受了气管插管、机械通气及植入主动脉球囊反搏装置。静脉应用肾上腺素进一步维持收缩压。冠脉造影未发现冠脉血管狭窄。左室造影提示严重的左室收缩功能不全、左室

射血分数20%及明显的"心尖气球样变"(视频3-1;观看视频请登录 http://www.demosmedical.com/video/?vid=829),左室舒张末压25mmHg。Tako-Tsubo(应激性)心肌病(TTC)诊断成立。随后的二维超声心动图证实患者存在严重的左室收缩功能不全伴"心尖气球样变"、左室流出道梗阻和重度二尖瓣反流(视频3-2A和B;观看视频请登录http://www.demosmedical.com/video/?vid =830 和 http://www.demosmedical.com/video/?vid=831)。因二尖瓣反流影响,不能测量左室流出道压力阶差。右室收缩功能正常。

住院期间诊疗经过

患者被转运至ICU。复查血红蛋白5g/dL,与急性上消化道出血有关(推测TTC引起的应激反应引起)。急诊胃镜检查可见胃窦部血管出血,于内镜下压迫止血、注射肾上腺素。给予输血,同时停用抗栓药物。

实验室检查:肌钙蛋白峰值1.62ng/mL、BNP峰值1040pg/mL。住院3d后查超声心动图仍存在左室收缩功能不全(射血分数30%)伴左室内血栓形成。在控制患者不再发生上消化道出血情况下开始应用肝素和华法林抗凝治疗。几天后患者病情得到改善。逐渐停用肾上腺素、撤除主动脉球囊反搏装置、脱离呼吸机辅助呼吸。

心脏磁共振显像(CMR)结果显示:左室心尖部

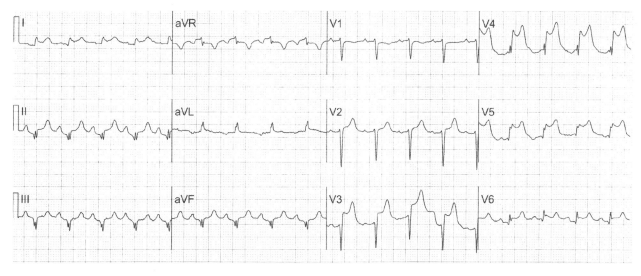

图3-1　心电图提示窦性心动过速，Ⅰ、Ⅱ、V3~V6导联ST段抬高。

气球样改变,不存在心肌梗死(注射钆造影剂后无延迟增强)。左室内存在3处离散分布的血栓。无脑血栓形成的临床表现。继续抗凝治疗。

复查超声心动图左室收缩功能改善,射血分数从30%上升至35%,左室流出道梗阻现象消失,二尖瓣反流程度改善,由重度减至中度。初始应用长效美托洛尔12.5mg和赖诺普利2.5mg。复查心电图T波对称、深倒置,QT间期延长(图3-2)。患者病情好转出院。

院外治疗情况

出院4周后第一次复诊,患者病情明显改善。复查超声心动图"心尖部气球样变"消失,左室射血分数上升至55%,左室内血栓消退。心电图表现为持续的T波倒置。停用华法林、β受体阻滞剂、A-CEI。

TTC是新近被认识的一种急性起病的心肌病,以显著的左室收缩功能障碍为特征,好发于中老年女性,发病前有明显的应激源,是一种可逆性疾病。近年来,这种不常见的心肌病(5%~10%的女性患者可疑急性冠脉综合征)越来越多,并且被人们广泛认识。然而发病早期,人们很难将TTC与急性冠脉综合征区分开来,也常将TTC与充血性心力衰竭相混淆。

临床表现

急诊室中TTC患者的典型表现为突发胸部不适和呼吸短促。心电图常提示缺血性改变(50%TTC患者心电图存在ST段抬高,与LAD闭塞引起的急性前壁心肌梗死心电图改变一致)。另有报道的病例中,心电图表现为广泛导联的T波倒置或前壁导联Q波形成。肌钙蛋白升高可见于90%的TTC患

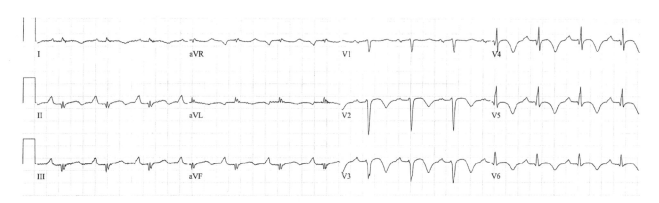

图3-2　心电图提示V2~V6导联T波倒置、QT间期延长(QTc=531ms)。V2~V5导联R波电压降低。

者，但在随后的连续监测中其峰值较急性冠脉综合征低。对于典型TTC，肌钙蛋白T峰值为0.6ng/mL。低幅度的肌钙蛋白升高与显著的左室功能不全存在矛盾现象，是因为发生了心肌顿抑，而没有发生明显的心肌梗死。

有经验的临床医生怀疑TTC，可能是因为其好发于女性及发病前存在应激源。应激包括躯体因素(存在于40%~45%的患者)，如急性传染病、外科手术，也包括情感因素，如极度愤怒或因家人去世感到悲痛。有礼貌地询问患者或家人关于社会压力方面的问题，对于揭示有无情感触发因素很重要。现在我们已经知道，这种心肌病约10%是自发的（无明显的触发因素），因此"应激性心肌病"这个命名容易引起误导。

影像学检查

急诊行冠脉造影和左室造影对TTC与急性冠脉综合征的鉴别诊断很重要。遇到一个可疑TTC患者，在没有明确诊断之前，当成ACS是能被接受的。即使对于已行左室造影的患者，二维超声心动图仍然很重要，可以通过其评估左室流出道梗阻、二尖瓣反流、左或右室血栓以及右室功能异常的情况。TTC患者左室室壁运动异常(气球样变)常发生于3个部位(视频3–3–3–5；观看视频请登录http://www.demosmedical.com/video/?vid =8232；http://www.demosmedical.com/video/?vid=833；http://www.demosmedical.com/video/?vid=834)。最早报道的左室"心尖部气球样变"可见于75%的患者，是目前最常见的，被认为是这种心肌病的标志。"左室中段气球样变"被认为发生于剩余的小部分患者中(约25%)。人们对于室间隔气球样变的认识已经越来越多。第三种类型是临床十分少见的"心底部气球样变"。总的来说，TTC患者心脏每个部位的运动异常都与冠状动脉狭窄不同，可以通过详细的影像学检查鉴别，如二维超声心动图、左室造影和CMR。需要注意的是，心尖部气球样变与急性冠脉综合征中LAD闭塞引起室壁运动异常相似，而心底部气球样变与急性心肌炎引起的室壁运动异常相似。对于不能明确诊断的患者，磁共振成像很有价值，因为钆延迟增强(心肌瘢痕的标志)在TTC中很少见，而在急性冠脉综合征受累血管分布区和急性心肌炎的局灶分布区延迟增强很常见。

约25%的患者可见右室室壁运动异常，典型的位于心尖部1/3和右室腔一半处，最容易在四腔切面的超声心动图和CMR检查时观察到(视频3–6；观看视频请登录http://www.demosmedical.com/video/?vid=835)。右室受损在左室心尖部气球样变和左室中段气球样变中均可见到，常伴随射血分数下降。右室内也可发生血栓。TTC患者右室收缩功能异常对血流动力学的影响仍不明确。

住院治疗

第一个24h内，根据患者血流动力学状态和并发症决定住ICU还是普通病房。传统意义上说，处理TTC与急性冠脉综合征引起的左室功能异常患者相同，给予β受体阻滞剂和ACEI类药物。然而这些药物能否改善这种急性心肌病还不清楚，因为其左室功能异常本身可自行恢复。β受体阻滞剂和ACEI类药物(标准剂量)并不能抑制TTC的发生与再发(20%的患者在发病前曾接受这些药物治疗)。在作者的临床实践中，一般在左室功能恢复正常前（约2~6周）给予这些药物治疗。阿司匹林和氯吡格雷不是必用的，因为TTC不是急性冠脉事件。右或左室内血栓形成的患者(将在下文中详述)，静脉应用肝素并服用华法林抗凝治疗是恰当的。住院期间死亡率低(2%~3%)，但仍有患者死于心脏事件(心脏骤停、心室颤动)或并发症(癌症、严重的肺部疾病)及心脏破裂。

充血性心力衰竭

在一些人群中，充血性心衰使TTC变得更复杂，其严重程度可从胸片中的肺淤血到心源性休克，BNP水平也可升高，这些在急性冠脉综合征中也能见到。TTC患者中BNP升高水平可能是急性冠脉综合征中的3~4倍。但要记住，BNP的峰值不一定发生在48h。心衰部分是因为左室收缩功能下降引起(平均左室射血分数30%)，如发生在LAD闭塞引起的急性前壁心肌梗死中则收缩功能降低更明显。心肌细胞水肿在心肌收缩功能异常中很常见(最好通过CMR评价)，也可以引起心衰，其机制可能是通过降低心室顺应性，增加心室充盈压。

同样患者左室流出道梗阻可加重充血性心衰，这是因为存在二尖瓣收缩期前移。尽管不常见，但能很好地说明这是TTC的并发症，发生率为5%~10%，常见于左室心尖部气球样变者。一般来说，左室流出道梗阻在左室室壁运动异常恢复正常后消失。如果左室流出道梗阻和二尖瓣收缩期前移持续存在，应该考虑是否合并肥厚性心肌病。

对于这样的患者，严重的二尖瓣反流是影响充血性心衰的另一方面原因。左室室壁压力增加和二尖瓣瓣叶对合异常,引起二尖瓣收缩期前移,从而导致严重的二尖瓣反流。典型的二尖瓣反流杂音可能被左室流出道梗阻的杂音掩盖。严重的二尖瓣反流也可能不是因二尖瓣收缩期前移引起,而是二尖瓣钙化所致。

中度心衰(典型的肺淤血)可以用呋塞米治疗。合并低血压或心源性休克时应给予积极治疗,包括静脉应用血管收缩药物和(或)植入IABP。这些患者对静脉应用儿茶酚胺效果较好,如多巴胺、去氧肾上腺素(在本例患者中应用)和去甲肾上腺素。但是应用这些药物的效果可能与理论相反,因为TTC病因中最常见的解释就是儿茶酚胺介导的心肌毒性。尽管如此,临床实践中儿茶酚胺类药物对这种心肌病的低血压是有效的。目前并没有证据表明非儿茶酚胺类升压药物效果更好,如血管加压素。IABP对改善低血压有更深远的影响,一些研究者担心IABP会通过减少左室容量而加重左室流出道梗阻,但在作者的临床实践中并没有遇到这类问题。

心室内血栓

左室或右室壁无运动为血栓形成提供了基础(图3-3)。与冠状动脉闭塞引起的急性心肌梗死导致的血栓不同,TTC患者的血栓是多发的,且位置分布不同。这些血栓可以引起体循环或肺循环栓塞。因此,除大出血外,对TTC患者初期静脉应用肝素是合理的。就作者个人经验来说,TTC出现心室内血栓时,通常会在心室功能恢复正常前持续应用华法林。

心律失常和心电图改变

除严重的左室功能异常,临床上严重的心室颤动在TTC中也不常见。虽然心室颤动发作很少,但无预警,有时是致命的。最常见的是尖端扭转型室性心动过速,发生在明显的QT间期延长患者中(图3-4)。TTC的心电图特点是在发病的前几天T波进行性倒置、QT间期延长。即使在QT间期超过500ms的患者中,尖端扭转型室性心动过速的发生率仍然很低。存在心动过缓、传导阻滞、心率变化较大(如心房颤动)的患者更易发生。因为QT间期延长是迟发的过程,作者建议住

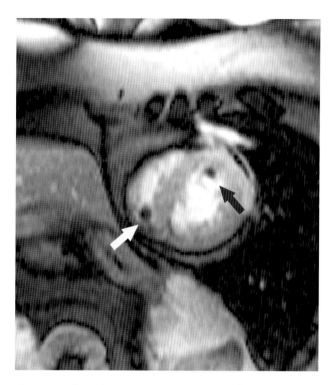

图3-3　心脏MRI提示右室和左室血栓形成(白色箭头示右室、黑色箭头示左室)。

院期间应密切监测QT间期,避免应用延长QT间期药物。尤其是对心动过缓的患者(心率低于60次/分)更应注意。

无论是院外还是住院期间,患者经常出现心房颤动,在老年人群中更容易见到。心房颤动的标准治疗,包括转复窦律和控制心室率,同时抗凝治疗。

出院后管理

出院后1个月,对该患者复查超声心动图证实左室功能恢复(偶有恢复时间较长者)。左室收缩功能完全恢复是TTC的标志,如果患者持续存在左室功能不全者应高度怀疑另一种或合并存在其他心肌病。在作者看来,左室射血分数恢复至正常后停用β受体阻滞剂、ACEI和抗凝药物是安全可行的。

5年内TTC的复发率约为5%,且复发可能是多次的(作者见到一例患者复发3次),β受体阻滞剂、A-CEI、CCB和硝酸盐类药物不能阻止其复发。第一次诊断TTC后,85%的患者生存期为3年,常因非心脏疾病死亡,如癌症和慢性阻塞性肺疾病。目前关于TTC的长期预后还不明确,可能与年龄、并发症等有关。

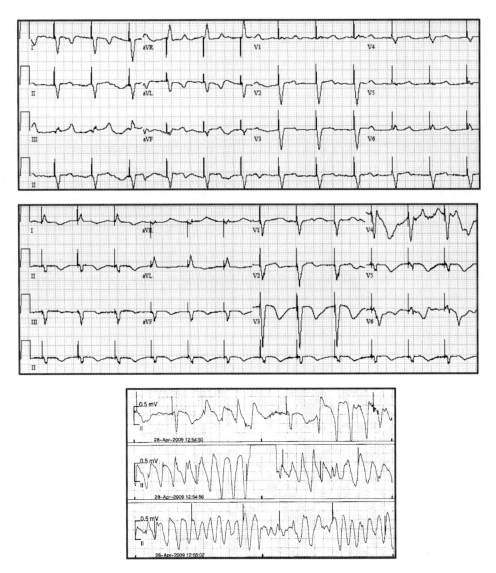

图3-4　连续监测Tako-Tsubo心肌病合并尖端扭转型室性心动过速患者的心电图和节律变化。最初的心电图提示室性节律，同时存在心房颤动（QTc=485ms）（上图）。随后的心电图表现为室性节律伴V3~V6导联T波倒置、QT间期明显延长（QTc=624ms）（中图）。另一幅心电图提示尖端扭转型室性心动过速发作，需要转复（下图）。

参考文献

Bybee KA, Prasad A. Stress-related cardiomyopathy syndromes. *Circulation*. 2008;118(4):397–409.

Dote K, Sato H, Tateishi H, et al. Myocardial stunning due to simultaneous multivessel coronary spasms: a review of 5 cases [Japanese]. *J Cardiol*. 1991;21(2):203–214.

Eitel I, von Knobelsdorff-Brenkenhoff F, Bernhardt P, et al. Clinical characteristics and cardiovascular magnetic resonance findings in stress (takotsubo) cardiomyopathy. *JAMA*. 2011;306(3):277–286.

El Mahmoud R, Mansencal N, Pilliere R, et al. Prevalence and characteristics of left ventricular outflow tract obstruction in tako-tsubo syndrome. *Am Heart J*. 2008;156(3):543–548.

Elesber AA, Prasad A, Bybee KA, et al. Transient cardiac apical ballooning syndrome: prevalence and clinical implications of right ventricular involvement. *J Am Coll Cardiol*. 2006;47(5):1082–1083.

Hurst RT, Askew JW, Reuss CS, et al. Transient midventricular ballooning syndrome: a new variant. *J Am Coll Cardiol*. 2006;48(3):579–583.

Kurisu S, Sato H, Kawagoe T, et al. Tako-tsubo-like left ventricular dysfunction with ST-segment elevation: a novel cardiac syndrome mimicking acute myocardial infarction. *Am Heart J*. 2002;143(3):448–455.

Madhavan M, Borlaug BA, Lerman A, et al. Stress hormone and circulating biomarker profile of apical ballooning syndrome (takotsubo cardiomyopathy): insights into the clinical significance of B-type natriuretic peptide and troponin levels. *Heart*. 2009;95(17):1436–1441.

Park JH, Kang SJ, Song JK, et al. Left ventricular apical ballooning due to severe physical stress in patients admitted to the medical ICU. *Chest*, 2005; 128(1), 296–302.

Pavin D, Le Breton H, Daubert C. Human stress cardiomyopathy mimicking acute myocardial syndrome.[see comment]. *Heart*, 1997; 78(5), 509–511.

Sharkey SW, Lesser JR, Zenovich AG, et al. Acute and reversible cardiomyopathy provoked by stress in women from the united states. *Circulation*. 2005;111(4):472–479.

Sharkey SW, Shear W, Hodges M, et al. Reversible myocardial contraction abnormalities in patients with an acute noncardiac illness. *Chest*. 1998;114(1):98–105.

Sharkey SW, Windenburg DC, Lesser JR, et al. Natural history and expansive clinical profile of stress (tako-tsubo) cardiomyopathy. *J Am Coll Cardiol*. 2010;55(4):333–341.

Tsuchihashi K, Ueshima K, Uchida T, et al. Transient left ventricular apical ballooning without coronary artery stenosis: a novel heart syndrome mimicking acute myocardial infarction. angina pectoris-myocardial infarction investigations in Japan [see comment]. *J Am Coll Cardiol*. 2001;38(1):11–18.

Wittstein IS, Thiemann DR, Lima JA, et al. Neurohumoral features of myocardial stunning due to sudden emotional stress. *N Engl J Med*. 2005;352(6):539–548.

第 4 章

心房颤动与心肌病合并心力衰竭

ANJALI VAIDYA,MARIELL JESSUP

引言

心房颤动(atrial fibrillation,AF)作为一种发病率逐渐升高的常见疾病影响着数百万成年人的身体健康。ATRIA研究发现,成年人中AF的发病率为1%,并随年龄逐渐增加。70%的AF患者大于65岁,约50%的AF患者大于75岁[1]。Framingham心脏病研究得到了类似的结论,40岁以上发生AF的终身风险为25%,并且发病与性别无关[2]。AF引起的并发症显著增高,包括脑卒中、体循环栓塞、抗凝治疗引起的出血以及呼吸困难、乏力、心悸导致的功能受限。除此之外,AF还可能是某些特定人群死亡率增加的独立危险因素,这些人群包括老年人及合并心血管疾病如心肌缺血、心力衰竭的患者[3-5]。AF与心衰的相互影响成为越来越常见的临床问题,这将是本章的主要讨论内容。

2003年,Framingham心脏病研究证实了AF与心衰的流行病学关系,并明确了两种疾病合并存在是一种重要的临床现象。不存在器质性心脏病和心衰的AF患者,每年有3.3%发展为心衰[6]。AF引起心衰可能与多种机制有关:①慢性而持续的心动过速引起心动过速性心肌病;②神经内分泌系统激活,引起循环中去甲肾上腺素、血管紧张素Ⅱ水平升高,出现水钠潴留、容量负荷增加,从而加快心衰进展;③AF引起房室功能不同步限制左室的充分充盈,降低每搏输出量和心

输出量。反言之,心衰也可引起AF。在Framingham心脏病研究中既往不存在AF的心衰患者,在平均随访4年过程中,约1/5发生AF[6]。

尽管存在争议,但已有数据表明AF可能为心衰死亡的独立危险因素。CHARM是一项关于坎地沙坦降低心衰发病率和死亡率的研究,共入选7599例心衰患者,其中20%入选前已存在AF。随访40个月后,无论左室射血分数(LVEF)是否保留,合并AF患者的全因死亡率均明显升高(24% vs 14%)[7]。Dries等报道了类似的结果:对6517例LVEF下降的心衰患者,随访3年后发现AF的发病率接近6%。在左室功能下降的大部分患者中,AF成为死亡事件的重要预测因素,包括无症状性心衰至NYHA心功能分级Ⅲ级的患者(34% vs 23%)[8]。但也有研究认为,AF与心衰患者的死亡率无明显相关性。规模最大的为V-HeFT研究,该研究共入选1427例患者,14%入选前存在AF,随访2年后,有无AF的心衰患者死亡率和住院率均无明显差异[9]。

以下为几个AF合并心衰的病例,主要内容是临床评估、诊断方法及治疗策略。

病例1:心衰引起的心房颤动

FM,男性,72岁,既往有非缺血性心肌病病史,LVEF45%,存在严重的睡眠呼吸功能障碍。最初治疗方案为夜间间断应用持续性正压通气(CPAP)及

β受体阻滞剂、ACEI 类药物治疗,并间断应用利尿剂。患者对 CPAP 及口服药物依从性较差,1 个月未坚持治疗,出现劳力性呼吸困难、端坐呼吸困难、夜间阵发性呼吸困难和双下肢水肿。6min 步行试验从 4 个月前的 421m 下降至现在的 302m。复查超声心动图 LVEF30%。患者容量负荷增加考虑与左室功能下降、睡眠功能障碍有关,同时伴有呼吸困难、外周化学感受器和交感神经系统激活。随诊过程中患者出现心悸,心电图检查提示心房颤动,心室率 103 次/分(图 4-1)。

探索新发 AF 的病因很重要[10],可能与以下多种原因有关(表 4-1),不同患者发病原因与其基础病相关。本例患者左房压力升高主要与左室容量负荷增加及收缩功能下降有关,再次给予包括 β受体阻滞剂、ACEI、利尿剂在内的改善心衰药物治疗及 CPAP 改善睡眠呼吸功能障碍。经过积极治疗后,尽管患者仍为房颤律,但心室率得到有效控制。

对于心衰合并 AF 患者,控制心室率还是维持窦性心律是一个复杂的问题,没有明确证据表明哪种治疗方案更好。到目前为止,我们主要是依据较大规模研究中的相关数据来推断心衰合并 AF 的治疗,而这些研究入选的是 AF 患者,并不是 AF 合并心衰的患者。其中大规模、有影响的研究包括 DIAMOND 研究[11]、RACE 研究[12]以及最新的 AFFIRM 研究[13]。AFFIRM 研究阐述了 AF 患者控制心室率与维持窦性心律的相关问题,是一项里程碑式的研究。该研究将 4060 例 65 岁以上的 AF 患者随机分入维持窦性心律(应用抗心律失常药物,必要时电复律)和控制心室率(静息心率<80 次/分,6min 步行后<110 次/分)两组,一级终点为全因死亡率。平均随访 3.5 年后,两组间的死亡率无显著差异。这项大规模、多中心、随机的临床研究结果在很大程度上影响了 AF 的临床治疗指南。需要特别强调的是,AFFIR 研究入选的患者仅很少一部分合并心衰,实际上仅有 4.8% 的患者存在心肌病,所有患者平均 LVEF 为 55%。更重要的是,在预先设定的亚组分析中不合并心衰(LVEF≥50%)的患者控制心室率预后优于维持窦性心律[13]。

最近的 AF-CHF 研究[14]详细地论证了这个问题[14]。该研究入选 1376 例 AF 合并有症状的收缩功能下降的心衰患者(LVEF<35%),将其随机分为应用 β受体阻滞剂控制心室率组和应用抗心律失常药物(包括多非利特、索他洛尔、胺碘酮)维持窦性心律组。平均随访 37 个月后,两组间的一级终点心血管病死亡率无显著差异。

根据目前的研究结果,选择维持窦性心律还是控制心室率必须根据患者的个体差异决定。维持窦性心律包括应用抗心律失常药物,这些药物具有明显的副

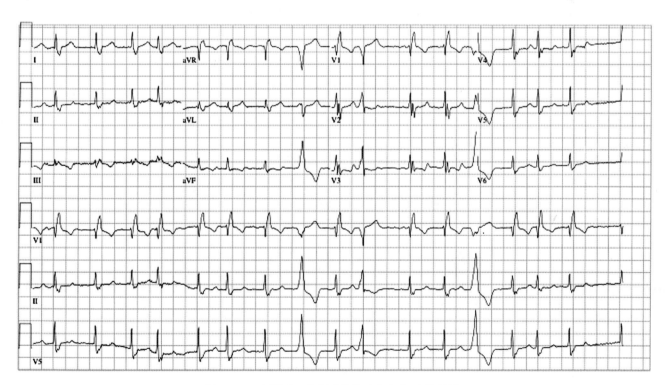

图4-1　心电图示心房颤动伴快速心室率、室性早搏。

表4-1　心房颤动的发病原因及预测因素

电生理学机制
- 自律性升高(局灶性)
- 传导功能异常(折返性)

左房压力增高
- 瓣膜性心脏病
- 心肌病(原发性或继发性心肌病引起心脏收缩或舒张功能下降)
- 半月瓣病变(引起心室肥厚)
- 主动脉或肺动脉高压(肺栓塞)、心内肿瘤或血栓

心房缺血
- 冠状动脉疾病

炎症性或浸润性心房疾病
- 心包炎
- 淀粉样变性
- 心肌炎
- 心房纤维化

药物
- 酒精
- 吗啡

内分泌异常
- 甲状腺功能亢进
- 嗜铬细胞瘤

自主神经张力升高
- 副交感兴奋性升高
- 交感兴奋性升高

临近心房壁的原发性或转移性疾病

术后并发症
- 心脏、肺、食道

充血性心衰

神经系统疾病
- 蛛网膜下隙出血
- 非出血性疾病,主要是脑卒中

特发性房颤

家族性房颤

引自：Borrowed with permission from Fuster V, Rydén LE, Cannom DS, et al. 2011 ACCF/AHA/HRS focused updates incorporated into the ACC/AHA/ESC 2006 guidelines for the management of patients with atrial fi brillation: a report of the American College of Cardiology Foundation/American Heart Association Task Force on Practice Guidelines. Circulation. 2011;123:e269‐e367。

作用,尤其对于老年患者。因此,在不应用抗心律失常药物情况下,心室率容易控制且控制达标的患者,以及不因AF症状限制的患者,控制心室率是更理想的选择。在控制心室率上,β受体阻滞剂和正确应用地高

辛是安全且有效的,但是,非二氢吡啶类钙离子拮抗剂(维拉帕米和地尔硫䓬)有负性肌力作用,抑制心肌收缩,对于收缩功能下降的心衰患者有害,因此射血分数下降的心衰患者应避免应用[15]。但是对于部分患者维持窦性心律是更好的选择,如控制心室率达标后仍有明显症状的患者、失去心房收缩后存在严重血流动力学障碍的患者以及在足量应用β受体阻滞剂或地高辛情况下心室率控制仍不达标的患者。

对上文报道的患者FM在经过治疗心衰的同时,滴定应用β受体阻滞剂,使静息心率控制在74次/分、活动后心率108次/分,尽管全身血容量状态得到改善,6min步行距离增加到354m,但仍存在乏力、心悸症状。故在此基础上应用电复律联合小剂量胺碘酮维持窦性心律。8周后,复查超声心动图LVEF升高至55%。

病例2：心房颤动引起心动过速性心肌病

MK,男性,60岁,既往有高血压、高血脂、少突神经胶质细胞瘤切除术后及放疗病史,2年前行结肠镜检查时第一次被诊断为阵发性心房颤动。3个月前,活动后出现呼吸困难,1周后症状加重,在当地医院就诊。诊断为心房颤动合并快速心室率,心室率为150~160次/分,并且合并心衰,给予呋塞米利尿及肝素抗凝治疗。超声心动图提示LVEF 30%,左室舒张末内径5.9cm,无明显瓣膜异常。该患者1年前曾行超声心动图LVEF 60%。

最初考虑为冠脉血管病变引起心衰,遂行冠脉造影术,结果提示前降支存在30%狭窄,其余冠脉血管管腔轻度不规则改变。甲状腺功能正常。给予华法林、琥珀酸美托洛尔(控制心室率和改善心肌重构)、赖诺普利治疗。12周后,MK因心悸、呼吸困难再次住院,当时静息心率为130次/分,收缩压为70mmHg。体格检查：颈静脉压为16cmH₂O (约为1568Pa),心尖冲动向左侧移位,奔马律,肺部听诊可闻及湿性啰音,双下肢水肿。复查超声心动图LVEF 10%~15%(图4-2)。加用更大剂量利尿剂,应用地高辛以改善心室率控制效果,增强心肌收缩力。在优化药物治疗心衰基础上,植入双腔ICD。

在以后的复诊中,MK症状明显好转,但仍有轻度呼吸困难和持续的心悸症状。已行冠脉造影检查排除因心肌缺血引起的心衰,故AF为患者出现心衰的病因。在不应用美托洛尔和地高辛的情况下,

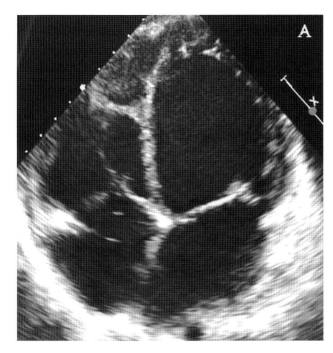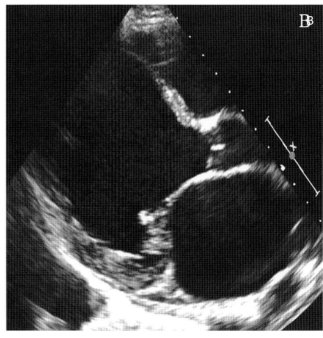

图4-2　超声心动图：心动过速介导的心肌病。(A)心尖四腔切面。(B)胸骨旁长轴切面。

静息心率为105次/分。体格检查：颈静脉压5cmH₂O（约490Pa），第一心音强弱不等，各瓣膜听诊区未闻及杂音，心尖冲动正常。肺部听诊未闻及湿啰音，腹软无膨胀，双下肢无水肿，末端动脉搏动存在，四肢温暖。心电图提示心房颤动、非特异性T波异常改变。ICD程控过程中证实有持续性AF伴快心室率，心室率常在180次/分以上，现在排除了心肌缺血、内分泌、心脏毒性物质的影响，考虑 MK 为心动过速性心肌病。

心动过速性心肌病是一种常见病，正确认识它是非常重要的，选择充分控制心室率还是维持窦性心律对于左室功能的改善有很大意义。另外，心动过速性心肌病与其他疾病的鉴别也很重要，包括但不局限于缺血性心肌病，内分泌、毒性物质暴露、传染病、心肌炎等也可引起。在一项超过200例HF合并AF患者的研究中，推测30%存在心动过速性心肌病[16]。对于植入心脏起搏器或ICD的患者，很容易通过程控获得心律不齐和心动过速情况，没有植入上述装置的患者，动态心电图及心外循环记录仪对诊断也很重要，从中可以知道哪段时间发生了AF以及静息心率与活动后心率的波动范围。

收缩功能下降的心衰患者，在心室率控制很难达标的情况下，维持窦性心律可能是更有效的选择。对于一项关于推测存在心动过速性心肌病的慢性AF的

研究，平均随访5个月，电复律组LVEF从32%上升至53%。1年后维持窦性心律组的LVEF仍然正常，而复发AF患者的LVEF再次下降[17]。

心衰合并AF患者维持窦性心律需要仔细观察患者的病情变化。选择维持窦性心律意味着应用抗心律失常药物。2011年美国AHA/ACC/HRS指南明确提出胺碘酮、多非利特可作为心衰合并AF患者节律控制的一线用药[10]。这两种药都是Ⅲ类抗心律失常药物，有阻断钾通道及延长心房肌、心室肌动作电位时程，延长复极时间及有效不应期的作用。欧洲心脏病协会尽管没有强调多非利特的一线治疗，但同样将胺碘酮作为一线用药[18]。众所周知，胺碘酮对多器官存在毒性作用，如甲状腺、肝脏、肺、皮肤和神经系统。长期应用胺碘酮的患者，这些副作用很可能出现。除上述药理学特点外，胺碘酮有自身的优势，如基本不存在负性肌力作用，与同类的其他抗心律失常药物相比基本不存在延长QT间期及致心律失常作用。对4项研究中的750例心衰或心梗患者进行观察，应用小剂量胺碘酮（<400mg/d）随访1年，750例患者无1例出现尖端扭转型室速[19]。胺碘酮的另一个优势是有抑制β受体的作用，可以延长房室结不应期，AF复发后心室率较容易控制。CHF-STAT研究发现胺碘酮可能对LVEF≤40%且室性早搏>10个/时的充血性心衰患者有益。该研究亚组分析中将103例AF患者随机分为胺碘酮组与安慰剂组，胺碘酮组31%转为窦性心律（安慰剂组

仅8%)，平均室性早搏减少20%，应用胺碘酮后转为窦性心律的AF患者死亡率明显下降[20]。

DIAMOND-CHF与DIAMOND-MI是两项关于多非利特应用于左室功能下降合并房颤或房扑的研究[21]。结果发现，安慰剂组34%转为窦性心律，而应用多非利特组59%转为窦性心律。另外，应用多非利特转为窦性心律的患者1年后有79%维持窦性心律，而安慰剂组仅42%。DIAMOND-CHF研究共入选1500例患者，证实多非利特应用于心衰患者是安全的，而且转复并能维持窦性心律的患者死亡风险明显降低(RR=0.44)。但需要指出的是，在校正QT间期后，死亡风险增加(QTc<429ms时，RR=0.4，而QTc>479ms时，RR=1.3)。尖端扭转型室速是其最重要的不良反应，发生率为3.3%，常于用药的前3天出现。因此，初始用药时，应密切监测[22]。

决奈达隆与胺碘酮的化学结构及药理作用相似(不含与胺碘酮副作用相关的碘)，禁用于NYHA心功能分级Ⅲ~Ⅳ级的心衰，也不提倡应用于加重的Ⅱ级心衰患者。这个结论出自于ANDROMEDA研究。该研究纳入LVEF<35%的心衰患者，平均2个月时就观察到决奈达隆组死亡率升高(8.1% vs 3.8%)，因此研究初期即宣布停止继续研究[23]。另一种Ⅲ类抗心律失常药物——索他洛尔，应用于心衰时，也应谨慎，它可以延长QT间期，使尖端扭转型室速的发生率明显增加，用药初期也需密切观察、随时监测。索他洛尔也有抑制β受体的作用，与其他β受体阻滞剂合用时，加重心衰失代偿期相关的房性心律失常的临床症状，增加存在器质性心脏病患者的容量负荷[24]。

IC类抗心律失常药物是钠通道阻滞剂，可降低动作电位0相上升速度和幅度。氟卡尼和普罗帕酮都属于IC类抗心律失常药物，在心室舒张期阻断钠通道(减慢传导)，对于心率加快引起的舒张期缩短有很大改善作用，因此，IC类抗心律失常药物广泛应用于室上性心动过速。然而，这些药物会增加心衰不良事件的发生，它们存在负性肌力作用可加重心衰，尤其对于NYHA心功能分级Ⅲ~Ⅳ级的患者[25]。普罗帕酮增加肺毛细血管楔压、体循环阻力、肺循环阻力，减少心脏输出，禁用于症状明显的心衰患者。应用于轻度的左室收缩功能下降和无明显症状的心衰患者是安全的，但需谨慎应用，严密监测[26,27]。应用于这些人群前需考虑IC类抗心律失常药物增加心源性猝死风险，必须通过冠脉造影或负荷试验排除缺血性心肌病[28]。

尽管抗心律失常药物是AF患者维持窦性心律的一线用药，但通常不能使患者长期获益，可以考虑长期有效的有创治疗方法。房性心律失常起源于肺静脉，可通过射频消融术电隔离异常兴奋灶根治房性心律失常[29,30]。一项应用射频消融术治疗AF合并心衰的研究，详细比较了肺静脉隔离分别应用于射血分数下降(LVEF<45%)与射血分数正常患者的治疗效果[29]。随访1年后，药物治疗不能维持窦性心律的患者，选择肺静脉隔离后射血分数下降与正常组窦性心律维持情况无明显差异。在应用抗心律失常药物的患者中，基线时78%存在左室功能异常，成功维持窦性心律后其中84%左室功能恢复正常。另外，维持窦性心律后左室功能异常的患者平均NYHA心功能分级从2.3级下降到1.4级，生活质量和活动耐量均得到明显改善。除维持窦性心律和提高功能分级外，射频消融术后3个月内，左室收缩功能下降患者的平均LVEF从35%上升至56%。

药物治疗不能成功者，可选择替代治疗，除射频消融隔离肺静脉外，另一种方法为消融房室结后植入心脏起搏器。对于心衰患者，右心室起搏导致心室的不同步可加重心衰，尤其起搏比例>40%者。因此，房室结受损和出现高度房室传导阻滞时，应考虑植入CRT，使左右心室同时起搏[31]。同样，CRT可能使心衰合并AF患者获益，消融房室结可阻断自身的快速房室传导，降低自身起搏发生，以避免自身起搏影响再同步化效果[32]。

病例3：心房颤动合并射血分数正常的浸润性心肌病——心肌淀粉样变性

LD，男性，67岁，既往脑卒中病史，考虑脑缺血或自发性血栓形成引起。现神经系统症状已恢复，但仍有活动后乏力，再次就诊时出现新发的心房颤动。超声心动图及多普勒超声提示：LVEF正常，左室舒张功能下降，左室中度肥厚，室间隔非对称性增厚，双房扩大，轻度肺动脉高压。诊断基本排除肥厚性心肌病，给予β受体阻滞剂和利尿剂治疗。除此之外，患者仍有严重的活动后乏力症状，仅能在室内行走，并且出现双下肢水肿。尝试应用抗心律失常药物氟卡尼及索他洛尔转复AF，但不能维持窦性心律。复查超声心动图及多普勒超声：左室收缩功能保留，但病情加重，双心室扩大、室壁变薄，严重的右室功能不全，严重的左室舒张功能下降伴二尖瓣反流，肺动脉压较前明显升高达105mmHg(图4-3)。体格检查：血压118/68mmHg，心率67次/分，颈静脉压20cmH₂O(约1960Pa)，肝颈静脉回流征阳性，可闻及第4心音，二尖瓣收缩期杂音，右肺呼吸音减低，右侧胸腔积液，双下肢对称性水肿。

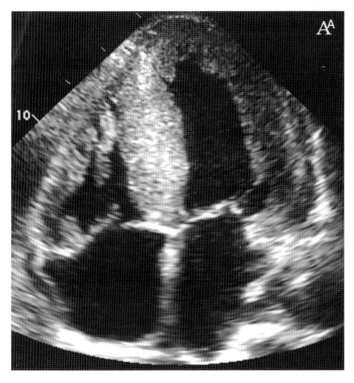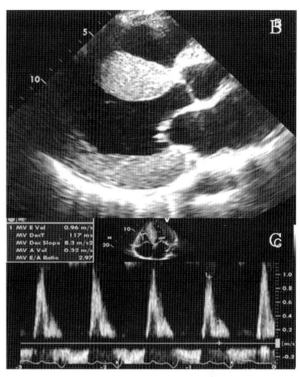

图 4-3　超声心动图:心肌淀粉样变性。(A)心尖四腔切面。(B)胸骨旁长轴切面。(C)限制性多普勒表现。

分析患者存在双室增厚、心肌受限、胸腔积液,推测患者为淀粉样心肌病。血液、尿液中轻链蛋白水平升高,骨髓活检提示 35% 为浆细胞。取脂肪组织切片进行刚果红染色,也证实患者为免疫性轻链蛋白型淀粉样心肌病。初始给予硼替佐米和地塞米松治疗,后加用来那度胺,治疗期间如双下肢水肿加重则加量利尿剂。

在滴定应用抗心律失常药物情况下,患者仍为持续性心房颤动,故行射频消融术隔离肺静脉,术后 3 个月再次出现 AF,再次行射频消融。第二次消融术后继续应用抗心律失常药物氟卡尼,但仍为房颤律。维持窦性心律效果差,停用抗心律失常药物,治疗焦点转为控制心室率,在能耐受情况下滴定应用 β 受体阻滞剂(琥珀酸美托洛尔)。

这个病例重点强调了心衰患者出现 AF 后的不同治疗方案选择,与之前介绍的病例不同,这是一个射血分数正常的淀粉样心肌病患者合并 AF 病例。对近 900 例年龄>65 岁患者进行观察,4 年后发现舒张功能下降者发生 AF 的风险较舒张功能正常者明显增加[33]。总的来说,射血分数正常的心衰患者合并 AF 的治疗策略与心脏收缩功能下降者相似,同样为控制心室率和维持窦性心律两种,不同之处在于非二氢吡啶类钙离子拮抗剂的应用,因存在负性肌力作用,心脏收缩功能下降时应避免应用,对收缩功能正常的心衰合并 AF 患者应用是安全的。事实上,非二氢吡啶类钙离子拮抗剂如维拉帕米、地尔硫䓬可降低心肌收缩力,减轻心室输出阻力,对肥厚型心肌病有一定改善作用[34]。

此外,AF 抗凝治疗也是一个重要的问题,尤其是存在血栓形成高风险的患者,如合并心衰,更应重视抗凝治疗。大部分心衰合并 AF 患者有抗凝指征,抗凝可降低心源性血栓形成的风险,这对射血分数正常与否的患者均适用。上面所描述的病例只代表部分存在心房内血栓形成高风险的心衰患者,淀粉样改变浸润心肌,引起心房功能异常,出现心房内血液停滞,这种改变即使在窦性心律时也可发生。心肌淀粉样变性使窦性心律时心房功能减弱,不能进行有效收缩,A 峰多普勒超声流速降低,二尖瓣环组织多普勒超声流速降低[35]。目前常用 CHADS2 评分评估是否进行抗凝治疗,CHADS2 评分是一项简单的基础评分,包括了已经被研究验证的 5 种危险因素[36]。最新的评分标准为 CHA2DS2-VASc 评分[37]。

抗栓药物的选择也很重要,目前包括抗血小板、抗凝两种。已经证实抗血小板药物阿司匹林和氯吡格雷可预防血栓形成引起的脑卒中,但是与单独应用阿司匹林、阿司匹林联合氯吡格雷和小剂量华法林联合阿司匹林 3 种治疗方案相比,单独应用华法林的效果最好[38]。血栓形成低风险的患者,可将阿司匹林作为脑卒中的一级预防用药,需要指出的是,这一般不适用于存在心衰的患者。对于不能进行定期监测的患者,可以选择口服直接凝血酶抑制剂,目前这已经作为基础治疗。利伐沙班是 Xa 因子抑制剂,ROCKET AF 研究证实利伐沙班预防脑卒中及全身血栓形成的效果不劣于华法林,且发生颅内出血和致命性出血事件的风险明显低于华法林[39]。RE-LY 研究入选 18 000 例非瓣膜病性的 AF 患者,平均随访 2 年,与华法林预防脑卒中或全身血栓形成的效果相比,低剂量达比加群不劣于华法林,而高剂量达比加群优于华法林,除高剂量达比加群增加老年患者颅内出血风险外,其余出血并发症均低于华法林,这证实了达比加群的安全性和有效性。与华法林不同的是,达比加群不需监测 APTT,且与药物及食物相互作用小,目前已作为华法林的替代药物应用于临床。除上述优点外,达比加群也存在缺点,如费用高、每天口服两次、发生出血时无拮抗药物[40]。

小结

随着心衰发病率的增加[41,42],针对心衰病因及其并发症的有效治疗可显著降低再住院率及死亡率。AF 是心衰最常见的并发症之一,它既是导致心衰的重要机制之一,也是继发于心衰的一种并发症。对不同患者新发心衰与新发 AF 的详细评估十分重要,两者密切相关。关于心衰合并 AF 的治疗,目前没有明确证据表明控制心室率与维持窦性心律孰优孰劣,应针对个体差异选择对患者更好的一种治疗策略;但是,维持窦性心律时,部分情况下应用抗心律失常药物与心衰相矛盾,如存在器质性心脏病、有明显的失代偿期症状和体征及存在缺血性心肌病等,以上情况可影响抗心律失常药物的安全性,从而限制其应用。对药物控制心室率与窦性心律均不佳者,可选择射频消融术,治疗方法为隔离肺静脉或消融房室结后植入心脏永久起搏器。抗栓治疗是心衰合并 AF 的另一个重要问题,对预防全身性血栓形成有很大益处。临床医生在选择口服阿司匹林、华法林或是直接凝血酶抑制剂时,应充分考虑个体差异性,如血栓形成风险、用药习惯、药物相互作用、出血风险等。事实上,AF 与心衰是存在关联的两种常见病,各自治疗时可能是另一种疾病的征兆。

参考文献

1. Go AS, Hylek EM, Phillips KA, et al. Prevalence of diagnosed atrial fibrillation in adults: national implications for rhythm management and stroke prevention: the Anticoagulation and Risk Factors in Atrial Fibrillation (ATRIA) Study. *JAMA*. May 9, 2001;285(18):2370–2375.

2. Lloyd-Jones DM, Wang TJ, Leip EP, et al. Lifetime risk for development of atrial fibrillation: the Framingham Heart Study. *Circulation*. August 31, 2004;110(9):1042–1046.

3. Crenshaw BS, Ward SR, Granger CB, et al. Atrial fibrillation in the setting of acute myocardial infarction: the GUSTO-I experience. Global Utilization of Stretokinase and TPA for Occluded Coronary Arteries. *J Am Coll Cardiol*. August, 1997;30(2):406–413.

4. Eldar M, Canetti M, Rotstein Z, et al. Significance of paroxysmal atrial fibrillation complicating acute myocardial infarction in the thrombolytic era. SPRINT and Thrombolytic Survey Groups. *Circulation*. Match 17, 1998;97(10):965–970.

5. Conen D, Chae CU, Glynn RJ, et al. Risk of death and cardiovascular events in initially healthy women with new-onset atrial fibrillation. *JAMA*. May 25, 2011;305(20):2080–2087.

6. Wang TJ, Larson MG, Levy D, et al. Temporal relations of atrial fibrillation and congestive heart failure and their joint influence on mortality: the Framingham Heart Study. *Circulation*. June 17, 2003;107(23):2920–2925.

7. Olsson LG, Swedberg K, Ducharme A, et al. Atrial fibrillation and risk of clinical events in chronic heart failure with and without left ventricular systolic dysfunction: results from the Candesartan in Heart failure-Assessment of Reduction in Mortality and morbidity (CHARM) program. *J Am CollCardiol*. May 16, 2006;47(10):1997–2004.

8. Dries DL, Exner DV, Gersh BJ, et al. Atrial fibrillation is associated with an increased risk for mortality and heart failure progression in patients with asymptomatic and symptomatic left ventricular systolic dysfunction: a retrospective analysis of the SOLVD trials. Studies of Left Ventricular Dysfunction. *J Am CollCardiol*. September, 1998;32(3):695–703.

9. Carson PE, Johnson GR, Dunkman WB, et al. The influence of atrial fibrillation onprognosis in mild to moderate heart failure. The V-HeFT Studies. The V-HeFT VA Cooperative Studies Group. *Circulation*. June, 1993;87(6 Suppl):Vl102–V1110.

10. Wann LS, Curtis AB, January CT, et al. 2011 ACCF/AHA/HRS focused update on the management of patients with atrial fibrillation (updating the 2006 guideline): a report of the American College of Cardiology Foundation/American Heart Association Task Force on Practice Guidelines. *Circulation*. January 4, 2011;123(1):104–123.

11. Pedersen OD, Søndergaard P, Nielsen T, et al. Atrial fibrillation, ischaemic heart disease, and the risk of death in patients with heart failure. *Eur Heart J*. December, 2006;27(23):2866–2870.

12. Hagens VE, Crijns HF, Van Veldhuisen DJ, et al. Rate control versus rhythm control for patients with persistent atrial fibrillation with mild to moderate heart failure: results from the Rate Control versus Electrical cardioversion (RACE) study. *Am Heart J*. June, 2005;149(6):1106–1111.

13. Wyse DG, Waldo AL, DiMarco JP, et al. Atrial Fibrillation Follow-up Investigation of Rhythm Management (AFFIRM) Investigators. A comparison of rate and rhythm control in patients with atrial fibrillation. *N Engl J Med*. December 5, 2002;347(23):1825–1833.

14. Roy D, Talajic M, Nattel S, et al. Rhythm control versus rate control for atrial fibrillation and heart failure. *N Engl J Med*. June 19, 2008;358(25):2667–2677.

15. Gillis AM, Verma A, Talajic M, et al. CCS Atrial Fibrillation Guidelines Committee. Canadian Cardiovascular Society atrial fibrillation guidelines 2010: rate and rhythm management. *Can J Cardiol.* January–February, 2011;27(1):47–59.

16. Fujino T, Yamashita T, Suzuki S, et al. Characteristics of congestive heart failure accompanied by atrial fibrillation with special reference to tachycardia-induced cardiomyopathy. *Circ J.* June, 2007;71(6):936–940.

17. Kleny JR, Sacrez A, Facello A, et al. Increased in radionuclide left ventricular ejection fraction after cardioversion of chronic atrial fibrillation in idiopathic dilated cardiomyopathy. *Eur Heart J.* September, 1992;13(9):1290–1295.

18. European Heart Rhythm Association; European Association for Cardio-Thoracic Surgery. Camm AJ, Kirchhof P, Lip GY, et al. Guidelines for the management of atrial fibrillation: the Task Force for the Management of Atrial Fibrillation of the European Society of Cardiology (ESC). *Eur Heart J.* October, 2010;31(19):2639–2429.

19. Vorperian VR, Havighurst TC, Miller S, et al. Adverse effects of low dose amiodarone: a meta-analysis. *J Am CollCardiol.* September, 1997;30(3):791–798.

20. Deedwania PC, Singh BN, Ellenbogen K, et al. Spontaneous conversion and maintenance of sinus rhythm by amiodarone in patients with heart failure and atrial fibrillation: observations from the veterans affairs congestive heart failure survival trial of antiarrhythmic therapy (CHF-STAT). The Department of Veterans Affairs CHF-STAT Investigators. *Circulation.* December 8, 1998;98(23):2574–2579.

21. Pedersen OD, Bagger H, Keller N, et al. Efficacy of dofetilide in the treatment of atrial fibrillation-flutter in patients with reduced left ventricular function: a Danish investigations of arrhythmia and mortality on dofetilide (diamond) substudy. *Circulation.* July 17, 2001;104(3):292–296.

22. Torp-Pedersen C, Møller M, Bloch-Thomsen PE, et al. Dofetilide in patients with congestive heart failure and left ventricular dysfunction. Danish Investigations of Arrhythmia and Mortality on Dofetilide Study Group. *N Engl J Med.* September 16, 1999;341(12):857–865.

23. Køber L, Torp-Pedersen C, McMurray JJ, et al. Increased mortality after dronedarone therapy for severe heart failure. *New Engl J Med.* June 19, 2008;358(25):2678–2687.

24. Lehmann MH, Hardy S, Archibald D, et al. Sex difference in risk of torsade de pointes with d,l-sotalol. *Circulation.* November 15, 1996;94(10):2535–2541.

25. Kjekshus J, Bathen J, Orning OM, et al. A double-blind, crossover comparison of flecainide acetate and disopyramide phosphate in the treatment of ventricular premature complexes. *Am J Cardiol.* February 27, 1984;53(5):72B–78B.

26. Brodsky MA, Allen BJ, Abate D, et al. Propafenone therapy for ventricular tachycardia in the setting of congestive heart failure. *Am Heart J.* October, 1985;110(4):794–799.

27. Baker BJ, Dinh H, Kroskey D, et al. Effect of propafenone on left ventricular ejection fraction. *Am J Cardiol.* November 14, 1984;54(9):20D–22D.

28. Echt DS, Liebson PR, Mitchell LB, et al. Mortality and morbidity in patients receiving encainide, flecainide, or placebo. The Cardiac Arrhythmia Suppression Trial. *N Engl J Med.* 1991; 324(12):781.

29. Hsu LF, Jaïs P, Sanders P, et al. Catheter ablation for atrial fibrillation in congestive heart failure. *N Engl J Med.* December 2, 2004;351(23):2373–2383.

30. Chen MS, Marrouche NF, Khaykin Y, et al. Pulmonary vein isolation for the treatment of atrial fibrillation in patients with impaired systolic function. *J Am CollCardiol.* March 17, 2004;43(6):1004–1009.

31. Sweeney MO, Hellkamp AS, Ellenbogen KA, et al. Adverse effect of ventricular pacing on heart failure and atrial fibrillation among patients with normal baseline QRS duration in a clinical trial of pacemaker therapy for sinus node dysfunction. *Circulation.* June 17, 2003;107(23):2932–2937.

32. Gasparini M, Regoli F, Galimberti P, et al. Cardiac resynchronization therapy in heart failure patients with atrial fibrillation. *Europace.* November, 2009;11(Suppl 5):v82–v86.

33. Tsang TS, Gersh BJ, Appleton CP, et al. Left ventricular diastolic dysfunction as a predictor of the first diagnosed nonvalvular atrial fibrillation in 840 elderly men and women. *J Am CollCardiol.* November 6, 2002;40(9):1636–1644.

34. Bonow RO, Dilsizian V, Rosing DR, et al. Verapamil-induced improvement in left ventricular diastolic filling and increased exercise tolerance in patients with hypertrophic cardiomyopathy: short- and long-term effects. *Circulation.* October, 1985;72(4):853–864.

35. Modesto KM, Dispenzieri A, Cauduro SA, et al. Left atrial myopathy in cardiac amyloidosis: implications of novel echocardiographic techniques. *Eur Heart J.* January, 2005;26(2):173–179.

36. Gage BF, Waterman AD, Shannon W, et al. Validation of clinical classification schemes for predicting stroke: results from the National Registry of Atrial Fibrillation. *JAMA.* January 13, 2001;285(22):2864–2870.

37. Pieri A, Lopes TO, Gabbai AA. Stratification with CHA2DS2-VASc score is better than CHADS2 score in reducing ischemic stroke risk in patients with atrial fibrillation. *Int J Stroke.* October, 2011;6(5):466.

38. vanWalraven C, Hart RG, Singer DE, et al. Oral anticoagulants vs aspirin in nonvalvular atrial fibrillation: an individual patient meta-analysis. *JAMA.* November 20, 2002;288(19):2441–2448.

39. Patel MR, Mahaffey KW, Garg J, et al. Rivaroxaban versus warfarin in nonvalvular atrial fibrillation. *N Engl J Med.* September 8, 2011;365(10):883–891.

40. Connolly SJ, Ezekowitz MD, Yusuf S, Eikelboom J, Oldgren J, Parekh A, Pogue J, Reilly PA, et al..RE-LY. Dabigatran versus warfarin in patients with atrial fibrillation. *N Engl J Med.* 2009;361(12):1139

41. Lloyd-Jones D, Adams RJ, Brown TM, et al. et al. Heart disease and stroke statistics—2010 update: a report from the American Heart Association. *Circulation,* February 23, 2010;121(7):e46–e215.

42. McMurray JJ, Petrie MC, Murdoch DR, et al. Clinical epidemiology of heart failure: public and private health burden. *Eur Heart J.* December, 1998;19(Suppl P):P9–P16.

第 5 章

射血分数正常的心力衰竭(HFPEF)：一种符合常理的方法

VINAY THOHAN，EBERE CHUCKWU，BRANDON DRAFTS，MANRIQUE ALVAREZ

引言

针对心血管综合征做出适当的诊断及治疗策略，深入理解特殊疾病的病理生理基础是非常必要的。从粥样斑块发展到急性冠脉综合征的过程已经很明确，目前多基于循证医学证据制定针对该疾病谱各阶段的治疗策略。综合征可仅以某一种临床状态出现，但实际上是多个合并疾病所致，这些并发症常常使得疾病进展。典型的范例就是对射血分数正常的心衰(HFPEF)的过度简化，其中包括合并疾病的影响、遗传的背景，以及同一疾病状态不同损害的理解不全面，这些认识上的差距都是值得关注的。即便不考虑这些认识的差别，实际工作中仍然存在临床医生对HFPEF诊断与治疗的挑战。简而言之，医生必须能正确理解HFPEF，明确评估患者的流程，启动针对患者个体化及强调阻滞疾病进展的治疗方案。

HFPEF 的流行病学

心衰是心血管疾病中仅有的无论是在发生率还是流行病学的归因死亡率方面均增加的疾病（图5-1）。每年美国需要约400亿美元的医疗卫生费用，其中超过3/4的花费用于住院患者，尤其在65岁以上的住院患者中，这是一笔最大的开销[1-3]。人口统计学显示HFPEF是一种老年病，65~85岁的患者，心

衰的发病率增加一倍[4]。大部分的老年心衰患者是HFPEF(图 5-2)。据估计，到2030年每天新增10 000名65岁的老年人，我们期待着那时关于HFPEF的流行病学资料(图5-3,图5-4和图5-12)。与此相反，关于HFPEF的临床试验常入选低死亡率和低发病率的人群[13,14]。老年人的心衰常表现为影响健康的非心血管疾病状况，使得这些观察结果与年龄相关的危险因素不一致。老年患者常常体弱孤独，且存在不同程度的认知缺陷和社会心理挑战。这些因素必须纳入到诊断策略中，且整合至新的治疗选择中，从而真正改善患者的健康状态。之前提到的并发症常常不纳入讨论，也不是传统临床试验治疗策略的目标[15-17]。在以死亡率为终点的试验中均为中性结果。因此，对于至今尚无用以指导改变HFPEF的临床实践策略的大规模临床试验，也就不足为奇了[14]。

本章旨在提供与理解HFPEF相关病理生理的临床基础知识，并强调方便确定诊断及治疗策略的常识。我们将着重强调影像技术，特别是多普勒心脏超声作为指导诊断及选择治疗策略的作用。在治疗及未来研究前景部分，会讨论以病例为基础的临床判断及循证基础上的策略选择。

病理生理

总的来说，HFPEF表现为具有心肺系统症状的一组证候群，同时射血分数正常(注:仔细测定收缩功

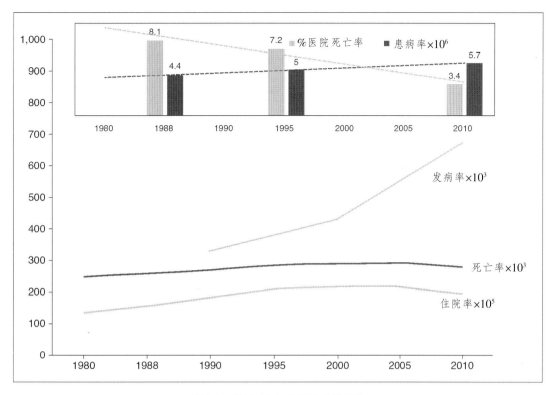

图 5-1 美国 30 年心衰的发病趋势。

注:最近资料显示总住院率和总死亡率达到了平台期。住院死亡率降低(3.4%~8.1%),使发病率和流行程度增加。估计 2012 年美国有 660 万人罹患心衰。

引自:Adapted from references 4, 63, 64, and 162.

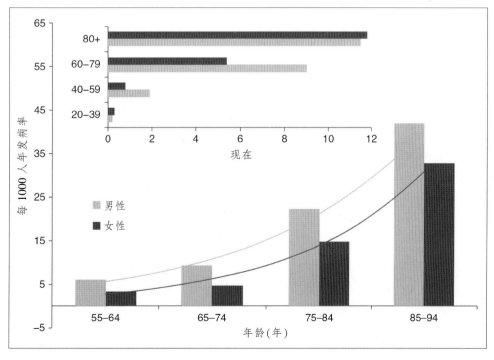

图 5-2 美国心衰患者的年龄和性别分布。

注:美国男性和女性在 60~80 岁的年龄段每 1000 人心衰的发病率明显增加。图示男性和女性心衰的发病率在 80 岁时高于 10%。

引自:Adapted from references 4, 63, 64, and 162.

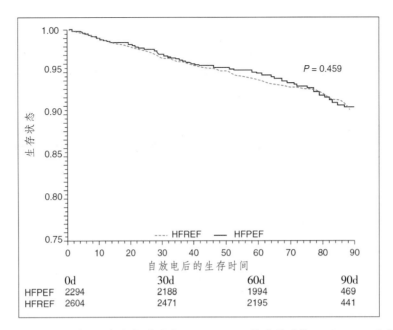

图 5-3　HFREF 和 HFPEF 心衰患者 (修改自 OPTIMIZE-HF[9]) 住院后的 Kaplan-Meir 生存分析。
注：基于社区资料显示无论射血分数如何入院后低的生存状态。

CPX 检测变量	对照 (平均EF=54) (n=28)	HFREF (平均EF=31) (n=28)	HFPEF (平均 EF=60) (n=59)
工作负荷(W)	83(4.4)	47(3.3)	58(3.4)
时间(S)	637(35)	352(26)	449(28)
心率(次/分)	143(4.5)	127(3.3)	129(3.5)
血压(mmHg)			
收缩压	168(6)	163(5)	182(5)
舒张压	88(3)	83(2)	88(2)
脉压(mmHg)	82(5)	81(4)	97(5)
呼吸频率(次/分)	29(2)	34(1)	34(1)
相对 VO_2[mL/(kg·min)]	19.9(0.7)	13.1(0.5)	14.2(0.5)
绝对 VO_2(mL/min)	1421(58)	970(44)	1165(45)
血氧(mL/次)	10.0(0.5)	7.8(0.3)	8.9(0.4)
VCO_2(mL/min)	1606(70)	1046(52)	1262(54)
VE/VCO_2	36(1.00)	41(1.03)	39(0.93)
呼吸储备	0.58(0.03)	0.58(0.02)	0.62(0.02)
呼吸交换比	1.16(0.02)	1.10(0.02)	1.09(0.02)
乳酸高峰(mmol/L)	6.19(0.60)	3.87(0.34)	4.44(0.35)
$ATvenVO_2$[mL/(min·kg)]	11.5(0.4)	8.7(0.3)	9.1(0.3)
6min 步行(ft)	1802(87)	1356(58)	1430(60)

图 5-4　HFPEF 和 HEREF 的患者以及年龄匹配的对照组心肺运动试验。结果显示，与对照组相比，无论射血分值如何，运动耐量均显著受损[119]。

能是异常的,但没有被明显诊断或未报告)。因此,若考虑处理典型的 HFPEF 应排除几种心脏及非心脏疾病。表 5-1 列出了可表现为 HFPEF 临床特征的鉴别诊断(心包疾病、瓣膜病、渗透压改变、代谢疾病、生理性或进展性疾病)。然而,舒张功能异常在以上情况下均可存在,但治疗干预主要针对特定且公认的状态和(或)系统疾病,而非舒张功能本身。所以,这些疾病未纳入本章,仅在 HFPEF 的鉴别诊断时提及,以提醒临床医生关注其重要性。

命名(系统命名法)

理解任何疾病状态的核心是对该表型有一致的称谓。在过去的 25 年时间里,可看到针对该状态描述的变迁,最近研究者确定了两个名称:HFPEF 和舒张性心衰(DHF)。DHF 描述的是与罹患这种心衰的患者相关的生理状态;的确可同时存在轻微的收缩功能异常,在收缩功能降低的同时可见类似的舒张功能异常[18-21]。心血管专家和心脏生理学家对不同形式心衰细微差别有足够的理解,可快速鉴别出引起舒张功能异常和心衰的心脏生理功能障碍[19,22-29]。但是大多临床医生面对心衰体征和症状、客观检查异常(例如侵入性导管或心脏超声多普勒)提示或已明确"舒张功能障碍"时,就不能否认该患者无 DHF。而患者先前的临床状态(表 5-1)也存在舒张功能障碍的表现,因此使 DHF 易于混淆。HFPEF 则未明确舒张功能状态(尽管针对舒张功能特殊检查存在异常),但也包括了轻微收缩功能异常的临床表现[30-35]。HFPEF 如合并多种传统的非心血管状态(年龄、性别、贫血、肾功能不全等),则提示临床风险高,因此 HFPEF 不应仅将心脏生理功能异常作为干预目标。我们将这种临床状态描述为 HFPEF。

表 5-1　需要与HFPEF鉴别的多种疾病的心血管、临床和心脏超声特点

心包疾病	心血管和临床发现	超声心动图
积液	呼吸困难,端坐呼吸,低血压,反常脉,颈静脉怒张,双肺清	超声液性暗区>2cm,RV/RA 受压,呼吸性 RV/RA 充盈
限制性	乏力,体重降低,腹水,o/w 类似积液	心包增厚/少量积液,RV/LV 充盈不协调,保留的瓣环 TD 速率
瓣膜性		
主动脉瓣狭窄	心绞痛,晕厥,SEM,柔和或粗糙的 S2,颈动脉上升支延迟或消失	钙化,开放受限,多普勒阶差>40,峰速>4m/s,A-VA<1cm
主动脉瓣反流	舒张期杂音,心前区搏动,脉压增加	心室扩张,反流束紧缩口>0.6cm
二尖瓣狭窄	舒张期杂音,开瓣音,P2 增强	左房增大,开放受限,多普勒阶差>10,AVA<1.0cm
二尖瓣反流	Holo 收缩期杂音(快速的消失),P2 增强,肺水肿	连枷样改变,腱索断裂或穿孔,反流束紧缩口>0.7cm,肺静脉收缩反流,EROA>0.4cm
浸润性(多系统)		
淀粉样变	双室衰竭,ECG 电压不一致,房性心律失常,低血压,神经,肾脏和血管系统异常	心室肥厚,双房增大,瓣膜回声增加,心室充盈受限
血色沉着病	房性和室性心律失常	非特异的
Fabry 病	神经系统和肾脏异常	见淀粉样变的描述
代谢性		
贫血	心动过速,舒张期杂音,心前区搏动,S4	非特异性的
甲状腺功能亢进	心动过速,收缩期杂音,心前区搏动,S4,心律失常	右房室腔增大
生理性的		
妊娠	心动过速,收缩期杂音,心前区搏动,S4	左房和左室增大
进展性		
肥厚型心肌病	心绞痛,晕厥,SEM,颈动脉上升支存在切迹	多个部位肥厚,左室充盈受限和 TDI 流速异常
左心室致密化不全	随机的	多种致密化 vs 非致密化型心肌

注:AVA=主动脉瓣口面积;SEM=收缩期喷射样杂音;EROA=二尖瓣有效反流口面积;LV=左室;RA=右心房;RV=右心室;TDI=组织多普勒指数。

正常的舒张期生理功能

静息心率正常的舒张期约占 2/3 的心动周期,在收缩峰值后开始,在能指令下一次收缩的心室肌电除极开始前结束(图 5-5)。舒张并非简单的心脏被动充盈,它像收缩一样依赖于一系列细胞内协调活动,电压门控离子通道,高能量磷酸盐代谢及钙、钠、钾等几个主要离子的有序转运。实际上,在收缩结束时有几个调节钙浓度的指令使钙离子从胞浆移到肌浆网,以便能够有效舒张。这个过程通过肌浆网的 ATP 酶介导,特殊位点的磷酸化可改变酶的效率以适应生理状态。心肌松弛使心内压力从收缩峰值快速下降至低于左房压力。一旦二尖瓣开放,血液快速进入左室,该过程最初通过抽吸作用进行,之后依赖于心室的顺应性。抽吸和良好的顺应性与心肌内在的黏弹性相关。虽然这些特性不能像松弛一样逐跳调节,但可通过结构变化使心肌顺应性或多或少地改变。松弛、抽吸和顺应性异常是多种特殊疾病状态对心血管早期损害的标志。正常的舒张末期是心房收缩,血流量约占整个心室舒张期充盈量的 10%。舒张异常影响心室松弛,使心脏早期快速充盈障碍,从而将充盈推移至舒张后期,主要依赖于心房收缩。因此,心脏超声中与舒张功能不全相关的多普勒早期改变是等容舒张时间延长,早期充盈速度降低(E 波),心房充盈速度增加(A 波)。心房收缩的血流量占到心室充盈的 30%。舒张及其各成分可通过心血管的多种需求调节,以达到适时和有效的心脏充盈,保持低的心腔内压力。多种疾病介导的舒张功能不良常常为心血管受损的首发表现,这在有明显心衰的患者中普遍存在。

HFPEF 的舒张功能异常

通过有创和常用的无创性技术已明确 HFPEF 患者的心肌存在异常,使心脏松弛、抽吸和顺应性障碍,这其中每一个都是正常舒张功能的必要环节[24,26,27,36-40]。这些异常与血管硬化及血管内血液再分布一起,使心脏不能在正常的生理性静息或运动状态时保持低压力充盈,这大多与 HFPEF 相关[24,41,42]。在高的充盈压力下,这些持续的变化传导至肺循环系统,随之出现心衰症状(图 5-6)。在临床上,舒张压的偶尔升高是可耐受的,但毫无疑问其可触发许多心肌的应激反应,并进一步加重间质和心肌重构[43]。慢性心血管疾病状态(高血压(HTN)、糖尿病(DM)、冠状动脉疾病(CAD)等[15,44-48]使充盈压力增高,持续启动细胞信号,重构进一步恶化,特殊的心肌变化使心脏的黏弹特性发生改变[25,36,49]。已

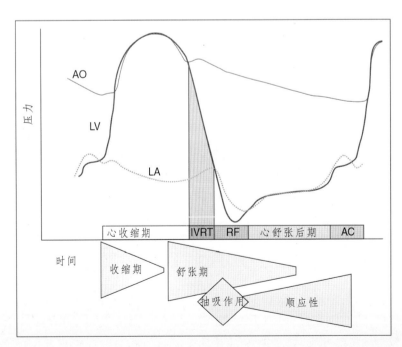

图 5-5　通过压力和时间关系描绘舒张期的生理状态。HFPEF 患者具有多种舒张期异常组成,包括松弛、抽吸和顺应性的异常。舒张期参数的异常致使在心血管应激状态(高血压、心动过速、容量负荷增加等)左室有效充盈调节能力降低,以及左房压力增加后产生心肺症状。

注:AO=主动脉;AC=心房收缩;IVRT=等容舒张时间;LA=左心房;LV=左心室;RF=快速充盈。

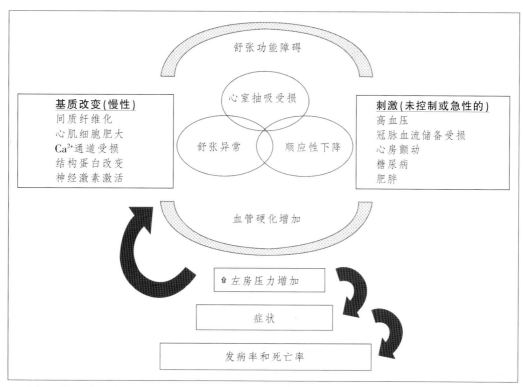

图 5-6　HFPEF 的概念模型。暂时持续的心肌损害引起间质和心肌细胞重构,使舒张功能受损。这些变化与年龄依赖的血管硬化一起提供了 HFPEF 的基础。急性或未控制的刺激使左房压升高。左房压升高时足以引起肺充血,出现心衰症状(静息或运动时)导致住院和死亡。

引自:Adapted from reference 14.

有一些关于这些变化的研究:间质胶原含量及组分的改变[50-53],钙转运改变使细胞能量代谢受损[54-56],肌纤维蛋白发生异构体改变伴弹性降低[57],有害的炎性应激反应[58-60]。这些变化可表现为不同形式的心脏损害,尽管它们不足以表现为 HFPEF 的临床综合征,但却提供了舒张功能不全的基质。因此,在与会诊医师交流HFPEF的病理生理信息时,最重要的原则是舒张功能不全不等于(收缩性)心衰。该原则是需要强调的,因为这是请求会诊及应邀会诊医师间混淆的关键点。目前大多的心脏超声研究均进行详细的多普勒评估,进而评价舒张功能;常出现“多普勒显示舒张功能不全”的字样。该描述仅为心脏充盈特征的非侵入性描述,绝不能以此确定或排除 HFPEF。实际上,许多交叉分析显示老年人群存在没有明显临床心衰表现的舒张功能不全[20,61]。但是所有有症状的心衰患者均有舒张充盈异常。

除了存在舒张功能异常的基质外,高血压、冠状动脉血流储备降低、心房颤动、糖尿病、体液失衡、血管张力变化和肥胖也是很常见的刺激因素。这些刺激的任何一项或多项累加,使受累个体的舒张期功能明显改变,收缩期功能轻微降低,出现心衰的临床症状。减少某项刺激可暂时改善症状,但单一治疗方法不足

以逆转基质。因此多种方式的干预必须包括对 HFPEF 相关因素的准确理解,对这些因素的治疗主要是改善急性恶化的状态,继而实行个体化长期治疗以真正延缓疾病的进展。

美国心脏病学院(ACC)/美国心脏病协会(AHA)/美国心衰学会(HFSA)/欧洲心脏病学(ESC)均有对慢性心衰(包括 HFPEF)的相应指南,2009 年欧洲舒张性心衰研究小组针对 HFPEF 提出了详细的诊断策略(图 5-7)[62-65]。与慢性收缩性心衰不同,没有明确降低 HFPEF 死亡率的治疗策略。尽管多种药物治疗策略是针对 HFPEF 的,但均未增加生存率[13,14,40]。然而药物干预能改善其他终点,包括再住院率、活动耐量和生活质量[66-68]。因此 HFPEF 的治疗被降级为治疗影响疾病进展的合并疾病。应用标准心衰治疗却缺乏死亡率的临床获益引发了争论,即 HFPEF 是单独的临床疾病还是在心衰的疾病谱之外[28,29]。然而,这些争论有助于规范未来学术方向的形式和内容。为保持与临床的一致性,作者提供了一个病例,尽管是虚构的,但与临床医生常常关注的患者不同。没有单一的病例可以包括所有 HFPEF 的细微改变,作者采用了一个短期随访的病例用以说明 HFPEF 独有的特点。

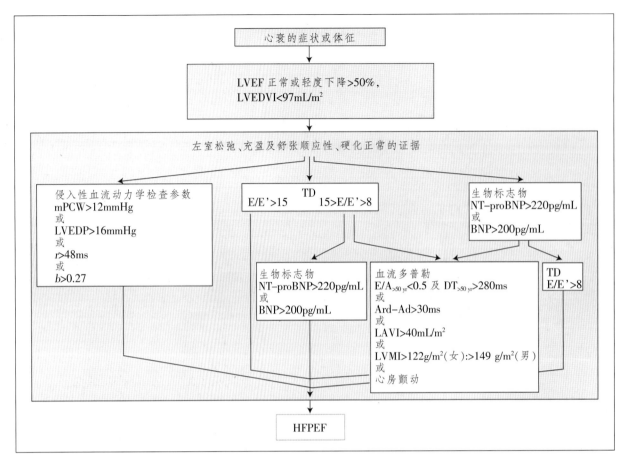

图 5-7　EDHF 小组提出的 HFPEF 诊断流程。

注：标准要求既有心衰的症状，又有心脏舒张功能和（或）心脏重构的客观检查。A=晚期（心房）二尖瓣流速；Ard-Ad=肺静脉的心房波到二尖瓣心房波的时间差；b=顺应性；BNP=利钠肽；NF-proBNP=氨基末端脑钠肽原；E=左室舒张早期快速充盈二尖瓣流速；E'=早期二尖瓣组织多普勒流速；LVEDP=左室舒张末压力；LVEDVI=左室舒张末容量指数；LVEF=左室射血分数；mPCWP=平均肺毛细血管楔压；τ=舒张时间常数。

病例报告

　　一名 75 岁的非裔美国女性，患高血压多年，体型肥胖，20 世纪 80 年代因非霍奇金淋巴瘤接受蒽环类药物化疗和腹部放疗，目前诊断心衰。主诉为体力下降、活动后气短和偶发夜间阵发性呼吸困难数月。体格检查：颈静脉明显充盈（12cm），无法触及心尖冲动，未闻及 S3 及杂音，外周水肿 2 级。患者强调尽管应用氨氯地平每日 10mg，但仍有 1 级高血压，开始应用氢氯噻嗪 25mg，每日 1 次。

HFPEF 的定义和诊断

　　HFPEF 的诊断要求有心衰的表现，同时心脏收缩功能接近正常和被证实的舒张功能异常。本例患者有一些心衰的体征和症状（图 5-8）；然而，未进行心脏结构、功能或血流动力学的评估来确定心衰或区分 HFPEF 及射血分数降低的心衰（HFREF）。活动后气短、体力下降和水肿常见于多种非心脏疾患，如贫血、甲状腺功能减退、慢性阻塞性肺疾病、肺动脉高压、睡眠呼吸暂停。在这个病例中，详细的多普勒超声心动图有益于诊断或缩小确定心肺症状原因的范围。详细的二维超声心动图（2DE）及多普勒在评价心衰中是 I 类推荐。诊断 HFPEF 的标准要求有对心脏结构和功能（舒张和收缩）的客观评价。其他可缩小鉴别诊断范围和有助于针对性治疗的临床评估包括全血细胞计数、基础代谢状态、甲状腺功能、心电图、肺动脉导管检查（PAC）和胸侧位片、利钠肽（BNP）。要特别提醒读者的是，在无临床症状患者中不加选择地应用生物标志物如 BNP 的价值。BNP 升高在多种疾病状态不具有提示风险价值[69]，因此除非临床上有心肺相关的症状，否则 BNP 对心衰诊断的敏感性和特异性均降低。在不同文献中 BNP 正常范围变化较大，而且观察

Framingham	Boston	欧洲心脏病协会
主要标准 夜间阵发性呼吸困难/端坐呼吸 颈静脉怒张 肺部啰音 心脏扩大 急性肺水肿 S3 奔马律 颈静脉压升高(>1.57kPa) 循环时间>25s 肝颈静脉反流征 **次要标准** 踝部水肿 夜间咳嗽 活动后呼吸困难 肝大 胸腔积液 肺活量降至最大肺活量的1/3 心动过速(>120 次/分) **主要或次要标准** 治疗 5d 后体重减轻>4.5kg 符合两项主要标准,或一项主要标准及两项次 　要标准者可确立诊断	**I:病史** 静息性呼吸困难(4 分) 端坐呼吸(4 分) 夜间阵发性呼吸困难(3 分) 平地行走时呼吸困难(2 分) 爬坡时呼吸困难(1 分) **II:体格检查** 心率异常(1~2 分) 颈静脉压升高(1~2 分) 肺部湿啰音(1~2 分) 哮鸣音(3 分) S3(3 分) **III:胸部 X 线** 肺泡性肺水肿(4 分) 间质性肺水肿(3 分) 双侧胸腔积液(3 分) 心胸比>0.50(3 分) 肺尖部血流重分布(2 分) 定义 8~12 分为心衰,5~7 分 可疑心衰,≤4 分无心衰	1.心衰症状(静息或运动时) 2.心输出量受损的客观证据(静息时) 3.心衰治疗的疗效(诊断可疑心衰患者) 所有患者都应满足 1 和 2 两条标准

图 5-8　目前心衰的 3 个诊断标准。

注:欧洲心脏学会标准要求同时存在临床症状和心脏功能不全的客观表现。

引自:Adapted from 65, 163, and 164.

到不同的年龄、性别、种族、体型和肾功能,BNP 也是不同的[70]。根据这些评估所提供的病例,并不能确定 HFPEF 的诊断。

病例报告(续)

　　2 周后,患者因乏力加重、虚弱、血压偏低(血压为 90/55mmHg)、与基线(1.5mg/dL)相比肌酐增高(2.6mg/dL)和低血钾(2.5mg/dL)于别的医院诊治。医师给予停用降压药物和静脉应用 1L 生理盐水,同时补钾。肾功能得到改善,48h 后出院,出院后继续服用氨氯地平 10mg qd。

HFPEF 的病理生理改变

　　低血压不是 HFPEF 的常见表现或原因。实际

上,国家急性失代偿心衰注册数据显示,仅 1% 的因射血分数正常的心衰住院的患者有低血压(收缩压≤90mmHg)[71]。在该病例中,对应用以利尿为基础的降压(噻嗪类利尿药)药物的治疗反应强调了 HFPEF 患者潜在的生理特征。侵入性血流动力学资料显示陡峭的舒张压力-容量关系,即有效容量(如前负荷)小的变化或再分布对心内的血流动力学都产生明显的效应[21,24,36,39,72]。具有充血性临床症状的患者应用利尿剂治疗,可减低前负荷,从而降低舒张末压、肺静脉充血,改善外周水肿(图 5-9)[72,73]。脱水治疗会加重终末器官灌注受损,引起生理性反射以增加心输出量。急性反射包括心动过速(变时性)和增加心肌收缩力(收缩力);变时性反应常增加心输出量。已经明确 HFPEF 患者存在运动的变时功能障碍[7,60,74-76]。因此,容量减少时,变时功能不良可加重末梢器官的灌注不足(如该病例所见)。理想的血流动力学状态是静息状态或运动状态保持末梢器官灌注而不增加心

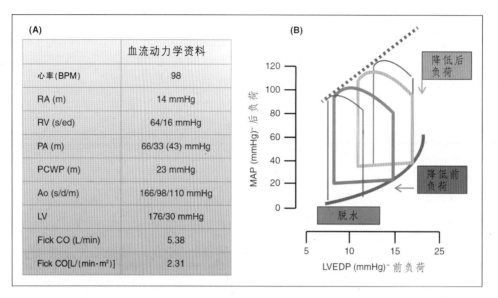

图 5-9 (A)HFPEF 的血流动力学资料显示主动脉、中心静脉和左室舒张末压升高(病例)。心率 98 次/分时心脏输出和指数均在正常范围内。(B)理论上以降低后负荷(MAP)和前负荷(LVEDP)为目的,而又保证同样的收缩力,使每搏量增加(图形内的面积)。利尿剂是降低前负荷的基石,而降低后负荷的治疗则要求针对患者特殊临床因素的个体化方案。注意进一步降低前负荷(脱水)可引起每搏量和收缩期灌注降低(注意后负荷/前负荷关系图形的最低点)。

腔内压力。这个概念对于治疗 HFPEF 患者是个挑战,因为 HFPEF 患者在生理性容量状态和心肌运动僵硬[27,49]时具有陡峭的舒张压力-容量关系。因此,舒张功能受损限制了不同容量状态的心脏充盈调节,应保持低的心腔内压力及最佳的容量状态。如果容量负荷过大,心腔内压力就增高,而容量负荷低则收缩期灌注将受损。寻找真正的平衡点需要不断的临床评估、滴定式的药物治疗及阶段性心脏状态的客观评估。

病例报告(续)

　　7d 后,患者因急性发作的气短憋醒,需要紧急治疗,在去急诊室的途中进行了气管插管。因高血压急症(血压为 210/110mmHg)和急性肺水肿被收入 CCU。实验室检查显示 Bun/Cr=48/2.7,BNP 为 1309ng/mL,血红蛋白为 10.2g/L,肝功能和甲状腺功能正常。12 导联心电图显示新发的心房颤动,心室率 132 次/分,非特异性 T 波改变(图 5-10A 和 5-10B)。紧急给予静脉利尿剂,地尔硫草和硝酸酯类,并进行经食道超声(TEE)指导下的电转复,在 24h 内拔除气管插管。心脏标志物轻度升高,转复前 TnI 为 2.1。

HFPEF 的急性期临床表现、评估和管理

　　HFPEF 和 HFREF 的急性期临床表现是一致的,即使是有经验的临床医生,凭借床旁物理检查、实验室检查或胸部 X 线片也不能将两者区分开[14,26,27]。不同心衰类型的临床表现可以相同,与 HFREF 相比,HFPEF 常发生在高龄,多为合并高血压和心房颤动的女性(表 5-2)。症状多种多样,可从进行性活动耐力下降(活动时气短)到如该病例中的急性肺水肿[9,71,73,77]。其通常发生在合并其他疾病时,如难以控制的高血压、心肌缺血和心房颤动、感染和贫血相关的心动过速[15,77]。HFPEF 患者中最常见的是高血压合并左室肥厚(LVH),可观察到左心室壁张力增加、室壁松弛障碍、顺应性降低和慢性充盈压增高等有害反应[45,46]。如前所述,窦性心律的患者中,心房收缩可增加 30% 的心室充盈,生理性异常是可以耐受的[78,79]。失去了心房对心室充盈的贡献(如心房颤动),合并快速心室率时,舒张期充盈时间缩短,致使出现心室充盈压力升高和心衰的症状(图 5-9)。一般来说,舒张功能异常时要维持窦性心律以尽量减轻症状。举例来说,在淀粉样变的患者中,可表现为舒张功能极度异常(松弛性,尤其是顺应性),无法耐受心房颤动常为终末期表现,可在数周到数月后死亡[80,81]。另外,任何生理状态

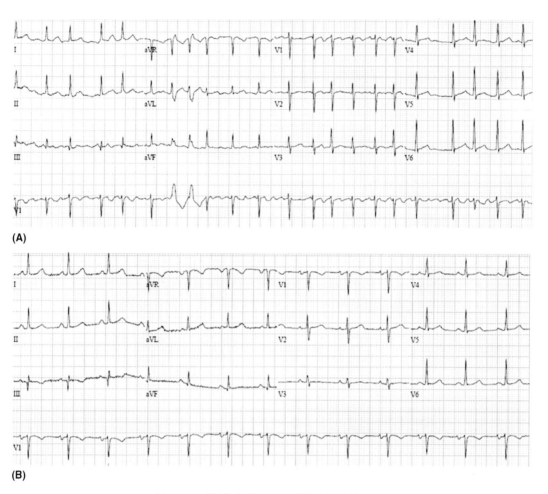

图 5-10　(A)初始的 ECG。(B)转复后的 ECG。

表 5-2　来自ADHERE注册研究的资料[71]

	HFPEF	HFREF
年龄(岁)	73.9	69.8
女性(%)	62	40
非裔美国人(%)	17	22
高血压(%)	77	69
水肿(%)	69	63
啰音(%)	69	67
静息呼吸困难(%)	34	34
SBP>140mmHg(%)	61	44
心房颤动(%)	21	17
室速(%)	3	11
LOS(d)	4.9	5.0
死亡率(%)	2.8	3.9
无症状(%)		55

注:HEREF患者的原型是一位合并高血压的高加索妇女。注册资料显示水肿、啰音及静息呼吸困难一致的临床指征。而心房颤动与室速不同,在 HFPEF 中更常见,尽管 LOS 相当,院内 HFPEF 死亡率显然是低的。

(如疼痛、贫血、缺氧、心肌缺血等)相关的心动过速可导致舒张期充盈时间减少,影响急性和慢性 HFPEF 的治疗。与控制心室率相比,维持正常的窦性心律并不能改善长期死亡率[82]。然而,在本病例中经食道超声指导下的转复心律使心动过速得以控制,保持窦性心律下的生理状态。

　　总的来说,急性心衰的管理先从诊断策略开始,评估容量和灌注状态。我们提倡 Forrester 分类,它对 HFPEF 和 HFREF 均起作用(图 5-11)。大多数有心衰症状的住院患者被认为容量增加但灌注正常[9,71]。然而没有建立优化管理急性心衰(HFPEF 或 HFREF)的标准,针对 Forrester Ⅲ级的治疗应包括减少容量(如静脉利尿剂)和扩张血管。可选择的扩张血管药物种类很多,鉴于许多 HFPEF 患者有肾功能不全,我们建议应用无肾功能急性损伤的药物。在该病例中静脉应用硝酸酯类药物有几个作用:扩张静脉及动脉,以分别减轻前、后负荷,并改善冠脉血流储备以减轻心肌缺血,应用剂量范围较大,易于滴定且副作用可预测[83]。其他调节 NO 旁路的方法包括硝普钠和奈西利肽,但因治

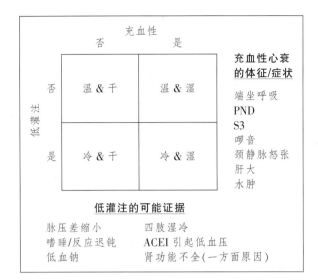

图 5-11　心衰的初始表现可应用修正后的 Forrestor 分类标准评估[165]。对充血和灌注的临床评估允许将患者分入三大类。那些表现为暖且湿表象是心衰患者的最常见的表现（HFPEF＝91％，HFREF＝72％）。

疗剂量和中毒剂量范围窄而应用受限（图 5-9）。同时，临床医师应评估并努力逆转可能促进急性恶化的相关因素。作者也建议关注心律失常、心肌缺血、缺氧和焦虑/疼痛。在严重的临床状态时应用无创正压通气和气管插管通气支持，以保证充足的氧供给。阿片类镇痛药物在多种心血管疾病中的应用受到质疑，然而，谨慎的应用于心衰是很有效的。尽管急性心衰的管理不需要行 2DE 及多普勒检查，但在患者的容量状态不确定或患者临床表现为心源性休克时是很关键的[84-87]。

病例报告（续）

　　2DE 显示左室中度肥厚，心房轻度增大，收缩功能正常，舒张功能不全 3 级和中度肺动脉高压，无明显的血管或心包异常。心肌灌注显像显示可逆性前壁灌注缺失。右心和左心导管检查显示无明显冠状动脉疾病，血流动力学资料见图 5-9。

目前 HFPEF 的诊断标准

　　欧洲心脏病学会的舒张性心衰小组建议 HFPEF 的诊断需要 3 个关键组成：

　　1. 有充血性心衰的症状和体征（图 5-8）；

　　2. 左室收缩功能正常或轻度异常（定义为 LVEF>

50％，左室舒张末容量指数<97mL/m²）；

　　3. 左室舒张功能不全（左室松弛，充盈或硬化度异常）。可通过无创性（经胸心脏超声）或有创性（心导管）检查获得。

　　然而，Zile 等进行的小规模队列研究表明，人群接受详细的心血管检查时，基本上所有的患者至少有一项指征符合舒张功能不全，使得作者推测舒张功能的客观检测是确定的，不需要在 HFPEF 定义中强调。在有特定特征的人群中这个结论是正确的，然而大部分患者表现差异性很大，主要的问题不是用于诊断检测舒张功能的方法是否特异，而是这些异常是否可以产生心肺系统的症状（见原则 1）。鉴于此，在中心血流动力学的评估中，特别需要行左心和右心导管检查明确舒张期的充盈压。但导管侵入性的特点使其不能广泛应用。因此，2DE 及详细的多普勒评估已作为有创性方法评价心脏结构和收缩及舒张功能的替代方法[84-87]。另外，多普勒超声可有效地排除其他类似心衰的表现和射血分数正常（如心包、心肌或瓣膜性心脏疾患）的心脏疾病。射血分数的测量（典型的<40％）有助于明确风险，也可用来选择指南推荐基础上的药物和器械治疗策略。作为 HFPEF 疾病谱重要危险因素的心腔容量和质量可用三维超声心动图精确地评估。举例来说，对于 HFPEF 的患者，心室压力慢性增加可使心房容量扩大，成为其独立的预测因子[20,28]。

多普勒超声心动图和 HFPEF

　　超声心动图最有价值的信息是通过舒张期多普勒评估获得的。重要的是，多普勒不仅使特殊的舒张功能无创性评估成为可能，还能准确地估计中心血流动力学状态[85,87,89-91]。舒张期与心率成反比，舒张期时程从 0.6~0.2s 不等。高频多普勒技术采样率约 10ms，它不像其他无创性影像学评估时需要多次心跳采样后重建图形或将取样资料拼接以分析舒张期参数。总的来说，结合多普勒方法可用来描述舒张期的特征，评价血流动力学，以及预测多种心血管疾病的预后[37,44,84,92,93]。最常用的多普勒方法包括二尖瓣和肺静脉的流入脉搏波、二尖瓣的组织多普勒显像、彩色 M 型二尖瓣流入血流速度（后者在本章节不做讨论）。对舒张期详细的多普勒评估，包括影像采集的特殊性，可在美国超声学会舒张功能评价专家共识中找到[94]。通过这些技术得到的常用舒张期变量和特殊多普勒形式可帮助临床医师理解舒张期特性（图 5-12）。每个医生都应该记住，这些技术采集的资料仅依赖于进行操作时短

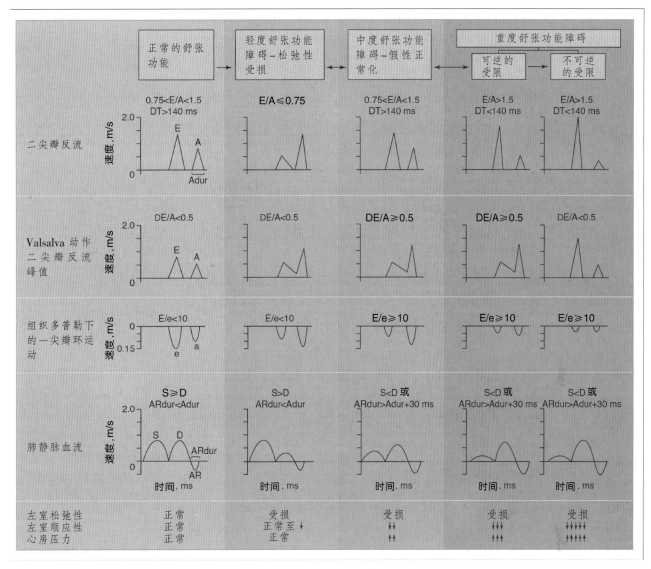

图 5-12　多普勒超声心动图对舒张功能的详细评估[61]。跨二尖瓣 E 波流速和二尖瓣环组织多普勒流速(E/e')比值可预测左房平均压。

暂的(准确地说是逐跳的)血流动力学状态。这样舒张期真正的理解依赖于将多普勒资料和患者的临床状态结合到一起。最后,HFPEF 患者中发现的舒张期多普勒的异常在急性或慢性瓣膜性心脏病、心包疾病和妊娠或贫血的生理状态下也存在(表 5-1)。

各腔室运动是主动脉瓣关闭之前、收缩峰值之后即开始正常舒张。主动脉瓣关闭之后,左室内压力迅速下降,一旦降至心房压以下二尖瓣即开放。从主动脉瓣关闭到二尖瓣开放的时间为等容舒张时间(IVRT),应用脉冲多普勒分析可精确地测量。二尖瓣开放和左室压力继续下降,血液在舒张早期从心房快速进入心室是通过这两个腔室压力阶差介导的,我们称之为快速充盈或早期充盈。通常通过脉冲多普勒评

估的二尖瓣瓣叶的血流速度与血流成正比,称为 E 波(早期波)。一旦大部分的血容量进入左室,左室内压力增加,左心房和心室间的压力阶差变小,血流速度下降。减速时间可从 E 波下降支的斜率测得,反映了这种交互作用与左室腔的顺应性密切相关[84]。舒张末期通过心房收缩介导对二尖瓣瓣叶处的血流进行多普勒测定,称为 A 波。应用 PW 多普勒技术描述的速度-时间关系随情况而变,即前负荷的生理变化可使之改变,使之不能明确是否异常。幸运的是,通过组织多普勒技术得到心肌活动产生的低速多普勒信号,从而可得到每项先前的活动和时间间隔。尽管这需要高频采样,但在二尖瓣环处小的采样容量即可进行分析。瓣环组织多普勒峰前波速度(e')与 E 波不同,其

是与松弛程度相关且相对独立的检测指标。也许 20 年前,在舒张期研究领域中,大多数重要且和临床相关的观察已证实前负荷[平均左房压(LAP)]与脉冲波和组织多普勒评价早期充盈(E/e')直接相关。用特定的线性相关方程来精确估计平均 LAP,这种相关性在多种心脏疾患中是可复制的。这个简单的工具(如 E/e')使临床医师将心肺系统症状归因于客观测量的心腔内压力,如此可用以指导治疗。已提倡应用 E/e' 比值作为诊断 HFPEF 的一项标准[65,95]。但针对应用该比值有几项重要的警告。首先,可在多种切面测量二尖瓣环的 TDI,最常应用的是从心尖四腔心切面测量中部及侧部瓣环,这时侧部血流速度是高的[85,91,93]。研究者建议在 HFPEF 患者采用平均值,E/e' 比值小于 8 提示左心室充盈压正常,而高于 15 提示左室充盈压增高。在评估 LAP 时,中间值需要结合舒张功能和重构的其他参数。其次,心房颤动时对于平均 LAP 来说,E/e' 比值即失去了准确性,在二尖瓣显著钙化和机械二尖瓣的患者中还不能应用[96]。最后,在区分缩窄性心包炎和限制性心肌病患者方面,尽管两者均表现为心衰而射血分值正常,通过瓣膜流速进行 TDI 评估没有任何意义。在缩窄性心包炎患者,心包限制了心肌侧向扩张,舒张时左室充盈主要表现为沿长轴的运动,这时中部 e' 正常,常常高于侧位 e'[97,98]。

另外,还能从肺静脉血流方式收集信息。窦性心律时,可看到 3 种不同的波(收缩期 S,舒张期 D,A 波反转 AR)。在正常的 LAP 条件下,S 波的峰速度高于 D 波。LAP 增加时,S 波峰速度降低,D 波速度增加,AR 变得更加明显。详细的多普勒技术显示 S/D 比值小于 1,AR 时程长于二尖瓣 A 波时程 30ms 即可诊断

LAP 增高[89]。

病例报告(续)

在此后的 2d,该患者间断静脉应用利尿剂,并开始加用 ARB,第四天出院。出院 2 周后患者再次就诊,主诉乏力、精神差、食欲差、轻度水肿。实验室检查包括 BUN/Cr、血钾、血红蛋白接近基线水平,BNP 305ng/dL。回顾病历记录显示其未接受心衰管理方面的教育(如谨慎饮食、监测生命体征或体征/症状),未对其活动能力进行评估,患者也不理解其药物治疗。

HFPEF 患者从医院到家庭管理的挑战

无论 LVEF 怎样,心衰患者的再住院率很高,已受到国家监管局和第三方支付者的审查[3]。2013 年,超过 30d 标准的再住院率的医院将面临减少针对心衰的医疗补偿。在几个大的人群中,6 个月再住院率可达 50%。HFPEF 患者也常因非心血管原因住院,与 HFREF 相比,HFPEF 患者常死于非心血管原因(图 5-13 和图 5-14)[3,11,99,100]。提供的这个病例是个体化治疗 HFPEF 相关因素的很好范例。

首先,循证医学基础上急性心衰(尤其是 HFPEF)的治疗并非标准,但最近的 ACC/AHA 指南增加了针对在院患者的建议部分,几乎所有 I 类推荐的证据等级均为专家共识(也就是说缺乏大规模随机临床试验

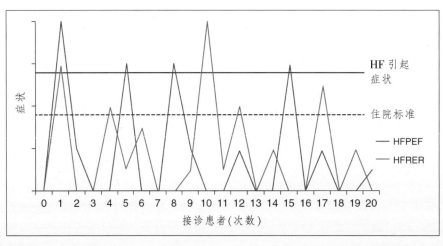

图 5-13　HFPEF 或 HFREF 患者临床状态轨迹。注意两组住院数量相当(HFPEF=5 vs HFREF=4);然而心衰引起症状的比例不同(HFPEF=2/5 vs HFREF=4/4),提示因 HFPEF 患者入院的原因更少。(见彩图)

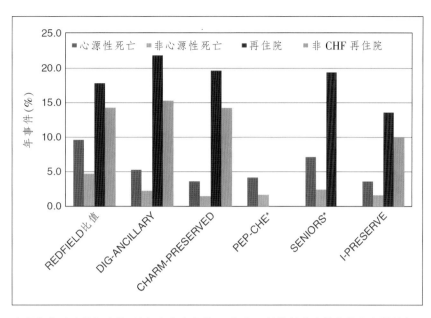

图 5-14 入选 HFPEF 患者临床试验的年事件(见文中参考文献)。红色区域资料代表纵向临床注册研究。(见彩图)
注:而死亡率和再入院率在每个临床经历中不同,大约半数的死亡和 3/4 的再入院分别与心血管或心衰无关 (* 提示不完整的资料)。

的支持)。其次,现代医疗的不完整模式是在院患者如心衰等慢性疾病急性加重治疗过程中常见的现象。医疗系统中片段式的治疗模式可以增加医院内老年患者的周转,但并不能改善整体的健康状况。结果许多医疗模式已经转变,产生了多学科综合训练的团队,掌握最佳的经验和治疗,同时改善健康状况。在本文提供的病例中,开始住院和之后的药物调整可能已经促使其第二次因肺水肿住院,回顾一下可知尽管脱水治疗是合适的,但结果是停用了利尿剂和减少了降压药物。另外,没有评价容量储备功能,推测也没有进行心衰教育。类似的,在第二次住院时针对失代偿心衰进行经验性的治疗后,出院前没有提到功能评估,没有正规的教育,没有评价家庭生活环境,治疗的要素成为了多学科综合训练团队所关注的焦点。在 ACC/AHA 针对住院患者的指南中 18 个 Ⅰ 类推荐中仅有 3 个有 B 级证据,其中仅有 1 个适用于所有心衰患者(不考虑 LVEF):出院后系统治疗的松散。实际上,可能再住院的标志是并发症和 30d 内缺乏随访[99,101]。ACC/AHA 提倡从具有整体医疗程序的医院系统早期向家庭程序过渡是最佳的医疗实践模式,循证医学资料也支持这种干预[63]。

第三,HFPEF 患者的确是高危人群,大多数为老年人,并具有传统的心血管疾病及影响健康和预后的非传统因素[102]。HFPEF 患者通常生理上脆弱,情感上孤独,同时有不同程度的认知缺陷和心理疾患[16,103]。

这种现实状态在临床试验和大规模的纵向研究中都得到强调,这些研究显示 HFPEF 患者和 HFREF 相比预后差,然而总的来说其发病率和病死率是由非心血管原因造成的(图 5-14)[13,14,17]。

病例报告(续)

患者再次因心衰发作住进老年机构进行保守治疗。当发现其正在应用 3 种改善睡眠的药物、两种非甾体类抗炎药物和一种可待因类止痛剂时(用药后出现恶心),给予精简药物。患者接受了多学科团队的评估,包括营养师、内科医师和社会工作者。并开始内科治疗,主要针对步态稳定性和行走能力,尽管饮食控制但其食欲改善了。社会工作者评估后发现患者 2 年前丧偶,有孤独感,独自生活,也没有工作、电话,而且是文盲,在没有帮助下不能阅读药物标签。在院期间进行夜间氧饱和度和心动过缓监测时,发现严重的阻塞性睡眠呼吸障碍,开始 CPAP 治疗。优化药物治疗包括坎地沙坦、呋塞米、螺内酯(每天 1 片),使血压得到了很好的控制。患者出院后与女儿生活在一起,并且加入了院外心衰患者计划以便继续关注相关活动和心衰教育。入院后 7d 患者进入到向家庭过渡的心衰中心,在那里明确了以医院管理为基础的治疗,包括药物、实验室检查、物理检查及基础医疗或针对心脏病的医疗。2 周后再次去见其主管医师时,条理清晰,理解熟悉她的药物和饮食控制。患者正在恢复体力,没有任何乏力、气短症状及水肿体征。老年社会工作者帮助她加入了当地的老年中心使其再次融入社会。

从医院到家庭的医疗过渡

在这个病例中,医疗上有效利用多学科综合训练团队模式已在一些慢性疾病包括肿瘤、HIV 和实体器官移植中得到应用。HFPEF 的患者同样复杂。他们平均有 5 种非心脏并发症,使得多脏器功能储备差,并且通常对处方和直接售给的药物进行抱怨。因为这些药物都存在副作用及药物间的相互作用,使得药物管理面临挑战。如本章的病例一样,一些患者有认知障碍和情感孤独。这些因素加上快速从院内到门诊的转换导致医疗阶段化。另外,许多患者在医院安排不周,出院后未能充分使用家庭健康管理,且社区支持薄弱。当评估这部分人群时,没有一项干预手段(药物或器械)可以降低 HFPEF 的死亡率,而仅有少数研究显示可以改善替代终点。多学科团队医疗针对复杂状况的 HFPEF 患者是一种方法,但未经过临床研究的验证。

帮助完成医疗过渡是超出社会和社区资源之外的,要想使患者再次融入家庭环境,医生必须能针对性治疗与 HFPEF 相关的并发症。最重要的是治疗高血压,尽管有许多治疗选择,但已有研究显示可能有特殊种类的药物会有明显的临床优势。血压的目标值应根据传统的 JNC-7 指南制定[104]。观察到的 HFPEF 患者存在宏观或微观结构变化是多年血压控制不良的终末期表现,这一点是存在争议的[43,45,46,68,105,106]。然而除了高血压,HFPEF 患者常有多种并发症,包括糖尿病、慢性肾功能不全、心房颤动、肥胖、冠脉血流储备受损和慢性阻塞性肺气肿。所以特殊的降压治疗应权衡降压药物和对并发症的长期效果。表 5-3 提供了针对高血压和 HFPEF 不同种类的常用治疗方法。治疗的依从性可通过应用每天一次的药物,间断检测药物副作用和频繁的临床评估优化。

HFPEF 的靶向治疗

肾素-血管紧张素-醛固酮系统

肾素-血管紧张素-醛固酮系统(RAAS)的激活对心肌的直接效应包括:心肌细胞肥大和间质纤维化[32,51,59,107-109],促进了 HFPEF 基质的进展。另外,患有高血压、糖尿病、肾功能不全、冠脉疾病和心房颤动的患者的 RAAS 调节异常[66,108-111]。因此正在研究降低 RAAS 活性的药物。一些随机临床试验已经针对 RAAS 进行靶向研究,结果将在以下部分讨论。

培哚普利在老年慢性心衰(PEP-CHF)的研究[112]随机入选了 850 名慢性心衰的患者,口服培哚普利 4mg 或安慰剂。主要终点是全因死亡率和未计划心衰住院率的复合终点,最少随访 1 年,结果显示随访 1 年时主要终点无明显差异,部分的原因可能是研究中的低事件率以及双盲治疗的高中断率(1 年时培哚普利组 28%,安慰剂组 26%)。然而,post hoc 分析显示培哚普利组心衰的住院率降低($P=0.033$)、心功能级别改善($P<0.030$)、6min 步行距离改善($P=0.011$)。

坎地沙坦在心衰中的作用:评价死亡率和发病率(CHARM-Preserved),随机入选 3023 名患者口服坎地沙坦 32mg 或安慰剂。主要终点为心血管死亡或慢性心衰(CHF)住院。结果显示随访中位数 36 个月,主要

表 5-3　针对HFPEF相关并发症的长期治疗分类

	ACEI/ARB	利尿剂	β受体阻滞剂	钙离子阻滞剂	醛固酮拮抗剂	硝酸酯类
2 型糖尿病	+	−	−	/	/	/
心房颤动	+	/	+	+	/	/
慢性肾病	+	/	/	/	−	/
冠心病	+	/	+	+	/	/
肥胖	+	+	/	/	/	/
慢性阻塞性肺病	/	/	/	/	/	/

注:符号提示针对疾病的长期治疗效果;获益、中性和无效(分别标记为+、/和−)。总的来说,ACEI 或 ARB 对大多心血管疾病是获益的,应视为初始治疗的选择。

终点无明显差异。与 PEP-CHF 研究相同,坎地沙坦未显著降低心衰住院率。

两个研究评价厄贝沙坦在 HFPEF 的作用分别是厄贝沙坦在射血分数正常的心衰(I-PRESERVE)研究[113]和香港舒张性心衰研究[114]。I-PRESERVE 是一项多国家参与, 随机入选 4028 名患者给予厄贝沙坦或安慰剂,平均随访 49 个月,临床心血管终点包括死亡和住院。而香港舒张性心衰研究评价精选 150 名患者在利尿剂基础上对比厄贝沙坦和雷米普利的效果,终点为生活质量。两个研究中厄贝沙坦获益均未达到统计学差异。

然而, 机制研究和小的临床试验中,应用螺内酯拮抗醛固酮的研究显示出获益,但尚无大的随机临床试验确定其在 HFPEF 治疗中的作用[115-117]。一项国家健康研究院(NIH)资助的大型随机临床试验,应用醛固酮拮抗剂心脏功能保留的治疗(TOPCAT)研究希望能解答这个非常重要的问题[118]。

交感神经系统

持续的神经激素激活是心衰的病理特征。Kitzman 及其同事研究表明 HFPEF 患者与年龄匹配的对照组相比神经激素水平明显上调,与疾病匹配的 SHF 队列结果类似[119]。与之相似,HFPEF 患者神经激素的增高与疾病的严重程度、活动耐量和其他心血管检测结果相关[5,7,60]。交感神经系统的慢性上调是通过去甲肾上腺素和多种肾上腺素能受体相互作用介导的,表现为数种心血管疾病:高血压、左心室肥厚、心肌缺血、心房颤动、收缩性心衰。实际上,β 受体阻滞剂是治疗 HFPEF 各种并发症的基石, 对 ACC/AHA 定义的心衰 B、C、D 期患者是 I 类推荐[63,64]。还没有一项真正的大规模的 β 受体阻滞剂治疗 HFPEF 的临床研究,然而几项小的研究值得一提。

奈比洛尔在老年心衰的疗效及再住院率影响的研究(SENIORS)随机入选 2128 名年龄超过 70 岁的心衰患者,无论 LVEF 如何,给予奈比洛尔(一种选择性 β₁ 受体阻断剂)10mg 或安慰剂。主要终点是全因死亡或因心血管病住院时间的复合终点。研究中 LVEF 大于 50% 的患者不足 250 名,在此亚组中主要终点未见明显差异,但对于整体入组人群显示能从应用奈比洛尔中获益。

瑞士多普勒超声心动图(SWEDIC)研究旨在对比卡维地洛与安慰剂对舒张性心衰的效果, 试验入选 97 名患者。主要终点是 6 个月时 4 种超声变量的变化。结果显示对于舒张功能的复合评分无显著改善[121]。与之矛盾的是对照组显示出了临床获益的趋势。如本章前部分所述,HFPEF 患者具有变时功能不良,额外的 β 受体阻滞剂可能产生劳力性症状[122,123]。

多种多样的治疗

有症状心衰的特征是充血,无论是急性还是慢性心衰最常用的药物治疗是利尿剂和硝酸酯类。ADHERE 资料包含了多于 50 000 名因 HFPEF 入院患者, 其中 64% 在院前应用利尿剂,91% 的初始治疗包括静脉应用利尿剂,79.5% 的患者出院时口服利尿剂。然而仅有 18% 失代偿 HFPEF 心衰患者初始应用血管扩张剂,其中 61% 应用硝酸甘油,其余大部分应用奈西利肽[71]。利尿剂和硝酸酯类均主要通过联合降低前后负荷而减轻中心血管充血。另外改善静脉容量有助于改善左室功能, 使得压力-容量关系的顺应性更佳。然而,没有针对这些药物对 HFPEF 的作用进行研究的随机临床试验, 在 ACC/AHA/HFSA 指南中建议应用这些药物治疗 HFPEF[63,64]。正如在病例中讨论的, 应该在利尿治疗时仔细监测,防止血容量显著降低和低灌注(图 5-9B)。

HFPEF 是表现为一种射血分数正常的疾病状态;然而,已有研究显示,与年龄匹配的对照组相比,精细的收缩功能检测,特别是运动时,可以显示收缩功能的差异[22,35,122,124-126]。另外,针对选择人群评估的前瞻性研究可能有更进一步的发现。地高辛研究小组(DIG)观察对射血分数正常(LVEF>45%)的亚组进行分析,其终点是心血管死亡和心衰住院。结果显示因心衰住院有减少的趋势,但被因心绞痛住院率增加抵消了[127]。因此,不建议对有窦性心律、射血分数正常的患者应用地高辛。

也许 HFPEF 并发症中最未得到治疗的就是睡眠呼吸异常(SDB),鉴于其常见性而值得一提。阻塞性呼吸暂停与强烈的神经激素激活、难治性高血压、心房颤动、临床心衰加重、生活质量下降、死亡率增高相关[128-132]。在几个前瞻性队列研究中,具有典型临床特征的院外急性心衰发作的患者,SDB 发生率为 69%~80%,40%~62% 有阻塞性睡眠呼吸暂停(OSA)[133,134]。另外,在连续入选的 395 名急性失代偿 HFPEF 患者中,尽管既往未进行 SDB 检测,但 SDB 的发生率为 75%,57% 有 OSA。与 OSA 和 HFPEF 相关的共同病理改变包括阶段性夜间缺氧、前负荷降低、后负荷增加、舒张期跨壁压力阶差减少和慢性神经激素激活。因此,OSA 的管理对 HFPEF 并发症及后续症状的控制有改善作用[128,129]。值得指出的是,在小规模研究中显示应用持续正压通气可改善心血管功能及其他替代终点，但目前尚无针对 HFPEF 人群的研究[135-137]。

HFPEF 患者的最一致和常见的症状是活动耐力下降，致使生活质量下降和体质变差[16,138,139]。限制活动量的生理性因素包括变时功能不良、心脏输出减少、外周骨骼肌功能障碍、舒张功能不全的级别和运动诱发的中心充盈压力异常[6,75,76,122,124-126,139]。这些观察的推论是基于运动训练可使得上述每种因素获益，尽管存在已知的 HFPEF 并发症[138,139]，运动训练也可以作为一种能影响心肺异常状态的治疗性干预手段。Edelmann 等随机分配 64 名 HFPEF 患者（2:1 随机）在监督下进行分级运动训练，结果显示运动可以改善多普勒评估的舒张功能、心肺运动能力、心脏重构和生活质量[140]。这些资料还需在大规模的 HFPEF 人群中观察。然而，迄今最大的评估运动在心衰（LVEF<40%）患者影响的研究发现舒张功能与活动耐量的相关性比 LVEF 强。在试验中随机分配至运动组的患者，心肺功能检查、生活质量和因心衰再住院率降低均得到一致性的改善，研究中两组死亡率的终点无明显差异[141-143]。另外心衰和控制性试验研究运动训练的效果（HF ACTION）也显示运动训练在平均 LVEF 为 25% 心衰患者中的安全性。心脏外骨骼肌因素导致疲劳在所有事件中也起了重要作用，因此临床试验设计可扩展到包括 HFPEF 的人群。

HFPEF 的新兴治疗

由于缺乏传统心衰疗法死亡率获益的临床试验，HFPEF 的靶向治疗受到质疑[14]。同时，新的研究加深我们对心衰及无论心脏功能如何舒张期重要性的理解。实际上，在描述心衰为射血分数降低或保留的心衰时，人口学资料和心脏重构检测结果指向两种不同的方向，的确这些显然不同的疾病有着难以区分的急性临床表现，都具有同样的慢性心肺异常[7,9,18,29,119,144,145]，使得所有心衰症状出现静息状态或 HFPEF 患者运动时，心脏充盈压不能保持在低水平[6,39,87,124,126,146,147]。

西地那非是一种 5-磷酸二酯酶抑制剂（PDE-5i），临床应用为改善勃起功能障碍，其作用机制、临床疗效和在多种心血管疾患中的安全性，使其在 HFPEF 的作用重新被评估。尤其是在鼠模型证实其与抑制鸟苷酸，引发氧化亚氮产生的 PDF-5i 下游效应及继发于压力负荷的 LVH 相关[83,148]。另外，在小规模随机收缩性心衰的试验中显示 PDE-5i 能改善舒张功能参数和重构指标[149]。目前，一项多中心随机试验评估西地那非改善 HFPEF 预后及运动能力的研究（RELAX 研究）正在进行中[150]。

变时功能不良和传统的通过 Frank-Starling 机制增加心输出量失败是 HFPEF 患者中主要的病理生理改变[7,122,124,145,151]。另外，对高血压、舒张功能不全及 HFPEF 的患者进行组织多普勒和 2D 斑点追踪超声心动图检查，可见区域性或暂时性同步[30,152-154]。通过这些事实，可以认为心内起搏器包括双心室起搏器也许对 HFPEF 有治疗效果。从 266 名收缩功能不全患者接受双心室起搏的资料发现，与收缩不同步相比，舒张功能不全更常见，并且还能预测 LVEF 改善达 15% 以上的反应[155]。射血分数正常的心衰患者变时功能恢复（RESET）研究是一项多中心评价 HFPEF 患者心房起搏对心脏功能储备及生活质量效果的研究[156]。是否频率应答型双心室起搏可以作为 HFPEF 的治疗策略还需进一步的研究。

对 HFPEF 患者进行血清学检测，可在心肌非结构水平评价胶原类型、含量及组成[40,115,157]。金属蛋白酶的组织抑制物（TIMP）介导的金属蛋白酶（MMP）的不同激活，以及成肌纤维细胞的神经激素激活，已经引发了对 HFPEF 患者中细胞外基质改变的关注[32,36,52,53,109,157]。这些变化的净效应包括从更好的胶原顺应性和更少纤维化的状态变得更僵硬，结果使心腔顺应性降低[36,50,53]。在慢性血流动力学损伤到长期的结构蛋白如胶原的形成中均存在非酶变化，这是通过高级糖化的最后产物（AGE）交联完成的。胶原 AGE 在心脏和血管水平的累积与 HFPEF 的表现相关[158-160]。Little 等应用 ALT-711，一种可破坏 AGE 的小分子，进一步发展了 AGE 和 HFPEF 的关系。这项小的预试验入选 23 名 HFPEF 患者，应用 6 周 ALT-7111，结果 MRI 显示左心室质量减少、多普勒超声心动图的舒张功能指标（充盈和松弛）和生活质量改善[161]。但仍然需要大规模随机研究验证这一有趣的发现。

小结

HFPEF 是一些阵发的并持续存在的并发症的终末产物，这些并发症增加老化的心血管系统负担，最终表现出心衰的症状。HFPEF 有特殊的高危人群，其中主要为老年人，除了患有多种控制不佳的合并疾病外，还面临与社会脱节、认知缺陷和衰弱等问题。到 2030 年每天将有 10 000 人达到 65 岁，心衰将转变为 HFPEF，医疗卫生系统必须做出相应的对策。目前，医疗管理和医疗救助机构中心的统计显示心衰是住院患者花费的领头羊。在 2013 年开始,启动了一项针对医疗保健措施的活动,对于高于平均再入院率的医院进行惩罚。目前,没有哪种治疗证实可使 HFPEF 患者的死亡率获益,指南强调症状控制,对于高血压采用利尿剂基础上的药物治疗。不同的研究用以理解与心脏结构和功能相关的变化不同,缺乏针对生理状态的一致认识。很明确引起心肺症状的最终途径源于舒张功能异常引起的中心循环压力增高。对于 HFPEF 患者,很可能针对延缓合并疾病发展为明显心衰的治疗强度决定了心衰的发病率和疾病的预后。我们提倡对 HFPEF 进行针对性的详细的多普勒超声心动图评价, 同时关注心血管和非心血管疾病的治疗。将来 HFPEF 的治疗将依赖于老年人群多种合并疾病不断发展的变化,形成统一的院前研究模式,产生新的健康传递方式以及新的靶向治疗干预手段。

参考文献

1. Dunlay SM, Shah ND, Shi Q, Morlan B, VanHouten H, Long KH, Roger VL. Lifetime costs of medical care after heart failure diagnosis. *Circ Cardiovasc Qual Outcomes.* 2011;4:68–75.

2. Roger VL. The heart failure epidemic. *Int J Environ Res Public Health.* 2010;7:1807–1830.

3. Jencks SF, Williams MV, Coleman EA. Rehospitalizations among patients in the Medicare fee-for-service program. *N Engl J Med.* 2009;360:1418–1428.

4. Aging population statistics. Federal Interagency Forum on Aging Related Statistics. 2011. Ref Type: Internet Communication

5. Farr MJ, Lang CC, Lamanca JJ, Zile MR, Francis G, Tavazzi L, et al. Cardiopulmonary exercise variables in diastolic versus systolic heart failure. *Am J Cardiol.* 2008;102:203–206.

6. Guazzi M, Myers J, Peberdy MA, Bensimhon D, Chase P, Arena R. Cardiopulmonary exercise testing variables reflect the degree of diastolic dysfunction in patients with heart failure-normal ejection fraction. *J Cardiopulm Rehabil Prev.* 2010;30:165–172.

7. Kitzman DW, Higginbotham MB, Cobb FR, Sheikh KH, Sullivan MJ. Exercise intolerance in patients with heart failure and preserved left ventricular systolic function: failure of the Frank-Starling mechanism. *J Am Coll Cardiol.* 1991;17:1065–1072.

8. Bhatia RS, Tu JV, Lee DS, Austin PC, Fang J, Haouzi A, Gong Y, Liu PP. Outcome of heart failure with preserved ejection fraction in a population-based study. *N Engl J Med.* 2006;355:260–269.

9. Fonarow GC, Stough WG, Abraham WT, Albert NM, Gheorghiade M, Greenberg BH, et al. Characteristics, treatments, and outcomes of patients with preserved systolic function hospitalized for heart failure: a report from the OPTIMIZE-HF Registry. *J Am Coll Cardiol.* 2007;50:768–777.

10. Sherazi S, Zareba W. Diastolic heart failure: predictors of mortality. *Cardiol J.* 2011;18:222–232.

11. Dunlay SM, Redfield MM, Weston SA, Therneau TM, Hall LK, Shah ND, Roger VL. Hospitalizations after heart failure diagnosis a community perspective. *J Am Coll Cardiol.* 2009;54:1695–1702.

12. Edelmann F, Stahrenberg R, Polzin F, Kockskamper A, Dungen HD, Duvinage A et al. Impaired physical quality of life in patients with diastolic dysfunction associates more strongly with neurohumoral activation than with echocardiographic parameters: quality of life in diastolic dysfunction. *Am Heart J.* 2011;161:797–804.

13. Kitzman DW. Understanding results of trials in heart failure with preserved ejection fraction: remembering forgotten lessons and enduring principles. *J Am Coll Cardiol.* 2011;57:1687–1689.

14. Thohan V, Patel S. The challenges associated with current clinical trials for diastolic heart failure. *Curr Opin Cardiol.* 2009;24:230–238.

15. Marechaux S, Six-Carpentier MM, Bouabdallaoui N, Montaigne D, Bauchart JJ, Mouquet F, et al. Prognostic importance of comorbidities in heart failure with preserved left ventricular ejection fraction. *Heart Vessels.* 2011:26:313–320.

16. Murad K, Kitzman DW. Frailty and multiple comorbidities in the elderly patient with heart failure: implications for management. *Heart Fail Rev.* 2011. Sep;17(4–5):581–8. doi: 10.1007/s10741-011-9258-y.

17. Kitzman DW. Outcomes in patients with heart failure with preserved ejection fraction: it is more than the heart. *J Am Coll Cardiol.* 2012;59:1006–1007.

18. Chatterjee K, Massie B. Systolic and diastolic heart failure: differences and similarities. *J Card Fail.* 2007;13:569–576.

19. De Keulenaer GW, Brutsaert DL. Systolic and diastolic heart failure: different phenotypes of the same disease? *Eur J Heart Fail.* 2007;9:136–143.

20. Abhayaratna WP, Marwick TH, Smith WT, Becker NG. Characteristics of left ventricular diastolic dysfunction in the community: an echocardiographic survey. *Heart.* 2006;92:1259–1264.

21. Baicu CF, Zile MR, Aurigemma GP, Gaasch WH. Left ventricular systolic performance, function, and contractility in patients with diastolic heart failure. *Circulation.* 2005;111:2306–2312.

22. Sanderson JE, Fraser AG. Systolic dysfunction in heart failure with a normal ejection fraction: echo-Doppler measurements. *Prog Cardiovasc Dis.* 2006;49:196–206.

23. Brutsaert DL. Cardiac dysfunction in heart failure: the cardiologist's love affair with time. *Prog Cardiovasc Dis.* 2006;49:157–181.

24. Garcia MJ. Left ventricular filling. *Heart Fail Clin.* 2008;4:47–56.

25. Zile MR, Baicu CF, Gaasch WH. Diastolic heart failure—abnormalities in active relaxation and passive stiffness of the left ventricle. *N Engl J Med.* 2004;350:1953–1959.

26. Zile MR, Brutsaert DL. New concepts in diastolic dysfunction and diastolic heart failure: Part II: causal mechanisms and treatment. *Circulation.* 2002;105:1503–1508.

27. Zile MR, Brutsaert DL. New concepts in diastolic dysfunction and diastolic heart failure: Part I: diagnosis, prognosis, and measurements of diastolic function. *Circulation.* 2002;105:1387–1393.

28. Borlaug BA, Redfield MM. Diastolic and systolic heart failure are distinct phenotypes within the heart failure spectrum. *Circulation.* 2011;123:2006–2013.

29. De Keulenaer GW, Brutsaert DL. Systolic and diastolic heart failure are overlapping phenotypes within the heart failure spectrum. *Circulation.* 2011;123:1996–2004.

30. Wang J, Khoury DS, Yue Y, Torre-Amione G, Nagueh SF. Preserved left ventricular twist and circumferential deformation, but depressed longitudinal and radial deformation in patients with diastolic heart failure. *Eur Heart J.* 2008;29:1283–1289.

31. Yu CM, Zhang Q, Yip GW, Lee PW, Kum LC, Lam YY, Fung JW. Diastolic and systolic asynchrony in patients with diastolic heart failure: a common but ignored condition. *J Am Coll Cardiol.* 2007;49:97–105.

32. Yamamoto K, Mano T, Yoshida J, Sakata Y, Nishikawa N, Nishio M, et al. ACE inhibitor and angiotensin II type 1 receptor blocker differently regulate ventricular fibrosis in hypertensive diastolic heart failure. *J Hypertens.* 2005;23:393–400.

33. Carluccio E, Biagioli P, Alunni G, Murrone A, Leonelli V, Pantano P, et al. Advantages of deformation indices over systolic velocities in assessment of longitudinal systolic function in patients with heart failure and normal ejection fraction. *Eur J Heart Fail.* 2011;13:292–302.

34. Carerj S, La Carrubba S, Antonini-Canterin F, Di SG, Erlicher A, Liguori E, et al. The incremental prognostic value of echocardiography in asymptomatic stage a heart failure. *J Am Soc Echocardiogr.* 2010;23:1025–1034.

35. Yip GW, Zhang Q, Xie JM, Liang YJ, Liu YM, Yan B, et al. Resting global and regional left ventricular contractility in patients with heart failure and normal ejection fraction: insights from speckle-tracking echocardiography. *Heart.* 2011;97:287–294.

36. van HL, Borbely A, Niessen HW, Bronzwaer JG, van d, V, Stienen GJ, et al. Myocardial structure and function differ in systolic and diastolic heart failure. *Circulation.* 2006;113:1966–1973.

37. Lester SJ, Tajik AJ, Nishimura RA, Oh JK, Khandheria BK, Seward JB. Unlocking the mysteries of diastolic function: deciphering the Rosetta Stone 10 years later. *J Am Coll Cardiol.* 2008;51:679–689.

38. Aizawa Y, Sakata Y, Mano T, Takeda Y, Ohtani T, Tamaki S, et al. Transition from asymptomatic diastolic dysfunction to heart failure with preserved ejection fraction: roles of systolic function and ventricular distensibility. *Circ J.* 2011;75:596–602.

39. Borlaug BA, Kass DA. Invasive hemodynamic assessment in heart failure. *Heart Fail Clin.* 2009;5:217–228.

40. Borlaug BA, Paulus WJ. Heart failure with preserved ejection fraction: pathophysiology, diagnosis, and treatment. *Eur Heart J.* 2011;32:670–679.

41. Borlaug BA, Melenovsky V, Redfield MM, Kessler K, Chang HJ, Abraham TP, Kass DA. Impact of arterial load and loading sequence on left ventricular tissue velocities in humans. *J Am Coll Cardiol.* 2007;50:1570–1577.

42. Borlaug BA, Kass DA. Ventricular-vascular interaction in heart failure. *Cardiol Clin.* 2011;29:447–459.

43. Udelson JE, Konstam MA. Ventricular remodeling fundamental to the progression (and regression) of heart failure. *J Am Coll Cardiol.* 2011;57:1477–1479.

44. Wachtell K, Palmieri V, Gerdts E, Bella JN, Aurigemma GP, Papademetriou V, et al. Prognostic significance of left ventricular diastolic dysfunction in patients with left ventricular hypertrophy and systemic hypertension (the LIFE Study). *Am J Cardiol.* 2010;106:999–1005.

45. Leite-Moreira AF, Correia-Pinto J, Gillebert TC. Diastolic dysfunction and hypertension. *N Engl J Med.* 2001;344:1401.

46. Lapu-Bula R, Ofili E. Diastolic heart failure: the forgotten manifestation of hypertensive heart disease. *Curr Hypertens Rep.* 2004;6:164–170.

47. Dinh W, Lankisch M, Nickl W, Gies M, Scheyer D, Kramer F, et al. Metabolic syndrome with or without diabetes contributes to left ventricular diastolic dysfunction. *Acta Cardiol.* 2011;66:167–174.

48. From AM, Scott CG, Chen HH. The development of heart failure in patients with diabetes mellitus and pre-clinical diastolic dysfunction a population-based study. *J Am Coll Cardiol.* 2010;55:300–305.

49. John JM, Haykowsky M, Brubaker P, Stewart K, Kitzman DW. Decreased left ventricular distensibility in response to postural change in older patients with heart failure and preserved ejection fraction. *Am J Physiol Heart Circ Physiol.* 2010;299:H883–H889.

50. Martos R, Baugh J, Ledwidge M, O'Loughlin C, Conlon C, Patle A, et al. Diastolic heart failure: evidence of increased myocardial collagen turnover linked to diastolic dysfunction. *Circulation.* 2007;115:888–895.

51. Nishikawa N, Yamamoto K, Sakata Y, Mano T, Yoshida J, Miwa T, et al. Differential activation of matrix metalloproteinases in heart failure with and without ventricular dilatation. *Cardiovasc Res.* 2003;57:766–774.

52. Baicu CF, Stroud JD, Livesay VA, Hapke E, Holder J, Spinale FG, Zile MR. Changes in extracellular collagen matrix alter myocardial systolic performance. *Am J Physiol Heart Circ Physiol.* 2003;284:H122–H132.

53. Zile MR, Desantis SM, Baicu CF, Stroud RE, Thompson SB, McClure CD, et al. Plasma biomarkers that reflect determinants of matrix composition identify the presence of left ventricular hypertrophy and diastolic heart failure. *Circ Heart Fail.* 2011;4:246–256.

54. Coutu P, Hirsch JC, Szatkowski ML, Metzger JM. Targeting diastolic dysfunction by genetic engineering of calcium handling proteins. *Trends Cardiovasc Med.* 2003;13:63–67.

55. Wang W, Metzger JM. Parvalbumin isoforms for enhancing cardiac diastolic function. *Cell Biochem Biophys.* 2008;51:1–8.

56. Lacombe VA, Viatchenko-Karpinski S, Terentyev D, Sridhar A, Emani S, Bonagura JD, et al. Mechanisms of impaired calcium handling underlying subclinical diastolic dysfunction in diabetes. *Am J Physiol Regul Integr Comp Physiol.* 2007;293:R1787–R1797.

57. Radke MH, Peng J, Wu Y, McNabb M, Nelson OL, Granzier H, Gotthardt M. Targeted deletion of titin N2B region leads to diastolic dysfunction and cardiac atrophy. *Proc Nat Acad Sci USA.* 2007;104:3444–3449.

58. Yu CM, Cheung BM, Leung R, Wang Q, Lai WH, Lau CP. Increase in plasma adrenomedullin in patients with heart failure characterised by diastolic dysfunction. *Heart.* 2001;86:155–160.

59. Yamamoto K, Masuyama T, Sakata Y, Doi R, Ono K, Mano T, et al. Local neurohumoral regulation in the transition to isolated diastolic heart failure in hypertensive heart disease: absence of AT1 receptor downregulation and "overdrive" of the endothelin system. *Cardiovasc Res.* 2000;46:421–432.

60. Ladeiras-Lopes R, Ferreira-Martins J, Leite-Moreira AF. Acute neurohumoral modulation of diastolic function. *Peptides.* 2008. doi:10.018. Epub 2008 Nov 5. Review.

61. Redfield MM, Jacobsen SJ, Burnett JC Jr, Mahoney DW, Bailey KR, Rodeheffer RJ. Burden of systolic and diastolic ventricular dysfunction in the community: appreciating the scope of the heart failure epidemic. *JAMA.* 2003;289:194–202.

62. Hunt SA, Abraham WT, Chin MH, Feldman AM, Francis GS, Ganiats TG, et al. ACC/AHA 2005 guideline update for the diagnosis and management of chronic heart failure in the adult: a report of the American College of Cardiology/American Heart Association Task Force on Practice Guidelines (Writing Committee to Update the 2001 Guidelines for the Evaluation and Management of Heart Failure): Developed in Collaboration With the American College of Chest Physicians and the International Society for Heart and Lung Transplantation: Endorsed by the Heart Rhythm Society. *Circulation.* 2005;112:e154–e235.

63. Hunt SA, Abraham WT, Chin MH, Feldman AM, Francis GS, Ganiats TG, et al. 2009 focused update incorporated into the ACC/AHA 2005 Guidelines for the Diagnosis and Management of Heart Failure in Adults: a report of the American College of Cardiology Foundation/American Heart Association Task Force on Practice Guidelines: developed in collaboration with the International Society for Heart and Lung Transplantation. *Circulation.* 2009;119:e391–e479.

64. Lindenfeld J, Albert NM, Boehmer JP, Collins SP, Ezekowitz JA, Givertz MM, et al. HFSA 2010 Comprehensive Heart Failure Practice Guideline. *J Card Fail.* 2010;16:e1–194.

65. Guidelines for the diagnosis of heart failure. The Task Force on Heart Failure of the European Society of Cardiology. *Eur Heart J.* 1995;16:741–751.

66. McMurray JJ: Angiotensin inhibition in heart failure. *J Renin Angiotensin Aldosterone Syst.* 2004;5(Suppl 1):S17–S22.

67. Kim SA, Shim CY, Kim JM, Lee HJ, Choi DH, Choi EY, et al. Impact of left ventricular longitudinal diastolic functional reserve on clinical outcome in patients with type 2 diabetes mellitus. *Heart.* 2011;97:1233–1238.

68. Melenovsky V, Borlaug BA, Rosen B, Hay I, Ferruci L, Morell CH, et al. Cardiovascular features of heart failure with preserved ejection fraction versus nonfailing hypertensive left ventricular

hypertrophy in the urban Baltimore community: the role of atrial remodeling/dysfunction. *J Am Coll Cardiol*. 2007;49:198–207.

69. Gopal DJ, Iqbal MN, Maisel A. Updating the role of natriuretic peptide levels in cardiovascular disease. *Postgrad Med*. 2011;123:102–113.

70. Chiong JR, Jao GT, Adams KF, Jr. Utility of natriuretic peptide testing in the evaluation and management of acute decompensated heart failure. *Heart Fail Rev*. 2010;15:275–291.

71. Yancy CW, Lopatin M, Stevenson LW, De MT, Fonarow GC. Clinical presentation, management, and in-hospital outcomes of patients admitted with acute decompensated heart failure with preserved systolic function: a report from the Acute Decompensated Heart Failure National Registry (ADHERE) Database. *J Am Coll Cardiol*. 2006;47:76–84.

72. Holland DJ, Sacre JW, Leano RL, Marwick TH, Sharman JE. Contribution of abnormal central blood pressure to left ventricular filling pressure during exercise in patients with heart failure and preserved ejection fraction. *J Hypertens*. 2011;29:1422–1430.

73. Gandhi SK, Powers JC, Nomeir AM, Fowle K, Kitzman DW, Rankin KM, Little WC. The pathogenesis of acute pulmonary edema associated with hypertension. *N Engl J Med*. 2001;344:17–22.

74. Norman HS, Oujiri J, Larue SJ, Chapman CB, Margulies KB, Sweitzer NK. Decreased cardiac functional reserve in heart failure with preserved systolic function. *J Card Fail*. 2011;17:301–308.

75. Haykowsky MJ, Brubaker PH, John JM, Stewart KP, Morgan TM, Kitzman DW. Determinants of exercise intolerance in elderly heart failure patients with preserved ejection fraction. *J Am Coll Cardiol*. 2011;58:265–274.

76. Brubaker PH, Kitzman DW. Chronotropic incompetence: causes, consequences, and management. *Circulation*. 2011;123:1010–1020.

77. Fukuta H, Little WC. Diagnosis of diastolic heart failure. *Curr Cardiol Rep*. 2007; 9:224–228.

78. Nagarakanti R, Ezekowitz M. Diastolic dysfunction and atrial fibrillation. *J Interv Card Electrophysiol*. 2008;22:111–118.

79. Morris DA, Gailani M, Vaz PA, Blaschke F, Dietz R, Haverkamp W, Ozcelik C. Left atrial systolic and diastolic dysfunction in heart failure with normal left ventricular ejection fraction. *J Am Soc Echocardiogr*. 2011;24:651–662.

80. Tsang W, Lang RM. Echocardiographic evaluation of cardiac amyloid. *Curr Cardiol Rep*. 2010;12:272–276.

81. Selvanayagam JB, Hawkins PN, Paul B, Myerson SG, Neubauer S. Evaluation and management of the cardiac amyloidosis. *J Am Coll Cardiol*. 2007;50:2101–2110.

82. Freudenberger RS, Wilson AC, Kostis JB. Comparison of rate versus rhythm control for atrial fibrillation in patients with left ventricular dysfunction (from the AFFIRM Study). *Am J Cardiol*. 2007;100:247–252.

83. Matter CM, Mandinov L, Kaufmann PA, Vassalli G, Jiang Z, Hess OM. Effect of NO donors on LV diastolic function in patients with severe pressure-overload hypertrophy. *Circulation*. 1999;99:2396–2401.

84. Little WC, Oh JK. Echocardiographic evaluation of diastolic function can be used to guide clinical care. *Circulation*. 2009;120:802–809.

85. Rivas-Gotz C, Manolios M, Thohan V, Nagueh SF. Impact of left ventricular ejection fraction on estimation of left ventricular filling pressures using tissue Doppler and flow propagation velocity. *Am J Cardiol*. 2003;91:780–784.

86. Wang J, Nagueh SF. Current perspectives on cardiac function in patients with diastolic heart failure. *Circulation*. 2009;119:1146–1157.

87. Wang J, Nagueh SF. Echocardiographic assessment of left ventricular filling pressures. *Heart Fail Clin*. 2008;4:57–70.

88. Pritchett AM, Mahoney DW, Jacobsen SJ, Rodeheffer RJ, Karon BL, Redfield MM. Diastolic dysfunction and left atrial volume: a population-based study. *J Am Coll Cardiol*. 2005;45:87–92.

89. Nagueh SF. Noninvasive evaluation of hemodynamics by Doppler echocardiography. *Curr Opin Cardiol*. 1999;14:217–224.

90. Nagueh SF, Middleton KJ, Kopelen HA, Zoghbi WA, Quinones MA. Doppler tissue imaging: a noninvasive technique for evaluation of left ventricular relaxation and estimation of filling pressures. *J Am Coll Cardiol*. 1997;30:1527–1533.

91. Dokainish H, Nguyen J, Sengupta R, Pillai M, Alam M, Bobek J, Lakkis N. New, simple echocardiographic indexes for the estimation of filling pressure in patients with cardiac disease and preserved left ventricular ejection fraction. *Echocardiography*. 2010;27:946–953.

92. Yu CM, Sanderson JE, Marwick TH, Oh JK. Tissue Doppler imaging a new prognosticator for cardiovascular diseases. *J Am Coll Cardiol*. 2007;49:1903–1914.

93. Nguyen JS, Lakkis NM, Bobek J, Goswami R, Dokainish H. Systolic and diastolic myocardial mechanics in patients with cardiac disease and preserved ejection fraction: impact of left ventricular filling pressure. *J Am Soc Echocardiogr*. 2010;23: 1273–1280.

94. Nagueh SF, Appleton CP, Gillebert TC, Marino PN, Oh JK, Smiseth OA, et al. Recommendations for the evaluation of left ventricular diastolic function by echocardiography. *J Am Soc Echocardiogr*. 2009;22:107–133.

95. Paulus WJ, Tschope C, Sanderson JE, Rusconi C, Flachskampf FA, Rademakers FE, et al. How to diagnose diastolic heart failure: a consensus statement on the diagnosis of heart failure with normal left ventricular ejection fraction by the Heart Failure and Echocardiography Associations of the European Society of Cardiology. *Eur Heart J*. 2007;28:2539–2550.

96. Okura H, Takada Y, Kubo T, Iwata K, Mizoguchi S, Taguchi H, et al. Tissue Doppler-derived index of left ventricular filling pressure, E/E′, predicts survival of patients with non-valvular atrial fibrillation. *Heart*. 2006;92:1248–1252.

97. Ha JW, Oh JK, Ling LH, Nishimura RA, Seward JB, Tajik AJ. Annulus paradoxus: transmitral flow velocity to mitral annular velocity ratio is inversely proportional to pulmonary capillary wedge pressure in patients with constrictive pericarditis. *Circulation*. 2001;104:976–978.

98. Rajagopalan N, Garcia MJ, Rodriguez L, Murray RD, Apperson-Hansen C, Stugaard M, et al. Comparison of new Doppler echocardiographic methods to differentiate constrictive pericardial heart disease and restrictive cardiomyopathy. *Am J Cardiol*. 2001;87:86–94.

99. Hatle L. How to diagnose diastolic heart failure a consensus statement. *Eur Heart J*. 2007;28:2421–2423.

100. Lee DS, Gona P, Albano I, Larson MG, Benjamin EJ, Levy D, et al. A systematic assessment of causes of death after heart failure onset in the community: impact of age at death, time period, and left ventricular systolic dysfunction. *Circ Heart Fail*. 2011;4:36–43.

101. Dokainish H, Zoghbi WA, Lakkis NM, Ambriz E, Patel R, Quinones MA, Nagueh SF. Incremental predictive power of B-type natriuretic peptide and tissue Doppler echocardiography in the prognosis of patients with congestive heart failure. *J Am Coll Cardiol*. 2005;45:1223–1226.

102. Braunstein JB, Anderson GF, Gerstenblith G, Weller W, Niefeld M, Herbert R, Wu AW. Noncardiac comorbidity increases preventable hospitalizations and mortality among Medicare beneficiaries with chronic heart failure. *J Am Coll Cardiol*. 2003;42:1226–1233.

103. Kitzman DW, Daniel KR. Diastolic heart failure in the elderly. *Heart Fail Clin*. 2007;3:437–453.

104. Chobanian AV, Bakris GL, Black HR, Cushman WC, Green LA, Izzo JL, Jr, et al. The Seventh Report of the Joint National

Committee on Prevention, Detection, Evaluation, and Treatment of High Blood Pressure: the JNC 7 report. *JAMA*. 2003;289: 2560–2572.

105. Hoenig MR, Bianchi C, Rosenzweig A, Sellke FW. The cardiac microvasculature in hypertension, cardiac hypertrophy and diastolic heart failure. *Curr Vasc Pharmacol*. 2008;6:292–300.

106. Wright JW, Mizutani S, Harding JW. Pathways involved in the transition from hypertension to hypertrophy to heart failure. Treatment strategies. *Heart Fail Rev*. 2008;13:367–375.

107. Wu CK, Tsai CT, Hwang JJ, Luo JL, Juang JJ, Hsu KL, et al. Renin-angiotensin system gene polymorphisms and diastolic heart failure. *Eur J Clin Invest*. 2008;38:789–797.

108. Bernal J, Pitta SR, Thatai D. Role of the renin-angiotensin-aldosterone system in diastolic heart failure: potential for pharmacologic intervention. *Am J Cardiovasc Drugs*. 2006;6:373–381.

109. Yoshida J, Yamamoto K, Mano T, Sakata Y, Nishikawa N, Miwa T, Hori M, Masuyama T. Angiotensin II type 1 and endothelin type A receptor antagonists modulate the extracellular matrix regulatory system differently in diastolic heart failure. *J Hypertens*. 2003;21:437–444.

110. Nishio M, Sakata Y, Mano T, Yoshida J, Ohtani T, Takeda Y, et al. Therapeutic effects of angiotensin II type 1 receptor blocker at an advanced stage of hypertensive diastolic heart failure. *J Hypertens*. 2007;25:455–461.

111. Ohtani T, Ohta M, Yamamoto K, Mano T, Sakata Y, Nishio M, et al. Elevated cardiac tissue level of aldosterone and mineralocorticoid receptor in diastolic heart failure: Beneficial effects of mineralocorticoid receptor blocker. *Am J Physiol Regul.Integr Comp Physiol*. 2007;292:R946–R954.

112. Cleland JG, Tendera M, Adamus J, Freemantle N, Polonski L, Taylor J. The perindopril in elderly people with chronic heart failure (PEP-CHF) study. *Eur Heart J*. 2006;27:2338–2345.

113. Massie BM, Carson PE, McMurray JJ, Komajda M, McKelvie R, Zile MR, et al. Irbesartan in Patients with Heart Failure and Preserved Ejection Fraction. *N Engl J Med*. 2008. Dec 4;359(23):2456–67. doi: 10.1056/NEJMoa0805450. Epub 2008 Nov 11.

114. Yip GW, Wang M, Wang T, Chan S, Fung JW, Yeung L, et al. The Hong Kong diastolic heart failure study: a randomised controlled trial of diuretics, irbesartan and ramipril on quality of life, exercise capacity, left ventricular global and regional function in heart failure with a normal ejection fraction. *Heart*. 2008;94:573–580.

115. Orea-Tejeda A, Colin-Ramirez E, Castillo-Martinez L, Asensio-Lafuente E, Corzo-Leon D, Gonzalez-Toledo R, et al. Aldosterone receptor antagonists induce favorable cardiac remodeling in diastolic heart failure patients. *Rev Invest Clin*. 2007;59:103–107.

116. Mottram PM, Haluska B, Leano R, Cowley D, Stowasser M, Marwick TH. Effect of aldosterone antagonism on myocardial dysfunction in hypertensive patients with diastolic heart failure. *Circulation*. 2004;110:558–565.

117. Pitt B. The role of mineralocorticoid receptor antagonists (MRAs) in very old patients with heart failure. *Heart Fail.Rev*. 2012;17:573–579.

118. Desai AS, Lewis EF, Li R, Solomon SD, Assmann SF, Boineau R, Clausell N, et al. Rationale and design of the treatment of preserved cardiac function heart failure with an aldosterone antagonist trial: a randomized, controlled study of spironolactone in patients with symptomatic heart failure and preserved ejection fraction. *Am Heart J*. 2011;162:966–972.

119. Kitzman DW, Little WC, Brubaker PH, Anderson RT, Hundley WG, Marburger CT, et al. Pathophysiological characterization of isolated diastolic heart failure in comparison to systolic heart failure. *JAMA*. 2002;288:2144–2150.

120. Flather MD, Shibata MC, Coats AJ, Van Veldhuisen DJ, Parkhomenko A, Borbola J, et al. Randomized trial to determine the effect of nebivolol on mortality and cardiovascular hospital admission in elderly patients with heart failure (SENIORS). *Eur Heart J*. 2005;26:215–225.

121. Bergstrom A, Andersson B, Edner M, Nylander E, Persson H, Dahlstrom U. Effect of carvedilol on diastolic function in patients with diastolic heart failure and preserved systolic function. Results of the Swedish Doppler-echocardiographic study (SWEDIC). *Eur J Heart Fail*. 2004;6:453–461.

122. Borlaug BA, Melenovsky V, Russell SD, Kessler K, Pacak K, Becker LC, Kass DA. Impaired chronotropic and vasodilator reserves limit exercise capacity in patients with heart failure and a preserved ejection fraction. *Circulation*. 2006;114:2138–2147.

123. Brubaker PH, Joo KC, Stewart KP, Fray B, Moore B, Kitzman DW. Chronotropic incompetence and its contribution to exercise intolerance in older heart failure patients. *J Cardiopulm Rehabil*. 2006;26:86–89.

124. Borlaug BA, Nishimura RA, Sorajja P, Lam CS, Redfield MM. Exercise hemodynamics enhance diagnosis of early heart failure with preserved ejection fraction. *Circ Heart Fail*. 2010;3:588–595.

125. Holland DJ, Prasad SB, Marwick TH. Contribution of exercise echocardiography to the diagnosis of heart failure with preserved ejection fraction (HFPEF). *Heart*. 2010;96:1024–1028.

126. Sanderson JE. Exercise echocardiography and the diagnosis of heart failure with a normal ejection fraction. *Heart*. 2010;96:997–998.

127. Ahmed A, Rich MW, Fleg JL, Zile MR, Young JB, Kitzman DW, et al. Effects of digoxin on morbidity and mortality in diastolic heart failure: the ancillary digitalis investigation group trial. *Circulation*. 2006;114:397–403.

128. Kasai T, Bradley TD. Obstructive sleep apnea and heart failure: pathophysiologic and therapeutic implications. *J Am Coll Cardiol*. 2011;57:119–127.

129. Somers VK, White DP, Amin R, Abraham WT, Costa F, Culebras A, et al. Sleep apnea and cardiovascular disease: an American Heart Association/american College Of Cardiology Foundation Scientific Statement from the American Heart Association Council for High Blood Pressure Research Professional Education Committee, Council on Clinical Cardiology, Stroke Council, and Council On Cardiovascular Nursing. In collaboration with the National Heart, Lung, and Blood Institute National Center on Sleep Disorders Research (National Institutes of Health). *Circulation*. 2008;118:1080–1111.

130. Sin DD, Fitzgerald F, Parker JD, Newton GE, Logan AG, Floras JS, Bradley TD. Relationship of systolic BP to obstructive sleep apnea in patients with heart failure. *Chest*. 2003;123:1536–1543.

131. Stevenson IH, Teichtahl H, Cunnington D, Ciavarella S, Gordon I, Kalman JM. Prevalence of sleep disordered breathing in paroxysmal and persistent atrial fibrillation patients with normal left ventricular function. *Eur Heart J*. 2008;29:1662–1669.

132. Johansson P, Arestedt K, Alehagen U, Svanborg E, Dahlstrom U, Brostrom A. Sleep disordered breathing, insomnia, and health related quality of life—a comparison between age and gender matched elderly with heart failure or without cardiovascular disease. *Eur J Cardiovasc Nurs*. 2010;9:108–117.

133. Bitter T, Faber L, Hering D, Langer C, Horstkotte D, Oldenburg O. Sleep-disordered breathing in heart failure with normal left ventricular ejection fraction. *Eur J Heart Fail*. 2009;11:602–608.

134. Herrscher TE, Akre H, Overland B, Sandvik L, Westheim AS. High prevalence of sleep apnea in heart failure outpatients: even in patients with preserved systolic function. *J Card Fail*. 2011;17:420–425.

135. Bradley TD, Floras JS. Sleep apnea and heart failure: Part I: obstructive sleep apnea. *Circulation*. 2003;107:1671–1678.

136. Arzt M, Bradley TD. Treatment of sleep apnea in heart failure.

Am J Respir Crit Care Med. 2006;173:1300–1308.

137. Bradley TD. Right and left ventricular functional impairment and sleep apnea. *Clin Chest Med.* 1992;13:459–479.

138. Kitzman DW. Exercise training in heart failure with preserved ejection fraction: beyond proof-of-concept. *J Am Coll Cardiol.* 2011;58:1792–1794.

139. Kitzman DW, Groban L. Exercise intolerance. *Cardiol Clin.* 2011;29:461–477.

140. Edelmann F, Gelbrich G, Dungen HD, Frohling S, Wachter R, Stahrenberg R, et al. Exercise training improves exercise capacity and diastolic function in patients with heart failure with preserved ejection fraction: results of the Ex-DHF (Exercise training in Diastolic Heart Failure) pilot study. *J Am Coll Cardiol.* 2011;58:1780–1791.

141. Gardin JM, Leifer ES, Fleg JL, Whellan D, Kokkinos P, Leblanc MH, et al. Relationship of Doppler-Echocardiographic left ventricular diastolic function to exercise performance in systolic heart failure: the HF-ACTION study. *Am Heart J.* 2009;158:S45–S52.

142. Flynn KE, Pina IL, Whellan DJ, Lin L, Blumenthal JA, Ellis SJ, Fine LJ, et al. Effects of exercise training on health status in patients with chronic heart failure: HF-ACTION randomized controlled trial. *JAMA.* 2009;301:1451–1459.

143. O'Connor CM, Whellan DJ, Lee KL, Keteyian SJ, Cooper LS, Ellis SJ, et al. Efficacy and safety of exercise training in patients with chronic heart failure: HF-ACTION randomized controlled trial. *JAMA.* 2009;301:1439–1450.

144. Aronow WS. Epidemiology, pathophysiology, prognosis, and treatment of systolic and diastolic heart failure. *Cardiol Rev.* 2006;14:108–124.

145. Maeder MT, Thompson BR, Brunner-La Rocca HP, Kaye DM. Hemodynamic basis of exercise limitation in patients with heart failure and normal ejection fraction. *J Am Coll Cardiol.* 2010;56:855–863.

146. Prasad A, Hastings JL, Shibata S, Popovic ZB, Arbab-Zadeh A, Bhella PS, et al. Characterization of static and dynamic left ventricular diastolic function in patients with heart failure with a preserved ejection fraction. *Circ Heart Fail.* 2010;3:617–626.

147. Sohn DW, Kim HK, Park JS, Chang HJ, Kim YJ, Zo ZH, et al. Hemodynamic effects of tachycardia in patients with relaxation abnormality: abnormal stroke volume response as an overlooked mechanism of dyspnea associated with tachycardia in diastolic heart failure. *J Am Soc Echocardiogr.* 2007;20:171–176.

148. Paulus WJ, van Ballegoij JJ. Treatment of heart failure with normal ejection fraction: an inconvenient truth! *J Am Coll Cardiol.* 2010;55:526–537.

149. Guazzi M, Vicenzi M, Arena R. Phosphodiesterase 5 inhibition with sildenafil reverses exercise oscillatory breathing in chronic heart failure: a long-term cardiopulmonary exercise testing placebo-controlled study. *Eur J Heart Fail.* 2012;14:82–90.

150. Redfield MM, Borlaug BA, Lewis GD, Mohammed SF, Semigran MJ, Lewinter MM, et al. PhosphdiesteRasE-5 Inhibition to Improve CLinical Status and EXercise Capacity in Diastolic Heart Failure (RELAX) Trial: Rationale and Design. *Circ Heart Fail.* 2012;5:653–659.

151. Little WC, Wesley-Farrington DJ, Hoyle J, Brucks S, Robertson S, Kitzman DW, Cheng CP. Effect of candesartan and verapamil on exercise tolerance in diastolic dysfunction. *J Cardiovasc Pharmacol.* 2004;43:288–293.

152. Wang YC, Hwang JJ, Lai LP, Tsai CT, Lin LC, Katra R, Lin JL. Coexistence and exercise exacerbation of intraleft ventricular contractile dyssynchrony in hypertensive patients with diastolic heart failure. *Am Heart J.* 2007;154:278–284.

153. Wang J, Kurrelmeyer KM, Torre-Amione G, Nagueh SF. Systolic and diastolic dyssynchrony in patients with diastolic heart failure and the effect of medical therapy. *J Am Coll Cardiol.* 2007;49:88–96.

154. Park SJ, Oh JK. Correlation between LV regional strain and LV dyssynchrony assessed by 2D STE in patients with different levels of diastolic dysfunction. *Echocardiography.* 2010;27:1194–1204.

155. Shanks M, Bertini M, Delgado V, Ng AC, Nucifora G, van Bommel RJ, et al. Effect of biventricular pacing on diastolic dyssynchrony. *J Am Coll Cardiol.* 2010;56:1567–1575.

156. Kass DA, Kitzman DW, Alvarez GE. The restoration of chronotropic competence in heart failure patients with normal ejection fraction (RESET) study: rationale and design. *J Card Fail.* 2010;16:17–24.

157. Thohan V, Torre-Amione G, Koerner MM. Aldosterone antagonism and congestive heart failure: a new look at an old therapy. *Curr Opin Cardiol.* 2004;19:301–308.

158. Li SY, Du M, Dolence EK, Fang CX, Mayer GE, Ceylan-Isik AF, et al. Aging induces cardiac diastolic dysfunction, oxidative stress, accumulation of advanced glycation endproducts and protein modification. *Aging Cell.* 2005;4:57–64.

159. Bakris GL, Bank AJ, Kass DA, Neutel JM, Preston RA, Oparil S. Advanced glycation end-product cross-link breakers. A novel approach to cardiovascular pathologies related to the aging process. *Am J Hypertens.* 2004;17:23S–30S.

160. Berg TJ, Snorgaard O, Faber J, Torjesen PA, Hildebrandt P, Mehlsen J, Hanssen KF. Serum levels of advanced glycation end products are associated with left ventricular diastolic function in patients with type 1 diabetes. *Diabetes Care.* 1999;22:1186–1190.

161. Little WC, Zile MR, Kitzman DW, Hundley WG, O'Brien TX, Degroof RC. The effect of alagebrium chloride (ALT-711), a novel glucose cross-link breaker, in the treatment of elderly patients with diastolic heart failure. *J Card Fail.* 2005;11:191–195.

162. Roger VL, Go AS, Lloyd-Jones DM, Benjamin EJ, Berry JD, Borden WB, et al. Heart disease and stroke statistics—2012 update: a report from the American Heart Association. *Circulation.* 2012;125:e2–e220.

163. McKee PA, Castelli WP, McNamara PM, Kannel WB. The natural history of congestive heart failure: the Framingham study. *N Engl J Med.* 1971;285:1441–1446.

164. Carlson KJ, Lee DC, Goroll AH, Leahy M, Johnson RA. An analysis of physicians' reasons for prescribing long-term digitalis therapy in outpatients. *J Chronic Dis.* 1985;38:733–739.

165. Thomas SS, Nohria A. Hemodynamic classifications of acute heart failure and their clinical application: an update. *Circ J.* 2012;76:278–286.

第 **2** 篇

慢性心力衰竭患者的最优化治疗

第 6 章

稳定性心衰患者出现急性失代偿性心力衰竭：病情评估及治疗指南

ELAINE WINKEL

病例报告

S 先生是一名 65 岁的白人男性，目前存在严重的左室收缩功能障碍，但代偿良好，因长期高血压性心脏病进展为扩张型心肌病。3 年前出现劳力性呼吸困难、腹胀、下肢水肿及极度疲乏，诊断为心力衰竭，超声心动图检查显示严重左室收缩功能障碍（LVEF 仅 30%），伴有重度二尖瓣和三尖瓣反流。心脏导管检查显示冠状动脉正常，但左室充盈压升高。自此开始应用血管紧张素转换酶抑制剂（ACEI）、β 受体阻滞剂（BB）及利尿剂治疗。治疗后症状改善，在过去的 3 年心衰病情稳定，NYHA 心功能分级为 II 级。目前治疗方案包括：赖诺普利 40mg qd，卡维地洛 25mg bid，呋塞米 40mg qd，螺内酯 25mg qd。6 个月前超声心动图检查显示 LVEF 40%，无瓣膜反流。

今日患者就诊，主诉近 4 周出现进行性疲乏及劳力性呼吸困难（DOE），无夜间阵发性呼吸困难（PND）、端坐呼吸、腹胀或下肢水肿。不伴心悸、胸部不适及头晕。但 2 天前出现严重夜间端坐呼吸及阵发性呼吸困难。患者一直遵守医疗方案，每天维持 2g 的钠盐摄入，不吸烟、不饮酒。6 周前左脚出现痛风，家庭医生给予一种非甾体抗炎药（NSAID），服药后痛风缓解，感觉较好。

体格检查：患者呈慢性病容，静息时轻度呼吸困难、呼吸急促。与上次就诊时相比，体重增加了

10 磅（约 4.5kg）。血压 100/64mmHg，脉搏 90 次/分，呼吸频率 20 次/分。巩膜无黄染，半卧位 30°时中心静脉压（CVP）15cmH$_2$O，肝颈静脉反流征阳性。肺部呼吸音清晰，心脏听诊可闻及 S3，但未听到心脏杂音，肝脏增大伴触痛。无下垂性水肿，皮肤温暖、干燥。心电图检查提示窦性心律，心率 90 次/分，无缺血改变及心律失常。胸部 X 线片示心影扩大，肺血管纹理未增加，无胸腔积液。

急性失代偿性心力衰竭

对医生来说，很少有疾病像急性失代偿性心力衰竭一样具有挑战性。因为目前急性失代偿性心衰（ADHF）没有统一的定义，对病理生理机制了解不完全，且心衰人群多种多样，缺乏科学依据支持的评估、治疗指南，即缺乏可靠的依据指导医生诊疗。

然而，美国心衰协会、美国心脏学会（ACC）及美国心脏协会（AHA）最近发布的心衰指南中包含有 ADHF 的评估和管理内容，这对 ADHF 的治疗提供了有益的建议[1,2]。成功治疗 ADHF 解决三方面的问题很重要：①明确病因；②最佳治疗的选择；③减少再住院。以下将就每一个问题深入讨论。

从医疗实践的角度来说，ADHF 可以定义为新发的心力衰竭，也可以是先前稳定的心衰患者迅速出现心衰恶化的症状（就像病例中 S 先生一样）。ADHF 的

诊断是临床诊断,主要基于体征和症状;如果诊断有疑问,利钠肽(BNP)水平可以提供参考,特别是在有并发症的患者,例如合并慢性阻塞性肺病的患者。仔细的病史采集和体格检查十分关键,与体格检查相比,在条件受限时病史能提供极大的帮助。观察性研究报告提示治疗良好的心衰患者,尽管肺毛细血管楔压显著升高,但可以很少有甚至没有肺充血的体征和 X 线表现[3,4]。大部分 ADHF 有充血的症状,合并有或没有灌注不足的体征。根据病史及体格检查把患者分为不同的血流动力学类型很有益处,根据体格检查把患者分为单纯充血型(暖湿型),充血合并灌注不足型(湿冷型),或单纯灌注不足型(干冷型,图 6-1)。

明确病因

药物治疗和(或)饮食依从性不良致容量负荷过重,通常被认为是引起 ADHF 的病因。但是,这需通过排除其他病因才能诊断。其他引起 ADHF 的重要病因需要首先考虑:①心力衰竭原发病的进展;②加重心力衰竭的并发症;③药物的毒副作用;④新发或复发的心律失常;⑤处于妊娠或分娩期的女性;⑥药物治疗和(或)饮食依从性差(表 6-1)。

是否有症状提示新发或进行性心肌缺血或心律失常?是否近期新处方的或非处方的药物能够加重心衰?是否有酒精或违禁药物的因素?这些都应该考虑。

疾病的进展

ADHF 的鉴别诊断必须考虑心衰原发疾病的病情进展,特别是在缺血性心脏病的患者。急性冠脉综合征(ACS)常常表现为心衰症状加重而不伴有胸部不适,可以通过一系列肌钙蛋白测定和心电图检查来排除有无急性冠脉综合征。给予最优化的心衰药物治疗且达到正常血容量状态后,可通过无创测试或心脏导管来评估冠状动脉疾病(CAD)的进展。

高血压是左室收缩功能障碍的一个常见病因。未控制的高血压可以导致既往稳定的心衰患者发生 ADHF。回顾患者家庭血压测量记录具有指导意义,患者是否服用升高血压的药物、摄入酒精、咖啡因或应用非处方中草药等不利于血压控制的因素均需考虑。

心脏瓣膜病及先天性心脏病也是 ADHF 进展的常见原因之一,超声心动图能够明确狭窄或反映病变的进展,但这些病变是可以纠正的。浸润性心肌病(肉瘤样或淀粉样变性)、家族性心肌病均是进行性病变,同样可以导致 ADHF。

酒精是一种直接心肌抑制剂,是心肌病的常见病因。应该明确酒精性心肌病患者是否再次开始饮酒。

并发症

任何合并疾病的加重,例如慢性阻塞性肺病(COPD)、糖尿病或胶原血管病都能使先前稳定的心衰患者出现 ADHF。新发的应激因素,如感染性疾病、睡眠呼吸暂停、甲状腺疾病、近期外科手术或创伤同样可以使稳定心衰患者的病情变得不稳定。

新发或复发的心律失常是一种常见但常常被忽视的 ADHF 病因,心电图、动态心电图监测、起搏器或埋藏式心律转复除颤仪(ICD)程控能发现心律失常。需要明确是否应用抗心律失常药物?心电图 QT 间期是否延长?应该牢记任何抗心律失常药物均具有促心律失常作用。

女性患者在其生育年龄及停经早期必须排除是否怀孕。药物治疗依从性不良或饮食不规律是 ADHF 的常见病因。医生应请求患者或家庭成员携带所有处方或非处方的药瓶,询问患者的药方以了解其是否规律发放药物。同患者家庭成员交谈确定患者治疗的依从性,对患者的饮食习惯进行仔细回顾,包括外出就餐情况。

不管是处方的、非处方的有害制剂的应用均能加

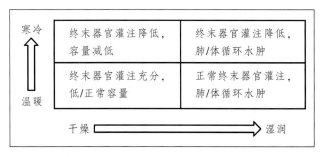

图 6-1　临床评估。

表 6-1　急性失代偿心力衰竭诱发因素

疾病进展

心肌缺血

心律失常

起搏器功能失常

药物或饮食依从性差

药物损害

饮酒

其他并发症

重心衰,特别要注意,非甾体抗炎药[5]、特定的抗心律失常药物、钙通道阻滞剂、酒精或违禁药物。需要仔细地询问患者及其家庭成员关于患者近期使用药物情况,有时其他医师可能在不知情的情况下给予了加重心衰的药物。

病例报告(续)

　　S 先生有明显的冠心病(CAD)危险因素(年龄、男性、高血压),但是 3 年前心脏导管检查没有发现冠心病,这就不可能是冠心病在如此短的时间内发生、进展导致 ADHF。过去 3 年不管是在家庭还是诊室,其收缩压水平一直在 100mmHg 左右。患者否认饮酒、应用违禁药品及非处方药物,近期也没有并发症发生,没有感染、手术或创伤。因此,心衰恶化的原因只能是近期应用治疗痛风的 NSAID 导致体液潴留。

最佳治疗

　　一旦 ADHF 诊断确立,应该何时住院治疗?目前的指南建议当患者出现下列临床情况时应该住院治疗:①低血压;②肾功能恶化;③精神状态改变;④呼吸困难或静息时血氧饱和度下降;⑤发生影响血流动力学的心律失常;⑥发生提示急性冠脉综合征的症状。下列情况时应该考虑住院治疗:①即使没有呼

吸困难,患者临床充血加重;②体重没有明显增加的情况下出现肺充血;③出现并发症;④ICD 反复放电;⑤既往未诊断的肺或体循环充血的症状及体征(表 6-2)。

　　治疗的目标包括充血和(或)心输出量降低症状缓解,达到正常血容量,去除诱发因素,优化口服心衰药物治疗,识别出能从冠脉再血管化或心脏再同步化获益的患者,鉴别血栓栓塞的危险因子,进行患者及家庭成员的心衰教育,鉴别出能从心衰疾病管理方案或心衰心脏病学家诊疗获益的患者[1]。

　　住院患者的管理应该包括动态监测心律失常、体重、严格的出入量管理。患者需要严格限钠 2.0g/d。中度低钠血症(血清钠低于 130mmol/L)的患者,或其他液体潴留的患者每日液体摄入应少于 2L。

　　液体容量负荷过重的患者应该静脉给予袢利尿剂,而不是口服袢利尿剂,因为肠道充血可能阻碍药物的充分吸收。袢利尿剂可以静脉推注,也可以持续静脉输注;ADHF 患者常规接受利尿剂治疗,其剂量必须足以产生利尿作用才能减轻充血,而不影响血压或肾功能。在利尿剂抵抗的患者应用超滤可能是必需的,应该每日监测血清离子水平及肾功能变化;应该维持正常的钾和镁水平以减少室性心律失常的风险。

　　低氧的患者必须给予氧疗,严重呼吸困难的患者应该给予无创正压通气辅助呼吸,针对静脉血栓栓塞和肺栓塞的预防措施也是必需的。

　　静脉血管扩张剂(硝普钠或奈西立肽)对肺水肿或严重高血压的患者有益,对大剂量利尿剂反应不良

表 6-2　急性失代偿心衰患者住院建议

建议	临床状态
(a)建议住院治疗	严重 ADHF:低血压、肾功能恶化、神志改变
	静息呼吸困难:静息呼吸急促或氧饱和度<90%
	影响血流动力学的心律失常,包括新发快速心房颤动
	急性冠脉综合征
(b)考虑住院治疗	充血加重,即使没有呼吸困难
	肺循环或体循环充血体征或症状,即使没有体重增加
	主要电解质紊乱
	并发并发症
	肺炎或其他感染
	肺栓塞
	未控制的糖尿病
	一过性缺血事件或卒中
	反复 ICD 放电
	新发心衰有体循环或肺充血的体征、症状

注:ADHF=急性失代偿性心衰;ICD=心律转复除颤仪。

表 6-3　心衰患者出院标准

所有患者	● 恶化因素得到纠正
	● 达到最优的临床容量状态
	● 从静脉利尿剂完全过渡到口服利尿剂
	● 患者及家庭成员教育已完成(明白出院后的医疗指示)
	● 心室功能状态已记录
	● 戒烟咨询已开始
	● 接近最优药物治疗方案,包括 ACE 和 β 受体阻断剂,或不能耐受
	● 7~10d 进行诊室随访
进展性心衰或复发性心衰入院患者(强烈建议)	● 口服药物稳定 24h
	● 24h 内没有应用静脉血管扩张剂或正性肌力药物
	● 出院前非卧床以便评价功能状态
	● 出院后管理计划(家庭活动量、报告护士、出院后 3d 内电话随访)
	● 7~10d 进行诊室随访
	● 建议询问心衰专家寻求进一步心衰管理计划

注:ACE=血管紧张素转换酶。

的持续心衰患者也有帮助。但是,应用血管扩张剂需要经常监测血压。

心衰患者不应常规应用静脉正性肌力药物(米力农、多巴酚丁胺);但是,在进展性心衰患者合并充血、低血压和终末器官功能损害时,为缓解症状,应用静脉正性肌力药物可能是必需的。

预防再次入院

对 ADHF 患者制定出院计划关键是预防再次入院,直到满足一定标准才应考虑出院(表 6-3)。出院计划应该包括下列内容:教育患者认识心衰是一种疾病;坚持治疗计划和饮食的重要性;每天记录体重和重要体征;避免吸烟、饮酒及服用有害药物;预期活动水平内参加日常康复运动;规律随访。

因 ADHF 住院是出院后死亡率的一项重要预测因子,特别是出院后 6 个月。OPTIME-CHF 试验(因 ADHF 住院患者应用米力农和安慰剂的对照试验)入选的患者出院后 6 个月死亡率两组均达到 10%~13%,6 个月内死亡或再入院达 36%~42%[6]。这类患者代表一组高风险患者,需要密切、经常的门诊随访,重点考虑的问题应参照进展性心衰治疗计划。

参考文献

1. Lindenfeld J, Albert NM, Boehmer JP, et al. Executive summary: HFSA 2010 comprehensive heart failure practice guideline. *J Card Fail*. 2010;16:475–539.
2. Jessup M, Abraham WT, Casey DE, et al. 2009 focused update: ACCF/AHA Guidelines for the Diagnosis and Management of Heart Failure in Adults: a report of the American College of Cardiology Foundation/American Heart Association Task Force on Practice Guidelines: developed in collaboration with the International Society for Heart and Lung Transplantation. *Circulation*. 2009;119:1977–2016.
3. Mahdyoon H, Klein R, Eyler W, et al. Radiographic pulmonary congestion in end-stage congestive heart failure. *Am J Cardiol*. 1989;63:625–627.
4. Stevenson LW, Perloff JK. The limited reliability of physical signs for estimating hemodynamics in chronic heart failure. *JAMA*. 1989;261:884–888.
5. Gislason GH, Rasmussen JN, Abildstrom SZ, et al. Increased mortality and cardiovascular morbidity associated with use of nonsteroidal anti-inflammatory drugs in chronic heart failure. *Arch Intern Med*. 2009;169:141–149.
6. Cuffe MS, Califf RM, Adams KF, Jr., et al. Short-term intravenous milrinone for acute exacerbation of chronic heart failure: a randomized controlled trial. *JAMA*. 2002;287:1541–1547.

第 7 章

原发性非缺血性扩张型心肌病合并室性心律失常的心力衰竭的优化治疗

ROY M. JOHN, WILLIAN G. STEVENSON

临床问题

一名 48 岁的男性患者，在过去的 3 个月表现为进行性气短，近期出现夜间阵发性呼吸困难及端坐呼吸，无胸痛、晕厥、心悸。既往有轻度高血压病史，但没有糖尿病或肾脏疾病。无明确的家族史，也没有过量饮酒。常规实验室检查、甲状腺功能检测及电解质均为正常。十二导联心电图(ECG)显示为左束支传导阻滞(LBBB)。二维超声心动图证实广泛的左心室扩张和左室功能障碍，估测的左室射血分数(LVEF)为 30%(图 7-1，左侧)。超声可见室间隔矛盾运动及轻度二尖瓣反流，冠状动脉造影显示正常的左优势型冠脉，心脏磁共振显像显示左室扩张，LVEF 与超声心动图测定的一致，没有显著浸润性疾病的证据。

初始治疗应用利尿剂、赖诺普利及卡维地洛减轻急性充血相关的症状，赖诺普利和卡维地洛的剂量分别增加到 20mg bid，25 mg bid。但是，出院后患者心功能仍维持在 III 级。2 个月后，因一次晕厥事件入院，患者妻子忽视了这一事件，她仅描述为患者突然跌倒。患者有数秒钟不能唤醒，之后意识恢复，无遗留不适，在跌倒时前额皮肤轻度划伤。复查十二导联心电图(图 7-2A)显示持续左束支传导阻滞及 I 度房室传导阻滞，心内电生理检查显示 AH 间期延长达 230ms，HV 间期延长至 65ms。右心室程序电刺激诱发持续快速的室性心律失常，频率 220 次/分，伴随血流动力学不稳定，需要立即电复律为窦性心律以维持正常的血流动力学参数。

患者植入了 CRT-D，重复心电图检查显示充分的双心室起搏(图 7-2B)。继续应用赖诺普利、卡维地洛及利尿剂，并且加用螺内酯 25mg qd。在此后的每月 1 次随访中，患者肯定了功能状态的改善，复查超声心动图证实 LVEF 改善(45%)及左室收缩末内径缩小(图 7-1，右侧)。出院后 2 周，患者回到诊所报告其受到 1 次 ICD 放电，使其从睡眠中惊醒；ICD 程控证实发生了 1 次室性心动过速，并为 ICD 放电所终止。随后开始服用索他洛尔治疗，剂量为 120mg bid；卡维地洛剂量减为 12.5 mg bid。1 个月后患者因 ICD 两次放电再次入院，均证实为室性心动过速经 ICD 放电转复为窦性心律(图 7-3)，建议患者行进一步电生理学检查评估。

病例特点

该临床病例描述了继发于非缺血性心肌病的收缩性心力衰竭的几方面特点，初始评估排除了可治愈的疾病，如冠心病、心脏瓣膜病、结节病、血色素沉着病、急性心肌炎，疾病的治疗主要为减轻心脏充血。尽管应用利尿剂和血管扩张剂迅速减轻了充血症状，但患者活动能力仍然受限。因为左束支传导阻滞导致心

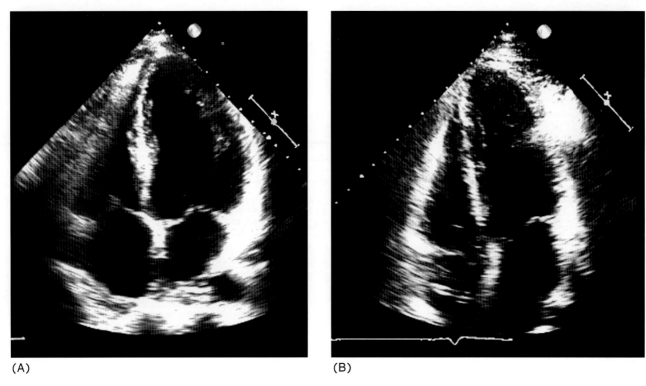

(A)　　　　　　　　　　　　　　　　　　(B)

图 7-1　二维超声心动图舒张末期四腔心切面观。(A)显示心衰症状时图像表现,左心室扩大,左心室收缩末直径 43mm,全心室弥散性运动低下,且室间隔和侧壁运动不同步导致左室射血分数仅 35%。(B)显示左室逆重构,左室收缩末内径缩小至 32mm,左室射血分数改善达 45%(视频 7-1A、7-1B;参见网址:http://www.demosmedical.com/video/?vid=836 和 http://www.demosmedical.com/video/?vid=837)。

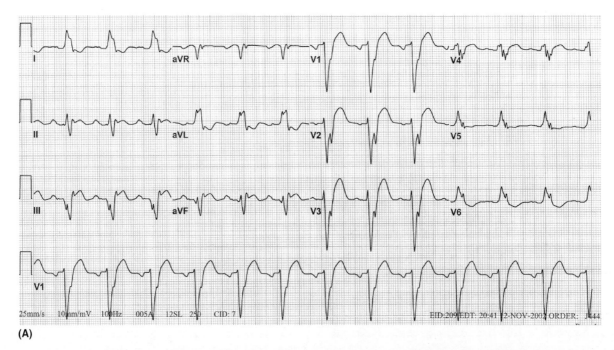

(A)

图 7-2　(A)十二导联心电图表现及随后进行的双心室起搏(心脏再同步化治疗)。(待续)

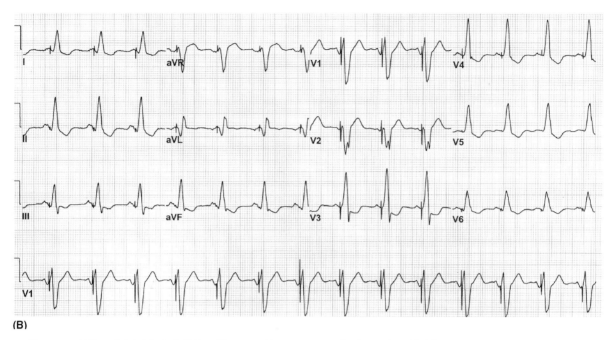

(B)

图 7-2(续) （B）基线心电图示左束支传导阻滞，QRS 时限达 200ms。该图示心房及同步化的双心室起搏，QRS 缩短至 160ms；V1 导联明显的 R 波表明左右心室起搏的融合，I、aVL 导联的 q 波提示左心室侧壁的早期激动。

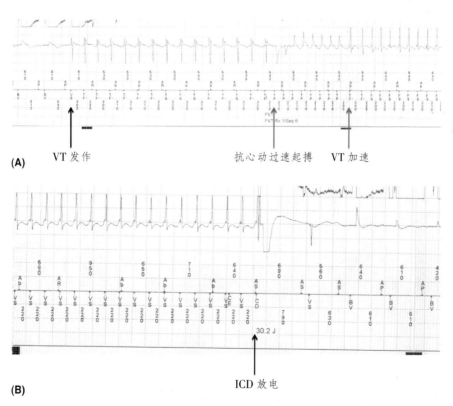

图 7-3　CRT-D 内存储的心内电图示一次自发的室性心动过速的系列治疗，从上到下：右心室导联记录的双极电图，心房标记和周长，心室标记和周长。(A)图中最早的 2 个复合波形为心房起搏后相应的心室起搏，第 3 个复合波为周长 290~320ms(频率 187~206 次/分)单形性室性心动过速开始。当 ICD 探测符合标准后，周长 210ms 的抗心动过速超速起搏发放试图终止室性心动过速。但是，8 个快速激动没有能终止室性心动过速，室速转换为周长为 220ms 的更快的单形性室速(频率 272 次/分)。(B)图示 ICD 探测到室速加速，发放 30J 电击恢复窦性心律，窦律后第 2 个心搏重新建立 CRT(BV)。

室收缩的不同步而提供了另外的治疗途径,通过 CRT 治疗来改善心室肌的收缩不同步。另外,患者曾有晕厥发作,这一症状对患者的预后和左室收缩功能不良的治疗均有重要意义。最后,很多心衰患者均有室性心律失常致使植入 ICD,非缺血性心肌病患者的上述各方面内容及心衰的管理需进一步讨论。

心衰患者的 QRS 增宽问题

体表心电图 QRS 波增宽反映心室内传导延缓。右束支传导阻滞常常在没有明显心脏疾病的正常个体意外发现,而左束支传导阻滞多见于有心脏疾病的患者[1]。心脏病患者中 25%~30% 的患者发生 QRS 延长(>120ms),器质性心脏病患者发生左束支传导阻滞的概率 5 倍于右束支传导阻滞,且是不良预后的显著预测因子[2-5]。一项研究结果显示 QRS≥120ms 的患者死亡或心脏移植的联合终点事件发生率升高 3 倍[6],当 QRS 时限从 120ms 逐渐增加时,左室收缩功能障碍亦相应增加[7-8]。此外,QRS 增宽患者二尖瓣反流的发生率相应增加[9]。正常心脏同时激动左右束支以确保双心室和左室侧壁在室间隔激动后 20~40ms 内同步产生电-机械激动(图 7-4,左侧)。左束支传导阻滞完全改变了左心室的电激动顺序,收缩功能衰竭合并左束支传导阻滞的激动已经通过三维标测技术得到很好的研究。正常室间隔从左至右的激动,改变为从右侧向下及轻度左前方向传导;激动从左心室的最早突破

点向上及向下传导到达左室侧壁及后侧壁区域,并向下围绕心尖及下壁形成 U 形激动模式(图 7-4,右侧)[10],因而侧壁激动延迟超过 100ms,通常达到总 QRS 时限的 65%~75%(图 7-5)。左室电激动的不同步导致心室机械收缩效率低下,左室射血分数及心输出量降低,二尖瓣关闭延迟导致反流。

心脏再同步化治疗的作用

临床观察到心室不正常激动导致的机械不同步经双心室同时起搏或左心室起搏恢复左心室同步收

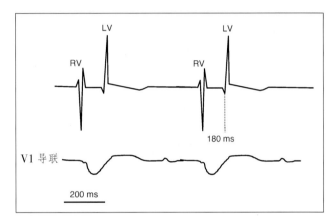

图 7-5　上部示一例 NIDCM 合并左束支传导阻滞患者从右心室基底最早激动点和左室侧壁最晚激动点同时记录的心电图。两点记录的传导时间显著延长达 180ms。

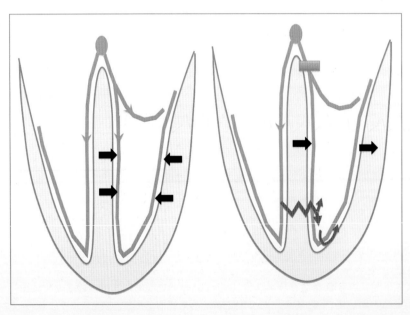

图 7-4　左侧为左心室正常传导时电-机械激动,右侧为左束支传导阻滞时电-机械激动。心室内正常传导时室间隔和侧壁同步激动(黑色箭头),左束支传导阻滞时左室侧壁激动延迟,左心室通过室间隔激动,激动从下后方向激动左室侧壁。(见彩图)

缩。这种心室"再同步化"可通过植入起搏器或 ICD 达到，除了右心室起搏外，还通过额外电极起搏左心室。左心室起搏常常通过植入起搏电极至冠状静脉窦的左室分支达到心外膜起搏（图 7-6）。特殊情况下，少于 5% 的患者因为解剖的限制需要通过外科途径植入心外膜电极。

这种起搏模式称为 CRT（心脏再同步化治疗），可以缩短 QRS 时限（图 7-2B），尽管 QRS 常常在变化，且心电图 QRS 缩短并不总是 CRT 产生机械益处所必需[11]。CRT 起搏的急性血流动力学研究已经显示其能改善左心室收缩功能及心输出量，增加脉压，降低肺毛细血管楔压（图 7-7）[12,13]。这些对左室收缩功能的改善并不增加心肌耗氧量，因而不同于正性肌力药物[14]。在长期的观察中，充分 CRT 起搏的 70% 的患者超声影像学证实左室射血分数持续改善，并能降低左室腔内径而逆转心衰患者心室重构（图 7-1）[15]。此外，二尖瓣的反流亦相应减少[16]。

超过 6000 例患者的随机临床试验研究发现，如果患者通过优化的药物治疗，包括 β 受体阻断剂、血管紧张素转换酶抑制剂或血管紧张素受体阻断剂，左室射血分数小于 35%、QRS 时限超过 120ms、心功能分级 Ⅲ 或 Ⅳ 级（NYHA 分级），已经证实应用 CRT 能改善患者功能状态、生活质量，降低心衰的再住院及全因死亡率[17-19]。最近在症状较轻患者的（NYHA Ⅰ 或 Ⅱ 级）CRT 临床试验显示降低心衰和死

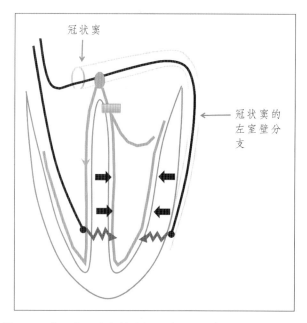

图 7-6 右心室心尖起搏电极和贴于左室侧壁心外膜的冠状窦左室侧壁分支电极同时激动，从而恢复左心室机械同步（紫色箭头），改善左室功能。（见彩图）

亡的复合终点，但死亡率的降低仍仅限于心功能 Ⅱ 级的患者[20-23]。临床试验一致证实对 CRT 有反应者可逆转心室重构、降低心室容量、改善射血分数。而且应该认识到，所有这些试验仅有一项试验为 CRT-D，其余均为 ICD。

对 CRT 有反应的患者，功能状态和症状改善通

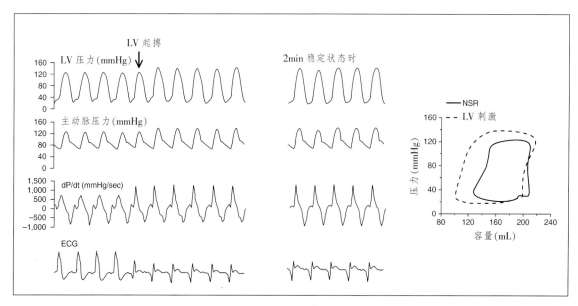

图 7-7 （左侧）从上到下为一例 NIDCM 合并左束支传导阻滞患者左心室压力、主动脉压力、左心室最大 dP/dt、左心室刺激前和刺激后心电图。在 2min 的稳定起搏状态时，左心室压力、主动脉压力、左心室最大 dP/dt CRT 即刻增加。（右侧）左室压力容量环示环的面积和宽度增加（每搏做功和容量），收缩末期容量降低。
引自：Reproduced from reference 14.

常在成功植入 CRT 后 1 个月内即很明显。但是，约有 1/3 的 CRT 无反应患者的症状无改善。有多种因素可能导致 CRT 无反应，当激动经过房室结先于左室起搏脉冲之前到达时就可能出现 CRT 失夺获，在快速房颤期间这是一个特别重要的问题；当左心室电极位置不正确时，虽然存在左心室起搏也不能改善心室激动传导顺序，这通常与心脏没有合适解剖位置植入左心室电极有关；左心室瘢痕的不正常传导改变心脏激动模式使其很难达到心室机械收缩同步；尽管左室起搏有效，但存在大面积梗死心肌相关瘢痕不能产生有效收缩时，心脏功能也不能得到改善。在临床试验的后期亚组分析发现，与 CRT 最大获益的相关因素有非缺血性扩张型心肌病、左束支传导阻滞、QRS 时限超过 150ms。CRT 装置的植入较非 CRT 起搏器或 ICD 植入更加困难，并发症发生率较高，经常需要另外的电极操纵技术和输送系统，修正电极移位很普遍[24]。因此，CRT 患者的选择十分关键。

对患者植入 CRT 装置后的随访同样重要，偶尔有患者早期反应为病情恶化，这样的患者需要考虑去除 CRT 起搏，最常见的原因为发生房性心律失常合并快速的自身心室传导。恢复窦性心律和充分控制心室率通常能恢复 CRT 获益。与窦性心律患者相比，持续或明确心房颤动的患者 CRT 应用研究较少。小规模的研究提示只要房室结传导延缓允许充分起搏，CRT 就能够改善患者的功能状态和生活质量，因此相当多的患者需要进行房室结消融[25,26]。

很少一部分患者(大约 10%)CRT 起搏可能导致左室功能及心脏功能分级恶化[27]，这可能与患者选择不当或其他尚未认识的因素有关。如果证实为 CRT 起搏相关的明显病情加重，应该考虑关闭 CRT 起搏。

非缺血性心肌病患者晕厥处理

晕厥是一种常见的临床问题，且常源于心血管疾病，血管迷走或反射性机制是主要病因。当结构性心脏病或心电学异常心脏病合并晕厥提示预后不良，心衰患者晕厥的发作频率尚未明确。美国的卡维地洛研究中，33% 的患者存在头晕发作，但仅有 0.3% 的患者有晕厥发生[28]。在非缺血性心肌病心衰患者，不管其原因如何，晕厥都与死亡率增加相关[29-31]。心肌病患者死亡率升高的可能机制为室性心律失常，提示晕厥事件常为自行终止的室性心动过速，有可能再次复发并发生心脏停搏。

NIDCM 患者晕厥鉴别诊断与无心脏疾病患者相似，包括心律失常性、体位性或药物性低血压、肺动脉栓塞及血管抑制性晕厥。然而，除非有绝对明确排除心律失常的证据，例如心脏监测期间的体位性低血压发作，对于预防突发的心律失常引起的死亡可能需要重点考虑，目前没有诊断试验能可靠地确定这些患者的猝死风险。左室功能受损一直是猝死风险的指标，已经证实心脏磁共振成像钆延迟增强发现心肌瘢痕或纤维化与室性心律失常事件发生率增高相关[32]。当左室收缩功能轻度受损时，存在心肌瘢痕常选择 ICD 治疗。其他无创性评价试验，如信号平均心电图、心率变异性、T 波电交替，均缺乏足够的预测价值，尚不足以凭此确定治疗选择。心内电生理检查常用于明确心脏传导功能及诱发室性心律失常；但在 NIDCM 患者其有效性不如既往有心肌梗死病史患者，阴性心内电生理检查结果不足以排除心律失常病因及相应的猝死风险[33,34]。

现今还没有随机研究指导 NIDCM 患者的晕厥管理。经验性地使用抗心律失常药物，如胺碘酮没有肯定价值。植入 ICD 患者的回顾性研究数据显示，不管电生理检查结果如何，晕厥 NIDCM 的患者有高 ICD 放电概率[31,34,35]。基于上述研究数据以及左室收缩不良心衰患者晕厥的高死亡率，目前指南建议将 ICD 作为 NIDCM 患者合并不明原因晕厥的 Ⅱa 类适应证(尽管缺乏随机试验仍是一项合理的考虑)[36]。

NIDCM 患者心脏性猝死的预防

与缺血性心肌病相比，NIDCM 病因和进展的多源性使其预后多变。预防早期猝死的 ICD 临床试验主要定位于冠心病的患者，很少纳入 NIDCM 患者。进行性心衰、室性心律失常及猝死风险与冠心病的患者一致，估计的 3 年事件发生率介于 15%~30% 之间[37]。尽管随着心功能分级的恶化，泵功能衰竭逐渐成为死亡的主要病因，但室性心律失常事件也是死亡原因之一，其发生与左室收缩不良的严重性密切相关。

对于猝死的二级预防，临床试验已经一致证实应用 ICD 与抗心律失常药物(如胺碘酮)相比明显获益[38-40]。但是，ICD 对 NIDCM 患者猝死一级预防的作用不是很明确。早期的两项 NIDCM 患者应用 ICD 的小规模试验，因为低事件发生率及没有足够电量达到研究终点而没有显示获益[41,42]。DEFENITE 试验显示心律失常死亡率降低，但总死亡率没有显著降低[43]。随后两项大规模 NYHA 心功能分级 Ⅱ~Ⅳ 级心衰患者的研究纳入了 NIDCM 患者，占总研究人群的一半。SCD-HeFT 试验显示在 NIDCM 患者总死亡率降低 27%[44]，COMPANION 试验检验了心衰患者 CRT-D 或 CRT 的治疗效果，再一次证实心衰患者 ICD 治疗显著降低全因死亡率[45]。

目前，指南建议左室射血分数≤35% 的慢性心衰患者，如果预期功能状态较好且生存期长于 1 年[36]，应该预防性植入 ICD；如果患者合并左束支传导阻滞且 QRS 延长，特别是 QRS 时限超过 150ms 者应同时应用 CRT；如果经常因缓慢性心律失常而致右心室起搏，亦应同时应用 CRT。但是，应该牢记相当多的新诊断的 NIDCM 患者经过心衰药物治疗后左室功能得到改善。在缺乏预示危险心律失常存在的症状时，ICD 植入应该推迟到药物治疗后 3~6 个月，之后再次评估预防 ICD 植入的必要性。

NIDCM 复发性室性心律失常的管理

尽管 ICD 对预防猝死有效，但对预防或抑制室性心律失常再发却没有显著作用。所有植入 ICD 患者第一年 ICD 放电率为 14%，主要因室性心律失常发作而放电，曾经有过室性心动过速的患者放电比例更高[46]。通过程控进行更主动性的抗心动过速起搏治疗能降低 ICD 放电发生率，但 ICD 放电本身是痛苦的，降低了患者的生活质量，并能导致创伤后应激障碍。另外，ICD 放电是进展性心衰的标志，且增加死亡率[47]。因此，抗心律失常药物及射频消融的治疗策略(二者也常联合应用) 对于减少室性心律失常的复发是必需的。已经证实，β 受体阻断剂索他洛尔及胺碘酮能减少 ICD 放电[48]。但是药物治疗常伴有毒副作用，导致 1/4 的患者治疗中断。而且，抗心律失常药物治疗对复发的瘢痕相关性室性心动过速的预防常常是不够的，其心律失常发生很常见，且缓慢的无休止的室性心动过速或多次发作导致电风暴而使 ICD 多次放电[49]。

对于单形性室性心动过速患者，射频消融能显著降低室性心律失常复发、减少 ICD 放电，当室性心动过速无休止发作时，消融是能拯救患者生命的治疗措施[50-52]。室性心动过速消融的最主要经验来自冠心病患者，非缺血性心肌病的消融资料大部分为单中心研究，尽管复发率较高，但近期消融结果是具有可比性的[52,53]。NIDCM 患者的持续性单形性室性心动过速一般是通过瘢痕区的折返形成，尽管室速机制与缺血性心肌病患者心肌梗死后的室性心动过速机制相似，但是瘢痕形成的病因很可能是随疾病进展出现的纤维

化，而不是心肌梗死。二者的瘢痕定位也不同，前者更倾向于瓣膜周围、心肌内或心外膜下[53,54]。对这些患者经皮穿刺进入心外膜进行标测及消融可增加消融的成功率[52]。

图 7-8 显示 1 例 NIDCM 患者室性心动过速的电生理检查及射频消融，心室程序刺激诱发持续性单形性室性心动过速 (图 7-8A)。室速频率仅 150 次/分，但其收缩压很快降到 50mmHg 以下，室性心动过速很快被短阵起搏所终止。尽管该患者室性心动过速时血流动力学不稳定，不适合在发作期间进行电生理标测，但可在窦性心律时通过标测识别出包含折返环路的瘢痕区进行，也就是基质标测，图 7-8B 显示了通过三维电解剖标测系统进行左心室的电压标测，不同的颜色表示心内电图电压的不同峰值。紫色(电压大于 1.5mV)表示正常，从蓝色、绿色、黄色到红色代表电压逐渐降低，红色代表瘢痕，从图中可见瘢痕区在左心室邻近二尖瓣环的左室侧后壁。除了通过逆行途径的心内膜标测，还可通过剑突下心包穿刺将另一根导管送入心包腔进行心外膜标测。C 图和 D 图显示进行冠状动脉造影识别冠状动脉和标测导管显示的心外膜瘢痕位置关系(黄色箭头)，心内电图和瘢痕区的起搏显示瘢痕区包含缓慢传导通路 (可能是室性心动过速基质)。B 图的褐红色圆形标记点显示消融位点，灰色的圆形标记点表示致密瘢痕区，在该区起搏不能夺获心肌组织，A 图显示消融去除了室性心动过速。

小结

文中所描述的患者代表了 NIDCM 心衰患者的典型临床事件模式，经过不太复杂的导管消融成功治疗了患者的复发性室性心律失常，在随后的 9 个月随访中没有再出现室性心动过速发作。

不正常的电生理基质是 NIDCM 的重要的病理生理特征，左束支传导阻滞延缓了心室的激动，导致激动不同步，进一步损害心室功能，这种异常可通过 CRT 逆转或改善。房性心律失常在 NIDCM 患者很常见，且常需要治疗。快速心房颤动或心房扑动引起的快速房室传导妨碍左心室的起搏时，可导致 CRT 应用中断。室性心律失常是猝死的重要原因，晕厥是 NIDCM 患者的严重症状，预示高的猝死风险。ICD 可降低死亡风险，但不能抑制心律失常发作，发生持续室性心动过速的患者常常在心室存在瘢痕区域，这些瘢痕区域是折返性室性心动过速的基质，此类室性心

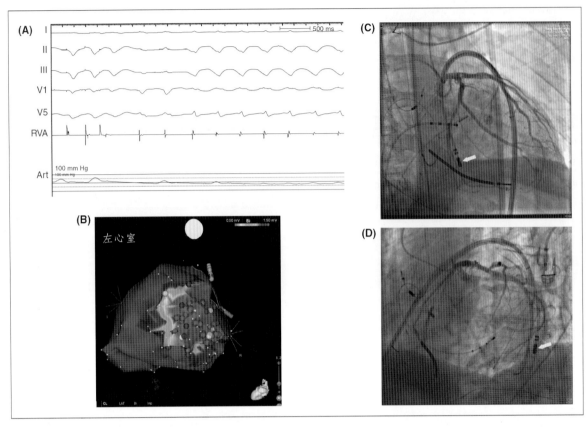

图 7-8　一例 NIDCM 合并持续单形性室性心动过速患者标测和消融结果。(A)图示程序刺激诱发室性心动过速；(B)图为左心室心内膜面电压标测图，后基底部有一瘢痕区，心室从左后斜位方向观察，二尖瓣环在右侧，心尖朝向图的左手侧。(C) 图(右前斜)和(D)图(左前斜)示消融导管分别放置在心包腔、左室后基底部心外膜低电压区的冠脉造影图像。(见彩图)

动过速对抗心律失常药物治疗常无反应，可能需要导管消融。识别心肌病的电生理异常对改善心衰治疗、减轻症状和预防猝死具有重要意义。

参考文献

1. Rowland DJ. Left and right bundle branch block, left anterior and left posterior hemiblock. *Eur Heart J.* 1984;5(suppl A):A99–A105.

2. Bader H, Garrigue S, Lafitte S, et al. Intra-left ventricular electromechanical asynchrony. A new independent predictor of severe cardiac events in heart failure patients. *J Am Coll Cardiol.* 2004;43:248–256.

3. Juliano S, Fisher SG, Karasik PE, Fletcher RD, Singh SN. QRS duration and mortality in patients with congestive heart failure. *Am Heart J.* 2002;143:1085–1091.

4. Lewinter C, Torp-Pedersen C, Cleland JGF, Keber L. Right and left bundle branch block as predictors of long term mortality following myocardial infarction. *Eur J Heart Fail.* 2011;13:1349–1354.

5. Baldasseroni S, Opasich C, Gorini M, et al. Left bundle branch block is associated with increased 1-year sudden and total mortality in 5517 outpatients with congestive heart failure: a report from the Italian network on congestive heart failure. *Am Heart J.* 2002;143:398–405.

6. Kalra PR, Sharma R, Shamim W, et al. Clinical characteristics and survival of patients with chronic heart failure and prolonged QRS duration. *J Cardiol.* 2002;86:225–231.

7. Shenkman HJ, Pampati V, Khandelwal AK, et al. Congestive heart failure and QRS duration: establishing prognosis study. *Chest.* 2002;122:528–534

8. Murkofsky RL, Dangas G, Diamond JA, Mehta D, Scheaffer A, Ambrose JA. A prolonged QRS duration on surface electrocardiogram is a specific indicator of left ventricular dysfunction. *J Am Coll Cardiol.* 1998;32:476–482.

9. Sandhu R, Bahler RC. Prevalence of QRS prolongation in a community hospital cohort of patients with heart failure and its relation to left ventricular systolic dysfunction. *Am J Cardiol.* 2004;93:244–246.

10. Auricchio A, Fantoni C, Regoli F, et al. Characterization of left ventricular activation in patients with heart failure and left bundle branch block. *Circulation.* 2004;109:1133–1139.

11. Turner MS, Bleasdale RA, Vienreanu D, et al. Electrical and mechanical components of dyssynchrony in heart failure patients with normal QRS duration and left bundle branch block: impact of left and biventricular pacing. *Circulation.* 2004;109:2544–2549.

12. Kass DA, Chen CH, Curry C, et al. Improved left ventricular mechanics from acute VDD pacing in patients with dilated cardiomyopathy and ventricular conduction delay. *Circulation.* 1999;99:1567–1573.

13. Leclercq C, Cazeau S, Le Breton H, et al. Acute hemodynamic effects of biventricular DDD pacing in patients with end stage heart failure. *J Am Coll Cardiol.* 1998;32:1825–1831.

14. Nelson GS, Berger RD, Fetics BJ, et al. Left ventricular or biventricular pacing improves cardiac function at diminished energy costs in patients with dilated cardiomyopathy and left bundle

branch block. *Circulation*. 2000;102:3053–3059.

15. St John Sutton MG, Plappert T, Abraham WT et al. Effect of cardiac resynchronization therapy on left ventricular size and function in chronic heart failure. *Circulation*. 2003;107:1985–1990.

16. Cazeau S, Leclercq C, Lavergne T, Walker S, et al. Effects of multisite biventricular pacing in patients with heart failure and intraventricular conduction delay. *N Engl J Med*. 2001;344:873–880.

17. Cleland JG, Daubert JC, Erdmann E., et al. The effect of of cardiac resynchronization on morbidity and mortality in heart failure. *N Engl J Med*. 2005;353:1539–1549

18. Bristow MR, Saxon LA, Boehmer J, et al. Cardiac resynchronization therapy in with or without an implantable defibrillator in advanced chronic heart failure. *N Engl J Med*. 2004;350:2140–2150.

19. Abraham WT, Fisher WG, Smith AL, et al. Cardiac resynchronization in chronic heart failure. *N Engl J Med*. 2002;346:1845–1853.

20. Moss AJ, Hall WJ, Cannom DS, et al. Cardiac resynchronization therapy for the prevention of heart failure events. *N Engl J Med*. 2009;361:1329–1338.

21. Tang ASL, Wells GA, Talajic M, et al. Cardiac resynchronization therapy for mild to moderate heart failure. *N Engl J Med*. 2010;363:2385–2395.

22. Daubert C, Gold MR, Abraham WT, et al. Prevention of disease progression by cardiac resynchronization therapy in pateitns with asymptomatic or mildly symptomatic left ventricular dysfunction: insights from the European cohort of the REVERSE (Resynchronization Reverses Remodeling in Systolic Left Ventricular Dysfunction) trial. *J Am Coll Cardiol*. 2009;54:1837–1846.

23. Santangeli P, Di Biase L, Pelargonio G, et al. Cardiac resynchronization therapy in patients with mild heart failure: a systematic review and meta-analysis. *J Interv Card Electrophysiol*. 2011;32:125–135.

24. van Rees JB, de Bie MK, Thijssen J, Borleffs CJ, Schalij MJ, van Erven L. Implantation-related complications of implantable cardioverter-defibrillators and cardiac resynchronization therapy devices: a systematic review of randomized clinical trials. *J Am Coll Cardiol*. August 30, 2011;58(10):995–1000.

25. Upadhyay GA, Choudhry NK, Auricchio A, Ruskin J, Singh JP. Cardiac resynchronization in patients with atrial fibrillation. A meta-analysis of prospective cohort studies. *J Am Coll Cardiol*. 2008;52:1239–1246.

26. Kaszala K, Ellenbogen KA. Role of cardiac resynchronization therapy and atrioventricular junction ablation in patients with permanent atrial fibrillation. *Eur Heart J*. 2011;32:2344–2346.

27. Chung ES, Leon AR, Tavazzi L, et al. Results of the predictors of response to CRT (PROSPECT) trial. *Circulation*. 2008;117:2608–2616.

28. Packer M, Bristow MR, Cohn JN, et al, The effect of carvedilol on morbidity and mortality n patients with chronic heart failure: US Cardvedilol in Heart Failure Study Group. *N Engl J Med*. 1996;334:1349–1355.

29. Singh SK, Link MS, Wang PJ, Homoud M, Estes MNA III. Syncope in the patient with nonischemic dilated cardiomyopathy. *Pacing and Clin Electrophysiol*. 2004;27:97–100

30. Middlekauff HR, Stevenson WG, Stervenson LW, Saon LA. Syncope in advanced heart failure: high risk of sudden death regardless of origin of syncope. *J Am Coll Cardiol*. 1993;21:110–116.

31. Fonarow GC, Feliciano Z, Boyle NG, Knight L, Woo MA, Moriguchi JD, Laks H, Wiener I. Improved survival in patients with non-ischemic advanced heart failure and syncope treated with an implantable cardioverter-defibrillator. *Am J Cardiol*. 2000;85:981–5.

32. Iles L, Pfluger H, Lefkovits L, et al. Myocardial fibrosis predicts appropriate device therapy in patients with implantable cardioverter-defibrillators for primary prevention of sudden cardiac death. *J Am Coll Cardiol*. 2011;57: 821–828.

33. Knight BP, Goyal R, Pelosi F, Flemming M, Horwood L, Morady F, Strickberger SA. Outcome of patients with nonischemic dilated cardiomyopathy and unexplained syncope treated with an implantable defibrillator. *J Am Coll Cardiol*. 1999;33:1964.

34. Russo AM, Verdino R, Schorr C, Nicholas M, Dias D, Hsia H, Callans D, Marchlinski FE. Occurrence of implantable defibrillator events in patients with syncope and nonischemic dilated cardiomyopathy. *Am J Cardiol*. 2001;88:1444–1446.

35. Olshanky B, Poole JE, Johnson G, et al. Syncope predicts outcome of cardiomyopathy patients. Analysis of the SCD-HeFT study. *J Am Coll Cardiol*. 2008;51:1277–1282.

36. Epstein AE, DiMarco JP, Ellenbogen KA, et al. ACC/AHA/HRS 2008 guidelines for device based therapy of cardiac rhythm abnormalities: a report of the American College of Cardiology/American Heart Association Task Force on Practice Guidelines (Writing committee to Revise the ACC/AHA/NASPE 2002 Guideline Update for Implantation of Cardiac Pacemakers and Arntiarrhytmia Devices) developed in collaboration with the American Association for Thoracic Surgery and Society for Thoracic Surgeons. *J Am Coll Cardiol*. 2008;51:e1–e62.

37. Grimm W, Hoffman J, Muller H, Maisch B. Implantable defibrillator event rates in patients with idiopathic dilated cardiomyopathy, nonsustained ventricular tachycardia on Holter and a left ventricular ejection fraction below 30%. *J Am Coll Cardiol*. 2002;39:780–787.

38. The Antiarrhythmics Versus Implantable Defibrillator (AVID) Investigators. A comparison of antiarrhythmic-drug therapy with implantable defibrillators in patients resuscitated from near fatal ventricular arrhythmias. *N Engl J Med*. 1997;337:1576–1583.

39. Connolly SJ, Gent M, Roberts RS, et al. Canadial Implantable Defibrillator Study (CIDS). A randomized trial of the implantable cardioverter defibrillator against amiodarone. *Circulation*. 2000;101:1297–1302.

40. Kuck KH, Cappato R, Siebels J, Ruppel R. for the CASH Investigators. Randomized comparison of antiarrhythmic drug therapy with implantable defibrillator in patients resuscitated from cardiac arrest: the Cardiac Arrest Study Hamburg (CASH). *Circulation*. 2000;102:748–754.

41. Bansch D, Antz M, Boczor S, et al. Primary prevention of sudden cardiac death in idiopathic dilated cardiomyopathy. The Cardiomyopathy Trial (CAT). *Circulation*. 2002;105:1453–1458.

42. Strickberger SA, Hummel JD, Bartlett TG, et al. Amiodarone versus implantable cardioverter defibrillator randomized trial in patients with non-ischemic dilated cardiomyopathy and asymptomatic non-sustained ventricular tachycardia-AMIOVERT. *J Am Coll Cardiol*. 2003;41: 1707–1712.

43. Kadish A, Dyer A, Daubert JP, et al. Prophylactic defibrillator implantation in patients with non-ischemic dilated cardiomyopathy. *New Engl J Med* 2004;350:2151–2158.

44. Bardy GH, Lee KL, Mark DB, et al. Amiodarone or an implantable cardioverter defibrillator for congestive heart failure. *N Engl J Med*. 2005;353:225–237.

45. Bristow MR, Saxon LA, Boehmer J, et al. Cardiac resynchronization therapy with or without an implantable defibrillator in advanced chronic heart failure. *N Eng J Med* 2004;350: 2140–2150.

46. Saxon LA, Hayes DL, Gilliam FR, et al. Long term outcome after ICD and CRT implantation and influence of remote device follow up: The Altitude Survival Study. *Circulation*. 2010;122: 2359–2367.

47. Poole JE, Johnson GW, Hellkamp AS. Prognostic importance of defibrillator shocks in patients with heart failure. *N Engl J Med* 2008;359:1009–1017.

48. Connolly SJ, Dorian P, Roberts RS, et al. Comparison of beta-blockers, amiodarone plus beta blockers or sotalol for prevention of shocks from implantable cardioverter defibrillators: the OPTIC study: a randomized trial. *JAMA* 2006;295:165–171.

49. Credner SC, Klingenheben T, Mauss O, Sticherling C, Hohnloser SH. Electrical storm in patients with transvenous implantable car-

dioverter-defibrillators: incidence, management and prognostic implications. J Am Coll Cardiol 1998;32:1909–1915.

50. Stevenson WG, Wilber DJ, Natale A, et al. Irrigated radiofrequency catheter ablation guided by electroanatomic mapping for recurrent ventricular tachycardia after myocardial infarction: the multicenter thermacool ventricular tachycardia ablation trial. Circulation 2008;118:2773–2782.

51. Mallidi J, Nadkarani GN, Berger RD, et al. Meta-analysis of catheter ablation as an adjunct to medical therapy for treatment of ventricular tachycardia in patients with structural heart disease. Heart Rhythm 2011;8:503–510.

52. Aliot EM, Stevenson WG, Almendral-Garrote JM, Bogun F, Calkins CH, Delacretaz E, Della Bella P, Hindricks G, Jaïs P, Josephson ME, Kautzner J, Kay GN, Kuck KH, Lerman BB, Marchlinski F, Reddy V, Schalij MJ, Schilling R, Soejima K, Wilber D; EHRA/HRS Expert Consensus on Catheter Ablation of Ventricular Arrhythmias. Heart Rhythm. 2009;6:886–933.

53. Soejima K, Stevenson WG, Sapp JL, Selwyn AP, Couper G, Epstein LM. Endocardial and epicardial radiofrequency ablation of ventricular tachycardia associated with dilated cardiomyopathy: the importance of low-voltage scars. J Am Coll Cardiol. 2004;43:1834.

54. Hsia HH, Callans DJ, Marchlinski FE. Characterization of endocardial electrophysiological substrate in patients with nonischemic cardiomyopathy and monomorphic ventricular tachycardia. Circulation. 2003;108:704.

第 8 章

心力衰竭的心脏再同步化治疗(CRT)

ADAM P. PLEISTER，WILLIAM T. ABRAHAM

引言

心脏的再同步化治疗(CRT)，或双心室(Biv)起搏，已经成为近几年治疗心衰的一种主要手段。仔细筛选可能从 CRT 治疗获益的患者是极为重要的，而且必须根据确定的标准以保证最大程度的治疗获益。在本章节中，将会列举两个"典型"的心衰患者：一个具有明显的心衰症状和严重的收缩功能异常；另一个仅具有轻到中度的心衰表现。随后将讨论 CRT 治疗心衰的最新证据，包括临床试验结果和重要学会发布的指南。也会依据临床和诊断资料，提出不支持这两个患者进行 CRT 治疗的理由，并讨论进一步的处理措施和预测因素。

病例报告 A

患者 A 男性，54 岁，非洲裔美国人，近期刚从另一个州迁来，第一次就诊是在一个普通心血管诊所，希望在该诊所进行治疗。几个月前开始出现慢性呼吸困难和中度乏力症状，近几周上述症状加重，伴轻度头晕、端坐呼吸和双下肢水肿，休息时无呼吸困难，日常活动不受限，但有时会有疲乏感。否认胸痛、心绞痛、心悸、晕厥、夜间阵发性呼吸困难(PND)、腹胀，否认近期有体重和食欲变化。否认抑郁、焦虑、视觉改变和头痛，否认胃肠和泌尿生殖系异常。近 3 年

患者治疗依从性很好，每周数次监测体重和血压。体重稳定保持在 160 磅(1 磅=0.454kg)左右，血压保持在 110~120/70~80mmHg 范围。充分回顾病史并无特殊之处。吸烟 20 余年，每天 20 支，已戒 12 年。否认饮酒和使用禁用药物史。否认早发冠心病、心衰、猝死、心律失常和心肌病家族史(早于 65 岁发病)。

患者 3 年前出现无明显缺血的心肌病，也无其他特殊病因，当时的左室射血分数 (LVEF) 低于 10%。一位心脏病大夫负责对他进行随访，但由于患者迁居，随访时间不足 1 年。有一份 18 个月前的超声心动图显示：左室扩大，LVEF 20%~25%，二尖瓣轻度反流，右室大小和功能正常。5 年前的一份左心导管检查的报告显示：冠状动脉正常，LVEF 20%，室壁运动普遍减低。无其他检查资料。2 年前置入 1 个心脏转复除颤仪(ICD)，1 年以上没有进行程控，安装后未发生过电击除颤。既往有高血压病、混合型高脂血症、痛风病史，糖尿病 4 年，口服药物治疗。否认过敏史。目前治疗药物如下：卡维地洛 5mg bid，赖诺普利 10mg qd，单硝酸异山梨酯 30mg qd，肼屈嗪 20mg tid，呋塞米 40mg qd，阿司匹林 81mg qd，辛伐他汀 40mg/晚，二甲双胍 500mg bid。体格检查：慢性病容，显得比实际年龄大，血压 112/70mmHg，心率 82 次/分，体重指数(BMI)25，双肺底部啰音，双下肢轻度水肿，心界向两侧扩大，心尖部可闻及 II/VI 收缩期杂音，向背部放射，可闻及第 3 心音。

按照诊疗计划安排,进行以下检查:心电图、胸部 X 线、经胸超声心动图、心肌核素。心电图提示窦性心律,心率 98 次/分,左束支传导阻滞(LBBB),QRS 间期 142ms,非特异性 T 波改变(图 8-1)。胸部 X 线显示双肺底部肺不张,心脏扩大(图 8-2)。经胸超声心动图显示左室普遍性运动减低,估测 LVEF 20%,左室轻至中度扩大,二尖瓣轻至中度反流,左房轻度扩大,右室轻度扩大伴收缩功能减低(图 8-3)。心肌核素显示左室扩大,无心肌梗死和缺血改变,LVEF 23%(图 8-4)。实验室检查:肌酐轻度升高为 1.54mg/dL,B 型钠尿肽(BNP)轻度升高为 196 pg/mL,糖化血红蛋白 A1c7.1 mmol/L;全血细胞计数 (CBC)、促甲状腺激素(TSH),空腹查血脂和肝功能均在正常范围。

病例报告 B

患者 B,女性,45 岁,性格开朗。就诊于内科诊所,由于负责其先前诊疗的医生退休了,失去了既往的病历资料。询问病史,患者有轻度胸痛,每周发作数次,疼痛位于胸骨后,无放射痛;自觉胸痛中 70% 较严重,无特殊的缓解和加重因素,每次持续数分钟,可自行缓解;伴有劳累后呼吸困难和乏力;可以间断爬两层楼梯,继续向上爬楼则会出现气短,日常活动不受限。无头痛、头晕、恶心呕吐、出汗、夜间阵发性呼吸困难、端坐呼吸、心悸、腹胀、下

肢水肿。否认近期体重和食欲改变。无焦虑,无视觉异常,无头痛,无胃肠和泌尿生殖系症状。患者治疗依从性很好,每周两次监测血压和体重,家庭血压范围 120~130/80mmHg,体重 160 磅。每周 1 杯红酒,无吸烟、使用禁用药物史。家族史:患者母亲在 41 岁时猝死于心肌梗死,否认早发冠心病、心衰、猝死、心律失常和心肌病家族史(早于 65 岁发病)。

既往史:3 年前患心肌梗死,当时于"右冠状动脉"置入支架一枚。先前的医生告诉她当时有轻度心衰。有高血压、混合型高脂血症、糖尿病(已控制饮食)、抑郁症病史。对磺胺类药过敏。服用药物包括:卡维地洛 37.5mg bid,氯沙坦 50mg qd,螺内酯 25mg qd,阿司匹林 81mg qd,阿托伐他汀 40mg/晚,西酞普兰 40mg qd。体格检查:面容正常,显得与实际年龄相当,血压 126/78mmHg,心率 70 次/分,体重指数(BMI)31,双肺清晰,双下肢无水肿,心肺检查无明显阳性发现。

按照诊疗计划安排,进行如下检查:心电图、胸部 X 线、经胸超声心动图、左右心导管检查。心电图显示窦性心律,心率 80 次/分,QRS 为 98ms,非特异性 ST-T 改变 (图 8-5),胸部 X 线检查明显异常(图 8-6)。经胸超声心动图显示左室大小正常,左室收缩功能轻至中度异常,估测 LVEF 40%~45%(图 8-7)。患者 A 和 B 的超声心动图影像对比见图 8-8。左右心导管检查显示冠状动脉无明显狭

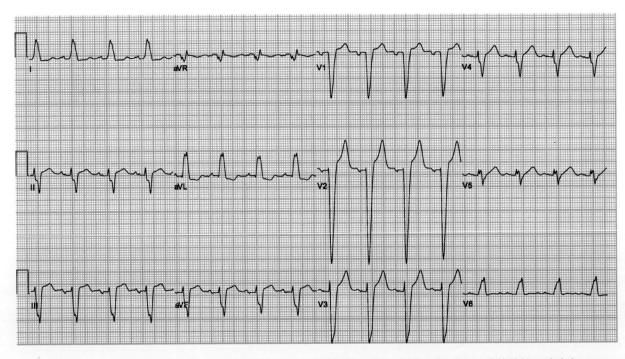

图 8-1　心电图提示窦性心律,心率 98 次/分,左束支传导阻滞(LBBB),QRS 间期 142ms,非特异性 T 波改变。

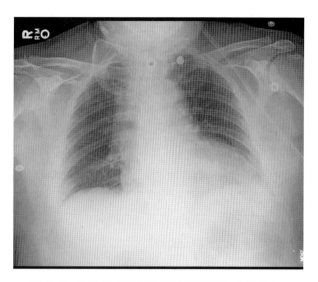

图 8-2 胸部 X 线显示双肺底部肺不张,心脏扩大。

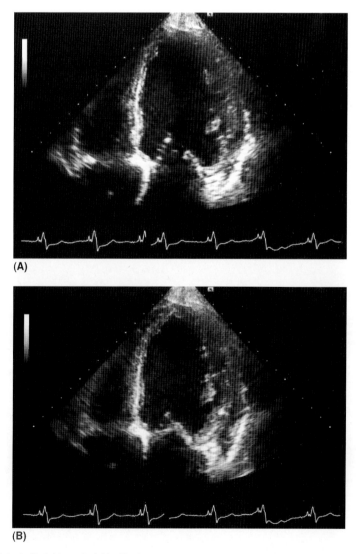

图 8-3 经胸超声心动图示左室普遍性运动减低,估测 LVEF 20%(A 和 B),左室轻至中度扩大(A 和 B),二尖瓣轻至中度反流(C),左房轻度扩大,右室轻度扩大伴收缩功能减低(A 和 B)。(待续,见彩图)

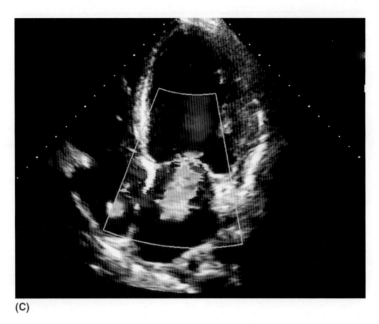

(C)

图 8-3(续)　(见彩图)

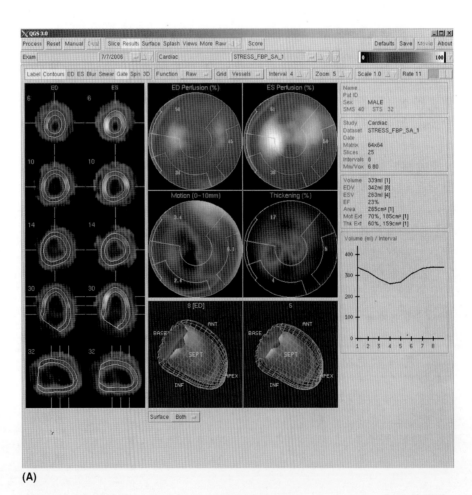

(A)

图 8-4　心肌核素显示左室扩大,无心肌梗死和缺血改变,LVEF 23%。(待续,见彩图)

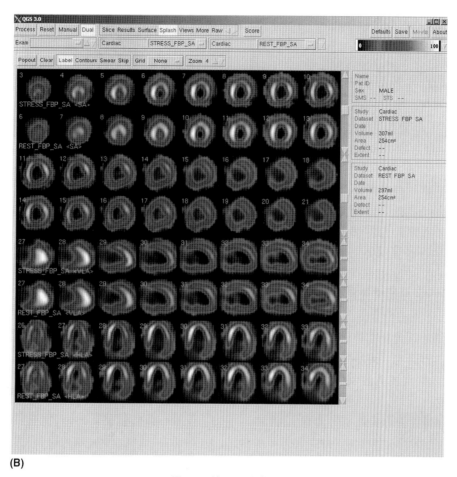

(B)

图 8-4(续)　(见彩图)

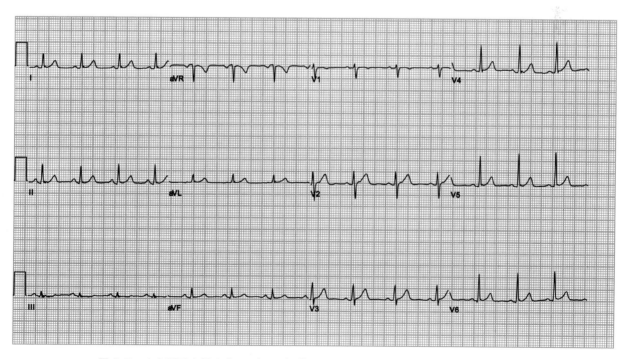

图 8-5　心电图示窦性心律,心率 80 次/分,QRS 间期 98ms,非特异性 ST-T 改变。

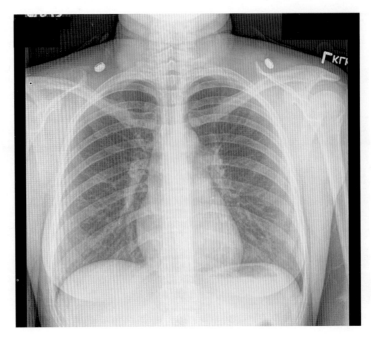

图 8-6　胸部 X 线检查未见明显异常。

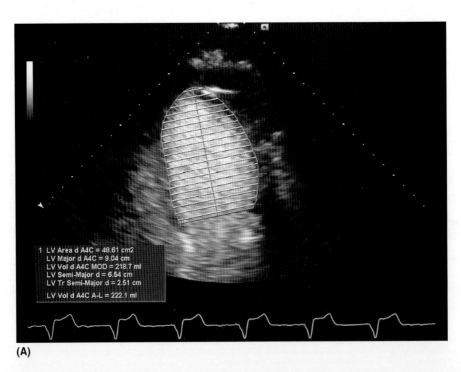

图 8-7　经胸超声心动图(TTE)示左室大小正常,轻至中度的收缩功能异常,估测射血分数 LVEF 40%~50%(A 和 B)。(待续,见彩图)

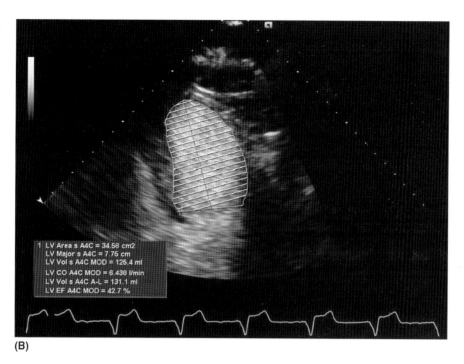

(B)

图 8-7(续)　（见彩图）

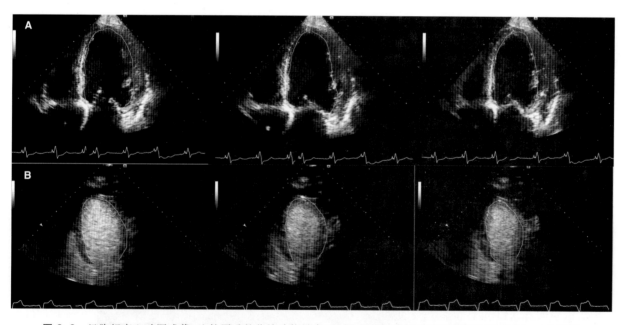

图 8-8　经胸超声心动图成像,比较严重的收缩功能异常(患者 A)和轻度的收缩功能异常(患者 B)。（见彩图）

窄,右冠状动脉中段可见支架影,左室造影显示 LVEF40%,左右心压力正常(图 8-9)。实验室检查:生化检查、肾功能、钠尿肽(BNP)均正常。糖化血红蛋白 A1c 为 6.5mmol/L;血脂检查低密度脂蛋白(LDL)71mg 偏低;CBC、TSH 和肝功能均在正常范围。

背景

在过去的几十年,心衰的治疗在很多方面得到发展。药物治疗[包括 β 受体阻滞剂、血管紧张素转换酶抑制剂(ACEI)、血管紧张素受体拮抗剂、螺内酯,以

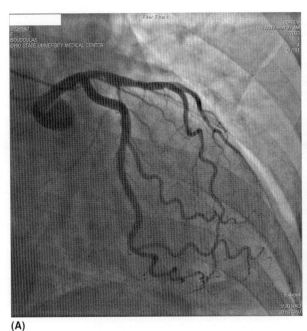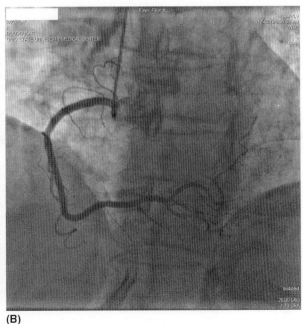

(A)　　　　　　　　　　　　　　(B)

图 8-9　左右心导管检查示无明显冠状动脉狭窄,心室造影示 LVEF40%,左右室内压正常(未显示)。

及对某些特殊人群应用硝酸酯类和噻嗪类利尿剂]可使心衰无论从症状,还是死亡率方面都得到了明显下降[1]。人工装置治疗也使心衰患者预后得到改善。特别是现在安装心脏转复除颤仪(ICD)已成为无论有无缺血的心肌病患者一二级预防猝死的标准治疗[2]。另外,起搏器联合双心室起搏可以更好地获益[3-5]。这种类型的起搏需要 3 根电极导线:分别在右心房、右心室和左心室(而普通起搏器和 ICD 的电极导线仅置于右心房和右心室)。3 根电极导线使房室同步、双心室同步。双心室起搏即 CRT 治疗。CRT 可以单独或与 ICD 联合使用。这种联合常被叫做 CRT-ICD 或 CRT-D。现有资料已显示 CRT 可以改善某些特定心衰患者的功能状态,提高生活质量和运动耐量、改善心室重构、降低发病率和死亡率。现在 CRT 已成为我们治疗心衰的常规手段。近些年,指南推荐的 CRT 适应证扩大了,甚至包括所有 NYHA 心功能分级的患者。植入 CRT 的适应证主要是基于 QRS 形态,在一定程度上也基于 QRS 时限。本章后面部分将讨论目前有关 CRT 应用的指南推荐。

机制

　　心脏的泵功能衰竭,可能伴有束支传导阻滞或心室内传导延迟,称为心室不同步。这可能会导致已经衰竭的心脏功能进一步恶化, 出现心脏收缩功能减退。因此,CRT 的治疗益处在于它可以使双心室同步

化和增强左室收缩功能,逆转心室重构,使受损的心脏功能得到改善。另外 CRT 安装后,几个血流动力学测量参数也可得到改善。CRT 可能获益的依据来自于几项重要研究,这些研究显示伴有 LBBB 和室内传导延迟(IVCD)的心衰患者较不伴 LBBB 和 IVCD 的心衰患者症状更重、预后更差[6-8]。虽然实验模型证明 CRT 可通过减少凋亡和调节激酶活性改善心室重构,但尚没有证据证明 CRT 可通过心衰分子机制改善预后[9]。

　　另外,单独右心室起搏的危害与心衰引起的心室不同步相似。在本例中,右心室起搏引起的右心室收缩早于左室(心室收缩不同步),这就导致了医源性的 LBBB,从而出现左室间隔收缩早于左室游离壁(心室内收缩不同步[10-12])。因此,对于心衰患者,不推荐单心室起搏及双腔起搏(仅右房和右心室电极),建议选择双心室的三腔(CRT)起搏治疗心衰。

　　通过几项有关 CRT 的研究已经了解了 CRT 作用的生理学机制。CRT 可改善心衰患者左室的收缩功能。在多中心的同步化随机临床评估(MIRACLE)研究中,与对照组相比,试验组 6 个月的 LVEF 增加 3.6%(对照组 0.4%)[13]。心脏再同步化治疗心衰(CARE-HF)研究显示伴有 LBBB 或 IVCD、LVEF25%的患者,安装 CRT 后,与对照组相比,其 LVEF 在 3 个月时增加 3.7%,在 18 个月时增加 6.9%[14]。其他改善的参数包括收缩压和 BNP。与对照组基础中位收缩压 110mmHg 和 BNP1800~1900pg/mL 相比,CRT 治疗组收缩压升高了 6mmHg,3 个月时 BNP 下降了 225pg/mL,18 个

月时下降了1122pg/mL。这些提示CRT治疗改善了患者的心脏功能。

此外，已知CRT可以逆转心室重构和损伤的病理过程。CARE-HF和MIRACLE试验显示CRT改善了几个对逆转心室重构有意义的标志物参数，包括减少了左室收缩和舒张末期容积大小，减少了二尖瓣反流喷射面积，减少了左室质量[15-16]。与改善临床症状相比，逆转心室重构可能是评估预后的一个更好的指标。在一项入选141例患者的研究中，通过多变量分析几个临床和超声心动图参数以确定对CRT是否有反应[17]，该研究显示左室收缩末期容积下降是减少心血管事件和全因死亡率的独立预测因子。

中至重度心衰的临床试验资料

几个大型临床试验已经显示，对选择的心衰患者应用CRT治疗可以获益。下面将对其中的CARE-HF试验、COMPANIN试验、MIRICLE试验和MIRICLE-ICD试验进行讨论[13-14,18-23]。

MIRICLE试验入选453例心衰患者（LVEF≤35%，中至重度心衰症状，QRS≥130ms）。患者被随机分到CRT(CRT联合最佳药物治疗)组和药物治疗(单纯药物治疗)组。初级终点是NYHA心功能分级，标准的生活质量积分和6min步行距离。CRT组患者较药物治疗组明显增加了步行距离。也显著改善了NYHA心功能分级及生活质量和运动耐量(依据踏车运动的时间)。CRT组的LVEF增加4.6%，药物治疗组降低0.2%。另外CRT组的再住院率和静脉药物治疗率较药物治疗组下降。

进一步分析MIRICLE试验包括3个月和6个月的超声心动图。测量左室舒张和收缩末期容积、射血分数、左室质量、二尖瓣反流程度、早晚期充盈时的跨二尖瓣峰值速度(分别为E波和A波)和心脏指数。6个月时，CRT组左室舒张末期容积、收缩末期容积和左室质量均明显减少。另外，发现CRT组的LVEF、心脏指数明显改善；CRT组的二尖瓣反流程度减轻。其中，非缺血性心肌病患者的改善程度要大于缺血性心肌病。

IMIRICLE-ICD试验是用来研究NYHA心功能分级Ⅲ~Ⅳ级，并且已经进行了最佳药物治疗的心衰患者，采用CRT联合ICD(CRT-D)治疗的有效性和安全性。这是一项随机双盲平行对照试验，纳入了369例LVEF≤35%、QRS≥130ms、具有致死性心律失常风险、NYHA心功能Ⅲ~Ⅳ级、适合安装ICD的心衰患者，其中89%的患者NYHA心功能Ⅲ级。将患者随机

分配到CRT-D和ICD组。初级终点是基线到6个月的指标变化：生活质量、NYHA心功能分级、6min步行试验、运动耐量、血浆神经激素水平、LVEF、整体心衰状态、生存率、室性心律失常发生率和再住院率。

6个月时，CRT-D组患者在生活质量积分和心功能分级方面明显改善；而6min步行距离无明显差异，峰值氧消耗增加[CRT-D 1.1mL/(kg·min)，ICD 0.1mL/(kg·min)，P=0.4]。踏车运动试验CRT-D增加56s，ICD组则减少11s(P<0.001)。识别心律失常方面无差异；均未记录到致心律失常事件。

MIRICLE-ICDⅡ研究（MIRICLE-ICD部分内容）是关于轻度症状的心衰患者应用CRT治疗的研究。这是一项随机双盲平行对照试验，入选患者为NYHA心功能Ⅱ级，并且已采取了最佳药物治疗，LVEF≤35%、QRS≥130ms、具有安装ICD的Ⅰ类指征。将186例患者随机分配到CRT-D和ICD组。终点观察指标包括峰值氧耗量VO_2、通气氧耗量VE/CO_2(均从心肺功能运动试验获得)、NYHA心功能分级、生活质量、6min步行试验、左室容积、LVEF、综合的临床反应。

6个月时，CRT-D组患者在峰值VO_2方面没有明显改善。但在心室重构指数(左室舒张和收缩末期容积)和LVEF方面有明显改善。CRT组VE/CO_2，NYHA心功能分级，综合的临床反应有显著改善。两组间6min步行试验和生活质量积分无明显差异。

CARE-HF试验入选813例NYHA心功能Ⅲ~Ⅳ级患者，LVEF≤35%，QRS间期延长。其中94%的患者为NYHA心功能Ⅲ级，62%为非缺血性心肌病患者，平均年龄67岁，中位LVEF25%，中位QRS间期为160ms，若QRS在120~149ms，则行超声心动图明确患者是否存在心室不同步。患者被随机分配到药物治疗组和CRT(CRT+药物)治疗组。初级终点是因心血管事件引起的急性再住院或任何原因引起的死亡，次级终点是任何原因引起的死亡。

29个月时，与药物治疗组相比，CRT组患者在很多方面得到改善：死亡率(20% vs 30%)；由心衰恶化导致的死亡(8.1% vs 13.9%)，猝死(7.1% vs 9.4%)；而且随时间推移，CRT组的死亡率进一步下降，初级终点事件也显著减少(39% vs 55%)；减少独立于药物治疗、LVEF、QRS间期、年龄、性别或NYHA心功能分级。在38个月时，CRT组患者因心衰和猝死的死亡率减少，但幅度降低。且90天时在NYHA心功能分级和生活质量方面就可以获益。逆转心室重构的积极影响在前面"机制"部分已经提到。

对比心衰患者的药物、起搏和除颤治疗(COMPA

NION)是用来观察 CRT 联合(CRT-D)/不联合 ICD 治疗的研究。本研究纳入了 1520 例仅 12 个月内因失代偿性心衰入院的患者,NYHA 心功能Ⅲ~Ⅳ级,QRS 间期≥120ms,LVEF≤35%,平均年龄 67 岁,中位 LVEF21%。约半数患者为非缺血性心肌病,其中 85% 是 NYHA 心功能Ⅲ级,且所有 NYHA 心功能Ⅲ级的患者均有安装 ICD 预防心脏猝死的适应证。将患者随机分为 3 组:药物治疗组、CRT 组和 CRT-D 组(CRT 和 CRT-D 组也接受心衰的最佳药物治疗)。本研究中,最佳药物治疗包括:血管紧张素转换酶抑制剂(ACEI)和血管紧张素受体阻断剂(89% 的患者应用),β 受体阻滞剂(66% 的患者应用),螺内酯(55% 的患者应用)。

12 个月时,与药物治疗组相比,两个 CRT 组患者在全因住院的初级终点事件明显减少,包括全因死亡率、因心血管原因住院率和死亡率。CRT、CRT-D 和药物治疗组初级终点发生率分别为 56%、56% 和 68%。与 CARE-HF 试验相似,初级终点独立于药物治疗、LVEF、NYHA 心功能分级、性别、年龄、心肌病病因(缺血性或非缺血性)。与药物治疗组相比,CRT-D 明显减少全因死亡的次级终点(12% vs 15%),CRT 组也取得相似的效果(15%)。需要特别强调的是,CRT-D 组在植入装置后即可获益,而 CRT 组在 8 个月后才出现获益。可能的解释是 ICD 可立即减少心源性猝死,而双心室起搏逆转心室重构,要经过数月才能起效。另外,与药物治疗组相比,接受 CRT 和 CRT-D 治疗可明显改善患者的步行时间、收缩压和 NYHA 心功能分级。

总之,这些里程碑式的试验显示出 CRT 对 NYHA 心功能分级Ⅲ~Ⅳ级,LVEF≤35%,QRS 间期≥120~130ms 的患者可获益。特别指出的是,CRT 可以减轻患者 1~3 个月内的症状,并降低住院率、提高生存率。

轻至中度心衰的临床试验资料

几个大型临床试验对筛选的 NYHA 心功能分级Ⅰ~Ⅱ级心衰患者采取 CRT 治疗。对这些 LVEF 下降的心衰患者,双室起搏可改善心功能状态,减少心衰风险及联合终点事件。CRT-D 也显示可减少 NYHA 心功能分级Ⅱ级而非Ⅰ级患者的死亡率。

发表于 2008 年的左室收缩功能异常的再同步化和逆转左室重构(REVERSE)研究探讨了过去 NYHA 心功能分级Ⅰ~Ⅱ级心衰的疗效[24]。纳入 610 例心衰患者,QRS≥120ms,LVEF≤40%。所有患者接受 CRT(有或无 ICD)治疗。患者被随机分到 CRT(CRT-ON,419 例)或对照(CRT-OFF,191 例)组,观察时间 12 个月。初级终点是心衰综合反映(患者的治疗积分改善、无变化或加重)。次级终点(强预测因素)是左室收缩末期容积指数和心衰恶化再住院情况,心衰恶化再住院情况从健康关怀的前瞻性次级终点分析中得到。

心衰的综合反映终点恶化比例,CRT-ON 与 CRT-OFF 相比为 16% 比 21%(P = 0.10)。心动图提示 CRT-ON 组在左室收缩末期容积指数和其他的反映左室重构的超声指标方面有更好的改善。另外,CRT-ON 组明显地减少了首次心衰住院。

2011 年发表了一项包含 4 个 LVEF 减少(≤40%)NYHA 心功能分级Ⅰ和Ⅱ级心衰的大型 CRT 研究的 META 分析[25]。它包含有 MIRICLE-ICDⅡ、MADIT-CRT、REVERSE 和 CARE-HF 研究(其中 MIRICLE-ICDⅠ和 REVERSE 之前已经讨论过;下面将讨论 MADIT-CRT 和 CARE-HF 研究)。这些研究显示 CRT 可以逆转左心室重构,延缓心衰症状的加重(如阻止 NYHA 心功能级别的增高),减少心衰的事件发生和降低死亡率。

而且,在多中心自动除颤——心脏再同步化治疗研究(MADIT-CRT)中观察轻度心衰患者的 CRT 治疗获[26]。纳入 1820 例患者,LVEF≤30%,NYHA 心功能分级Ⅰ和Ⅱ级,其中 85% 是 NYHA 心功能Ⅱ级,而其他 15% 是 NYHA 心功能Ⅰ级。55% 为缺血性心肌病,45% 为非缺血性心肌病。患者被随机分配到 CRT-D 和 ICD 组。初级终点设定为首次发生心衰和任何原因死亡。与 ICD 组相比,CRT-D 组在 29 个月时减少了初级终点事件(17% vs 25%)。CRT-D 组减少了 41% 的心衰事件。根据超声心动图的随访结果显示 CRT-D 可显著地逆转心室重构,尤其是 QRS≥150ms(存在严重的左室不同步)患者获益更大。

进一步分析 MADIT-CRT 资料显示,对 CRT 治疗,伴有 LBBB 患者较无 LBBB 患者有更好获益;有 RBBB 患者较无 RBBB 患者有更好获益[27]。LBBB 患者接受 CRT-D 治疗,可以减少室性心律失常的发生、延缓心衰的进展。

另外,对 MADIT-CRT 资料回顾性分析显示,缺血性心肌病与非缺血性心肌病有不同的获益。CRT-D 组(与 ICD 组相比)对非缺血性心衰,伴有 LBBB、糖尿病的女性患者获益更大。而对缺血性心衰、伴有 LBBB、收缩压小于 115mmHg、QRS≥150ms 的患者获益更大。

CRT 联合 ICD 治疗进展性心衰研究(RAFT)是一项关于轻度心衰患者采取 CRT 治疗是否可以获益的研究[28]。纳入 1798 例患者,81%是 NYHA 心功能Ⅱ级,而其他 19%是 NYHA 心功能Ⅲ级, 所有患者 QRS≥120ms,LVEF≤30%。与 MADIT-CRT 相似,患者被随机分配到 CRT-D 和 ICD 组。与 MADIT-CRT 相比,RAFT 试验缺血性心衰患者较多(大约占 2/3)。初级终点设定为首次发生心衰和任何原因死亡。平均随访时间 MADIT-CRT 较 RAFT 长(40 个月 vs 29 个月)。与 ICD 组相比,CRT-D 组减少了初级终点事件(33% vs 40%),全因死亡率更低(20% vs 26%)。且 CRT-D 组对 QRS≥150ms 患者效果更好。

不幸的是, 与 ICD 组相比,RAFT 的 CRT-D 组在 30d 内并发症较多(13% vs 7%),如冠状静脉窦撕裂、电极脱位、气胸/血胸、囊袋血肿和感染。

重要学会指南

如上述临床研究资料所示,CRT 是一项对心衰有确定疗效的治疗手段。适合安装 CRT 的适应证还在发展中。CRT 治疗适合于选择的 NYHA 心功能Ⅱ、Ⅲ和Ⅳ级,LVEF 下降和心室不同步的心衰患者。一系列的研究调查确定了判断左室不同步的几种最好方法,包括心电图的 QRS 间期和形态、组织多普勒超声检查及其他一些先进的影像学检查（包括三维超声心动图、心脏磁共振成像和高级的电生理检查）。

几个学会的指南提出了在最佳药物治疗基础上应用 CRT 治疗的建议:2012 美国心脏学院/美国心脏协会/心律学会(ACC/AHA/HRS)的心律失常器械治疗指南;2009 ACC/AHA 心衰指南;2010 美国心衰学会指南和欧洲心脏学会心衰治疗指南更新[29-32]。最近发布的 2012 ACC/AHA/HRS 指南, 将适应证扩大到了 NYHA 心功能Ⅰ和Ⅱ级患者,但也限制了 QRS 间期和形态指征(表 8-1)。最强的指征是 LVEF≤35%,窦性心律,LBBB,QRS≥150ms,在最佳药物治疗基础上的 NYHA 心功能Ⅱ~Ⅲ级及未治疗的Ⅳ级患者。另外还有几个弱一点的推荐和两个Ⅲ类推荐（本章节未提到）。

作者所列举的病例是两个 "典型" 的适合安装 CRT 的心衰患者。A 患者,NYHA 心功能分级Ⅲ级,ACC/AHA 学会推荐的 C 阶段的非缺血性心衰, 近期影像显示 LVEF 明显降低至 15%~20%,近期心电图提示 QRS 间期 142ms、LBBB,经胸超声心动图提示双室心衰（未对心脏是否同步进行评估）。已经安装了 ICD,并进行了针对心衰的最佳药物治疗。其他慢性病(高血压,高脂血症,糖尿病和痛风)均得到了较好的控制,无生命危险。

基于目前的重要学会指南和临床研究资料,该患者可以从升级为 CRT-D 治疗中获益, 其 LVEF、QRS 间期和功能状态均适合进行双心室起搏,并且已接受最佳药物治疗几个月。虽然在安装 CRT 过程中有一些小的风险,但对一位熟练的操作者而言,发生严重并发症的风险小于 1%。而 CRT 升级治疗潜在益处有降低死亡率、改善功能状态、诱导逆转重构、提高 LVEF。需要对患者院外密切随访,包括在一个有该器械的诊所进行常规监测。

B 患者,NYHA 心功能分级Ⅱ级,处于 ACC/AHA 推荐的由冠心病和缺血性心肌病导致的心衰的 C 阶段,患者有心肌梗死和冠心病及引起猝死的早发家族史。最近的影像学资料显示患者的 LVEF 轻度下降至 40%~45%,心电图提示 QRS 间期 112ms,之前未安装过永久性心脏起搏器或 ICD。目前正在接受最佳药物治疗,并监测血脂。其他慢性病(高血压,高脂血症,糖尿病和抑郁)均得到了较好的控制,无生命危险。由于肥胖,建议进行营养咨询及减肥治疗。

基于目前的重要学会指南和临床研究资料,该患者目前不会从 CRT、CRT-D 和 ICD 治疗中获益,其 LVEF 轻度下降>35%,QRS 间期没有达到植入 CRT 标准。也不符合 MADIT-CRT 研究的新的有关 NYHA 心功能Ⅰ、Ⅱ级患者的指南推荐:LVEF<30%或 QRS 间期 130ms。另外,心电图无 LBBB。但患者也需要院外密切随访,至少每年查一次超声心动图,每 6 个月进行一次功能状态评估,也可能会从核磁共振评价微血管病变中获益。另外,患者的心衰可能会恶化,需要进行器械治疗。从目前依据临床资料公布的更新的学会指南来看,随着 CRT 治疗指征的扩展,患者或许将来需要进行 CRT 治疗。

表 8-1 ACC/AHA/HRS心衰患者的CRT治疗推荐

2012 有关器械治疗推荐的更新	备注
Ⅰ 类 指征	
CRT 治疗应当用于 LVEF≤35%，窦性心律,LBBB 伴 QRS 150ms,GDMT 基础上的 NYHA Ⅱ、Ⅲ级或非卧床Ⅳ级患者。(证据水平: NYHA Ⅲ/Ⅳ 为 A,NYHA Ⅱ 为 B)	修改的指南推荐(特别在 LBBB,≥150ms,CRT 扩大指征到包括那些有症状的 NYHA 心功能Ⅱ级患者)
Ⅱ A类 指征	
CRT 可用于治疗 LVEF≤35%，窦性心律,LBBB 伴 120ms<QRS<149ms,GDMT 基础上的 NYHA Ⅱ、Ⅲ级或非卧床Ⅳ级患者(证据水平:B)	无推荐
CRT 可用于治疗 LVEF 35%,窦性心律,非 LBBB,QRS 150ms,GDMT 基础上的 NYHA Ⅲ级或非卧床Ⅳ级患者(证据水平:A)	无推荐
CRT 可用于治疗 AF 伴 LVEF 35%,GDMT 基础上,如:a)需要心室起搏或符合 CRT 治疗标准;b)房室结消融或药物控制心室率,尽量达到心室完全起搏的患者(证据水平:B)	修改的推荐(改写的推荐提示治疗获益基于射血分数而不是 HYHA 分级;证据水平由 C 变为 B)
CRT 可用于治疗 LVEF 35%,进行首次植入或更换器械预期达到显著比例的心室起搏(起搏比例>40%)患者(证据水平:C)	修改的推荐(改写的推荐提示治疗获益是基于射血分数并需要起搏,而不是基于 NYHA 心功能分级;推荐等级由Ⅱb 变为Ⅱa)
Ⅱ B类 指征	
CRT 治疗可考虑用于 LVEF 30%,缺血病因导致的心力衰竭,窦性心律,LBBB 伴 QRS 间期 150ms,GDMT 基础上的 NYHA Ⅰ级患者(证据水平:C)	新推荐
CRT 治疗可考虑用于 LVEF 35%,窦性心律,非 LBBB 伴 120ms<QRS<149ms,GDMT 基础上的 NYHA Ⅲ级或非卧床Ⅳ级患者(证据水平:B)	新推荐
CRT 治疗可考虑用于 LVEF 30%，窦性心律，非 LBBB 伴 QRS 间期 150ms,GDMT 基础上的 NYHA Ⅱ级患者(证据水平:C)	新推荐
Ⅲ类 指征:无获益	
CRT 治疗不建议用于 NYHA Ⅰ 或Ⅱ级，非 LBBB 伴 QRS 间期 150ms 的患者(证据水平:B)	新推荐
CRT 治疗不建议用于有并发症和(或)良好生存不足 1 年的患者(证据水平:C)	修改的推荐(改写的推荐指包括心脏的或非心脏原因导致的并发症)

注:CRT=心脏再同步化治疗;LBBB=左束支传导阻滞;LVEF=左室射血分数;NYHA=纽约心脏病协会;GDMT=指南指导下的药物治疗;AF=心房颤动。

参考文献

1. Hunt SA, Abraham WT, Chin MH, et al. 2009 focused update incorporated into the ACC/AHA 2005 guidelines for the diagnosis and management of heart failure in adults: a report of the American College of Cardiology Foundation/American Heart Association Task Force on Practice Guidelines: developed in collaboration with the International Society for Heart and Lung Transplantation. *Circulation.* 2009;119(14):e391–479.

2. Aronow WS. Implantable cardioverter-defibrillators. *Am J Ther.* 2010;17(6):e208–220.

3. Abraham WT, Hayes DL. Cardiac resynchronization therapy for heart failure. *Circulation.* 2003;108(21):2596–2603.

4. Auricchio A, Abraham WT. Cardiac resynchronization therapy: current state of the art: cost versus benefit. *Circulation.* 2004;109(3):300–307.

5. Burkhardt JD, Wilkoff BL. Interventional electrophysiology and cardiac resynchronization therapy: delivering electrical therapies for heart failure. *Circulation.* 2007;115(16):2208–2220.

6. Duncan AM, Francis DP, Gibson DG, et al. Limitation of exercise tolerance in chronic heart failure: distinct effects of left bundle-branch block and coronary artery disease. *J Am Coll Cardiol.* 2004;43(9):1524–1531.

7. Shamim W, Francis DP, Yousufuddin M, et al. Intraventricular conduction delay: a prognostic marker in chronic heart failure. *Int J Cardiol.* 1999;70(2):171–178.

8. Baldasseroni S, Opasich C, Gorini M, et al. Left bundle-branch block is associated with increased 1-year sudden and total mortality rate in 5517 outpatients with congestive heart failure: a report from the Italian network on congestive heart failure. *Am Heart J.* 2002;143(3):398–405.

9. Chakir K, Daya SK, Tunin RS, et al. Reversal of global apoptosis and regional stress kinase activation by cardiac resynchronization. *Circulation.* 2008;117(11):1369–1377.

10. Wilkoff BL, Cook JR, Epstein AE, et al. Dual-chamber pacing or ventricular backup pacing in patients with an implantable defibrillator: the Dual Chamber and VVI Implantable Defibrillator (DAVID) Trial. *JAMA.* 2002;288(24):3115–3123.

11. Sweeney MO, Hellkamp AS, Ellenbogen KA, et al. Adverse effect of ventricular pacing on heart failure and atrial fibrillation among patients with normal baseline QRS duration in a clinical trial of pacemaker therapy for sinus node dysfunction. *Circulation.* 2003;107(23):2932–2937.

12. Sweeney MO, Prinzen FW. A new paradigm for physiologic ventricular pacing. *J Am Coll Cardiol.* 2006;47(2):282–288.

13. St John Sutton MG, Plappert T, Abraham WT, et al. Effect of cardiac resynchronization therapy on left ventricular size and function in chronic heart failure. *Circulation.* 2003;107(15):1985–1990.

14. Cleland JG, Daubert JC, Erdmann E, et al. The effect of cardiac resynchronization on morbidity and mortality in heart failure. *N Engl J Med.* 2005;352(15):1539–1549.

15. Zhang Q, Fung JW, Auricchio A, et al. Differential change in left ventricular mass and regional wall thickness after cardiac resynchronization therapy for heart failure. *Eur Heart J.* 2006;27(12):1423–1430.

16. Breithardt OA, Sinha AM, Schwammenthal E, et al. Acute effects of cardiac resynchronization therapy on functional mitral regurgitation in advanced systolic heart failure. *J Am Coll Cardiol.* 2003;41(5):765–770.

17. Yu CM, Bleeker GB, Fung JW, et al. Left ventricular reverse remodeling but not clinical improvement predicts long-term survival after cardiac resynchronization therapy. *Circulation.* 2005;112(11):1580–1586.

18. Cleland JG, Daubert JC, Erdmann E, et al. Longer-term effects of cardiac resynchronization therapy on mortality in heart failure [the CArdiac REsynchronization-Heart Failure (CARE-HF) trial extension phase]. *Eur Heart J.* 2006;27(16):1928–1932.

19. Bristow MR, Saxon LA, Boehmer J, et al. Cardiac-resynchronization therapy with or without an implantable defibrillator in advanced chronic heart failure. *N Engl J Med.* 2004;350(21):2140–2150.

20. Saxon LA, Bristow MR, Boehmer J, et al. Predictors of sudden cardiac death and appropriate shock in the Comparison of Medical Therapy, Pacing, and Defibrillation in Heart Failure (COMPANION) Trial. *Circulation.* 2006;114(25):2766–2772.

21. Abraham WT, Fisher WG, Smith AL, et al. Cardiac resynchronization in chronic heart failure. *N Engl J Med.* 2002;346(24):1845–1853.

22. Young JB, Abraham WT, Smith AL, et al. Combined cardiac resynchronization and implantable cardioversion defibrillation in advanced chronic heart failure: the MIRACLE ICD Trial. *JAMA.* 2003;289(20):2685–2694.

23. Abraham WT, Young JB, León AR, et al. Effects of cardiac resynchronization on disease progression in patients with left ventricular systolic dysfunction, an indication for an implantable cardioverter-defibrillator, and mildly symptomatic chronic heart failure. *Circulation.* 2004;110(18):2864–2868.

24. Linde C, Abraham WT, Gold MR, et al. REVERSE (REsynchronization reVErses Remodeling in Systolic left vEntricular dysfunction) Study Group. Randomized trial of cardiac resynchronization in mildly symptomatic heart failure patients and in asymptomatic patients with left ventricular dysfunction and previous heart failure symptoms. *J Am Coll Cardiol.* 2008;52(23):1834–1843.

25. Santangeli P, Di Biase L, Pelargonio G, et al. Cardiac resynchronization therapy in patients with mild heart failure: a systematic review and meta-analysis. *J Interv Card Electrophysiol.* 2011;32(2):125–135.

26. Moss AJ, Hall WJ, Cannom DS, et al. Cardiac-resynchronization therapy for the prevention of heart-failure events. *N Engl J Med.* 2009;361(14):1329–1338.

27. Zareba W, Klein H, Cygankiewicz I, et al. Effectiveness of cardiac resynchronization therapy by QRS morphology in the Multicenter Automatic Defibrillator Implantation Trial-Cardiac Resynchronization Therapy (MADIT-CRT). *Circulation.* 2011;123(10):1061–1072.

28. Tang AS, Wells GA, Talajic M, et al. Cardiac-resynchronization therapy for mild-to-moderate heart failure. *N Engl J Med.* 2010;363(25):2385–2395.

29. Tracy CM, Epstein AE, Darbar D, et al. 2012 ACCF/AHA/HRS focused update of the 2008 guidelines for device-based therapy of cardiac rhythm abnormalities: a report of the American College of Cardiology Foundation/American Heart Association Task Force on Practice Guidelines and the Heart Rhythm Society [corrected]. *Circulation.* 2012;126:1784–1800.

30. Hunt SA, Abraham WT, Chin MH, et al. 2009 focused update incorporated into the ACC/AHA 2005 Guidelines for the diagnosis and management of heart failure in adults: a report of the American College of Cardiology Foundation/American Heart Association Task Force on Practice Guidelines: developed in collaboration with the International Society for Heart and Lung Transplantation. *Circulation.* 2009;119(14):e391–479.

31. Dickstein K, Vardas PE, Auricchio A, et al. 2010 focused update of ESC Guidelines on device therapy in heart failure: an update of the 2008 ESC guidelines for the diagnosis and treatment of acute and chronic heart failure and the 2007 ESC guidelines for cardiac and resynchronization therapy. Developed with the special contribution of the Heart Failure Association and the European Heart Rhythm Association. *Eur J Heart Fail.* 2010;12(11):1143–1153.

32. Heart Failure Society of America, Lindenfeld J, Albert NM, et al. HFSA 2010 comprehensive heart failure practice guideline. *J Card Fail.* 2010;16(6):e1–194.

第 9 章

难治性收缩性心力衰竭的血流动力学优化处理

病例报告

史密斯,男性,67 岁,随访超过 10 年,患有缺血性心肌病。因急性心肌梗死第一次就诊,并在前降支置入支架;8 年前,因心绞痛行冠脉血管造影提示严重的三支病变,接受了外科搭桥手术,术后射血分数减少至 40%,之后规律服药治疗 7 年。但1 年前,患者的心衰加重,诉轻微活动即出现气短,必须停止活动。通过无创检查发现,患者的射血分数减为 25%,估测肺动脉压增高。在过去 3 个月住院 4 次,最近一次是 1 周前。住院期间,将口服的美托洛尔逐渐加量,但在心衰失代偿阶段临时停用。由于低血压,将赖诺普利减半量服用。出院后随访时患者来到诊室,体重较住院时已减轻 4 磅,出院时体重不详。

患者诉症状较入院时减轻,休息时无症状,但爬楼梯或淋浴时仍有呼吸困难。自出院后患者夜间一直端坐呼吸,且食欲减退、饭量减少。遵医嘱,下肢穿着长筒加压袜。尽管晚上睡 10h,排尿 2~3 次,仍感觉疲劳、精神差。未诉头晕。

血压 117/98mmHg,心率 88 次/分,穿过房间走到检查床时,可以听到喘息声,卧位时呼吸困难加重。坐位可见颈静脉怒张,腹部轻度膨隆,肝大,肝颈静脉反流征阳性。四肢湿冷,双下肢水肿。

目前口服药物:地高辛 0.125mg qd;赖诺普利5mg qd;美托洛尔 25mg bid;螺内酯 25mg qd;华法林;呋塞米 80mg qd;阿司匹林 81mg qd。

上面描述的是一个典型的慢性心衰患者,可能会因心衰恶化表现为失代偿性心衰被救护车送入院。像这样有慢性心衰且多次入院的患者,具有较高的发病率和死亡率。这种情况的发生可能由于以下原因:

1. 对失代偿心衰的治疗并不充分,典型的是未服用利尿剂。

2. 住院强化治疗适合失代偿的心衰患者,但慢性心衰治疗不适合采用激进的治疗措施。

3. 患者按照指南进行治疗,但血流动力学反应不好。

4. 终末期IV级心衰需要进行靶向治疗(这部分将在第 10 章讨论)。

本章将讨论前 3 种采用标准治疗效果不佳的原因。

收缩性心衰是一种慢性疾病,它通过神经激素和血流动力学异常影响患者的生存率、发病率、生活质量。一名患者表现为慢性收缩性功能异常、容量状态和灌注异常,假如不予处理的话,心衰可能会逐渐加重,出现心衰事件[1-3]。院外随访过程中,充分认识亚临床的容量和灌注情况及对治疗的适度反应是减少心衰住院和死亡的关键因素[4,5]。也会改善患者的一般状况和症状。

作为医务工作者,我们的责任是最大可能地使患者病情稳定和减轻症状,以及保持患者的存活。在院外,使患者病情稳定并尽可能地延长寿命。一般认为随着时间病情加重,是不可避免的疾病自然进程;而没有认识到随着患者病情进展,我们所给予的治疗方案可能不是最佳的。快速判别患者的血流动力学状态,并给予适合的治疗,对心衰的最佳治疗和预防再住院是一个很重要的方面[6]。

了解院外患者的血容量状态和灌注情况是不是最佳,包括了解患者病史和体格检查以及使用的监测设施是否合理[2,7]。为了提高这些技能,医务工作者需要进行教育和练习,以便其能成功治疗心衰恶化的患者。仅依靠病史显然是不够的。由于患者通常感觉正常,使治疗又回到早期的基线水平,而通过其他测量手段可能发现他们仍处于失代偿时期[8]。体格检查技巧如评估颈静脉压(JVP)和第三心音的听诊,能准确地判断患者是否处于失代偿阶段,但这却常被忽视[9-11]。改进床旁诊断技巧可以改善心衰患者预后,提高生活质量。这可以提高医学治疗水平,改善医患关系[12]。

容量负荷过重是心衰失代偿最常见的表现,大约有 2/3 的心衰住院患者有这种表现[7,8,13,14]。过去,人们认为有严重收缩功能障碍的患者常需要提高心内充盈压以维持心输出量,目前也还这样教学。现在认识到左室功能异常改善的表现是达到左室充盈压的基本正常,即曾经认为的达到后负荷最佳状态[15-17]。要想达到患者的最佳状态,需要依赖床旁监测评价充盈压,这是一项十分复杂的工作。

最有用的床旁确定心室内充盈压是否升高的方法是检查颈部的颈静脉搏动,左右室充盈压升高与心衰的住院率、死亡率相关,而对心输出量的预测价值非常低[4]。在慢性收缩期心衰的患者中 75% 左房压力与右房压力一致[18,19]。在治疗有效时,心脏两侧的压力平行下降[20-21]。这点很重要,因为对大部分患者而言,易于在床旁获得右心充盈压,并可以指导治疗。肝颈静脉反流征使对心内压升高的阳性检出率升高 80%[22-24]。其他体征和症状对心衰失代偿的敏感性和特异性意义较小,甚至在室内压升高患者也无异常发现,包括水肿和肺部啰音。对心衰的完整回顾和临床评价在第 1 章或其他部分已讨论过[7,8]。

颈静脉检查应该与传统教学方法不同。由于患者表现为充盈压显著升高,颈静脉怒张,倾斜 30° 检查或许是错误的。假如患者充盈压力很高,颈静脉怒张会很明显,就不能区别静脉搏动情况。最有效的方法是在直立位检查患者的心脏收缩功能,逐渐降低检查角度直到可以看到颈静脉搏动(表 9-1)[25]。

让心衰患者达到一个尽可能低的充盈压可以获得持续的血流动力学益处[26],并能减少二尖瓣反流[16]。这种情况主要是由于减轻了左室牵拉,缩小了二尖瓣环的大小。通过联合利尿剂和增加血管扩张剂剂量降

表9-1　帮助临床医生评价静脉压的技巧

1. 先采取直立90°坐位,假如看不到颈静脉搏动,逐渐让患者降低为仰卧位,直到能看到颈静脉搏动为止。假如无论直立、各种角度的斜卧、仰卧位都看不到颈静脉,就不能判断颈静脉压。
2. 检查两侧颈部。
3. 评价两侧颈内、外静脉,假如只有颈内静脉可见,则证实用颈静脉搏动评价右房压之前有呼吸相的改变。
4. 压迫下腹部鉴别颈静脉搏动可以明确是压迫性的颈静脉搏动,而不是非压迫性的心房搏动。

引自: Reference 25.

低心脏后负荷,可以稳定地改善心输出量,降低肺内充盈压,改善肾功能,减轻症状,提高生活质量[26,27]。

当确定充盈压仍偏高,患者心衰没有获得最佳治疗时,应该把充盈压降至正常,经典的最成功的做法是增加利尿剂和血管扩张剂剂量;同时,依据指南最大程度地应用 β 受体阻滞剂、血管紧张素转换酶抑制剂(ACEI)、醛固酮受体拮抗剂和心脏再同步化治疗[7]。症状性心衰的利尿治疗应该包括袢利尿剂,并逐渐增大剂量,以达到一种通过物理检查认为血容量是正常的状态,或是明显地改善了肾功能。然而,对慢性心衰患者应用利尿剂治疗或许会掩盖明显的慢性肾功能不全,尤其在容量负荷正常时更明显。随着发展,对于心衰患者的最佳治疗,要求即使是最差的肾功能,也应该能减轻症状。

心衰的口服治疗药物包括 ACEI——很好的血管扩张剂。假如某患者不能耐受 ACEI,血管紧张素受体阻断剂可以起到良好的阻断肾素血管紧张素系统的作用,但是它针对血流动力学的血管扩张作用较弱,部分是因为其缺乏增加缓激肽的作用[28]。假如某患者需要更强的扩血管作用,盐酸肼屈嗪和硝酸酯类或许有利于改善血流动力学。已经证明,对非洲裔美国人,依据指南的 RAS 系统阻断治疗可起到重要的辅助治疗作用[29]。

住院心衰患者可以接受静脉血管扩张药物治疗,并能快速达到代偿状态。能起这种作用的药物包括硝酸甘油、硝普钠、奈西利肽[30]。应用这些静脉制剂,可以使患者达到很好的代偿状态,改善器官功能,减少血尿素氮、肌酐和胆红素水平。重要的是,当对患者停止静脉治疗时,需要口服足够剂量的血管扩张剂以防止血管收缩和失代偿发生。假如近期入院的患者再次表现为失代偿情况,则需要考虑进一步的血管扩张药物治疗[27]。

几乎所有的心衰住院患者都存在容量负荷过重。在缺乏以指南为依据的有创性治疗情况下，许多患者处于相对的血管收缩状态。在这种情况下，血管扩张剂加上利尿剂治疗是最佳的选择。虽然，当患者住院时已处于严重的失代偿阶段，医师常选择静脉离子型制剂进行治疗。有趣的是，分析影响静脉治疗因素，选择的静脉离子制剂仅仅与从医地点有关[31]。这个事实告诉我们，医生没有依据患者的检查结果和临床特征来选择治疗，而是出于个人习惯，没有适当的选择理由。这种缺乏资料指导的急性失代偿心衰治疗方法是有害的。另外，目前依据过去几十年积累资料显示静脉离子制剂是有害的，这些资料来自于充血性心力衰竭肺动脉导管检查作用研究（ESCAPE）试验[32-36]。该研究显示有些治疗团队，尽管依据病情的严重程度进行了治疗调整，但却由于选择离子型制剂引起了心衰恶化[31,37]。

尽管大部分入院心衰患者表现为高血压，增加血管扩张剂剂量考虑可能会受限于血压[13,14]。经常会因为对理想血压的错误观念而不能增加血管扩张剂及剂量。当左室功能异常时，降低后负荷的最佳治疗是要求血压低于 120mmHg，理想的血压是在 90～110mmHg。对某些患者却错误地把收缩压保持在较高水平，这会导致扩张血管不足和引起失代偿[13,14]。对一个血压相对低的患者积极地增加扩血管治疗剂量是不妥的。依据指南，增加剂量治疗常常被以下不明确的原因影响，如：患者诉疲乏，随体位改变的头晕。而

当仔细询问时，这些症状往往是短暂的，或者是由于患者频繁监测血压，并由此而引起无意义的焦虑。另外，其他的健康管理者或家庭成员或许会感觉这种血压"太低"，而建议减少药物。在某些情况下，通过右心导管检查监测充盈压和系统性血管阻抗确定后负荷大小是非常有用的[8]。某些患者不能耐受低剂量的 ACEI 治疗，而右心导管检查显示 SVR 的确显著升高，这提示低血压是由于后负荷增加导致的心输出量降低所致。对这种情况，增加 ACEI 或其他血管扩张剂治疗不会降低血压。当后负荷最好地与左室功能相匹配时，心输出量达到最大，二尖瓣反流减轻，血压和肾功能得到改善并变得更稳定（图 9-1）。有时，患者表现为较强的血管收缩状态，需要很大剂量的这些扩血管药物才能达到最佳治疗，如：卡托普利 100mg q6h 并联合口服硝酸酯治疗。卡维地洛较美托洛尔具有更强的扩血管作用，虽然其长期效果还有争论，但在这种情况下或许是一项合理的选择[38,39]。

对某些特殊的难治患者，为评价血流动力学，需要进行肺动脉导管检查，并保留导管以用于指导口服药物的最佳治疗方案[8]。虽然不主张常规应用有创性的血流动力学评价检查来指导心衰治疗[21]，但对某些难治患者是有益处的。依据血流动力学监测，可以更好地应用联合药物治疗降低后负荷和充盈压。这种有创性评价指导的治疗方案被称做"个体化治疗"，可以使充盈压和扩血管治疗达到最佳（表 9-2）。当这些最

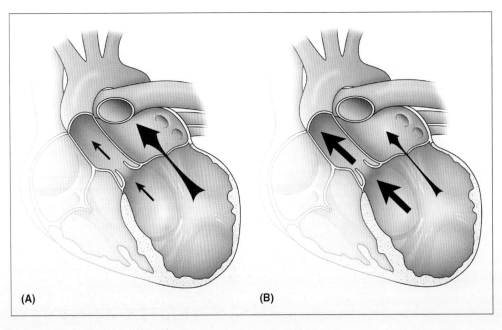

图 9-1　(A)压力负荷过重扩大的心脏，其血流重新分布导致前向血流减弱，后向血流增加引起二尖瓣反流。(B)通过采取积极的血管扩张剂和利尿剂治疗达到控制血流动力学，减轻二尖瓣反流和增加前向血流目的。

表9-2　血流动力学优化的目标

2012 有关器械治疗推荐的更新	评论
右房压	≤8mmHg
肺毛细血管楔压	≤16mmHg
系统血管阻力	800~1200 dyn×s/cm⁵
收缩压	≥80mmHg

佳目标达到后,患者的心输出量达到最大,生活质量会显著改善。当达到理想的 SVR 和肺动脉楔压(CWP),仍存在严重的低心输出量时,则表明确实难治,属第Ⅳ阶段心衰。此类患者只有有限的治疗选择,包括减轻症状,辅助循环,心脏移植。

病例报告(续)

回到病例,史密斯先生在诊所接受了利尿剂和血管扩张剂治疗。入院后接受了静脉利尿剂和血管扩张剂治疗,虽然病情改善,但当撤去了这些药物后病情很快加重,决定放置一个肺动脉导管指导针对血流动力学的治疗。

有创性的血流动力学监测结果见表 9-3,A栏。充盈压轻度增高,血管阻力显著增高,心输出量明显受损。

开始进行静脉硝普钠治疗,增加剂量达到最佳的血管扩张作用,输注速度为 0.2mg/min,血流动力学得到改善,见表9-3,B 栏。SVR 降低而血压无明显下降,尽管没有使用离子型制剂,心输出量也得到改善。心输出量和 SVR 的关系是可逆的,也受全身动脉压的影响,这可以由以下公式计算得到,CO=MAP-RA/SVR,SVR 用 Wood 单位。RAP 下降出现在心衰改善后,由于心衰改善增加了心输出

量,降低了右侧静脉压,这是血流动力学改善和器官灌注增加的重要方面[4,15]。

这些新的血流动力学监测保证可以进行最佳的扩张血管治疗,患者也可获得足够的调整血流动力学的治疗。患者的充盈压超过正常水平,所以继续进行积极地利尿治疗以使 CVP<15mmHg。通过用导管监测血流动力学参数,把治疗从静脉治疗过渡到口服药物治疗。从静脉硝普钠转换成口服卡托普利治疗,快速增加口服药物剂量以使 SVR 保持在 800~1200 dyn×s/cm⁵,增加剂量时,开始应用长效制剂,依那普利 10mg bid,单硝酸异山梨酯缓释片 120mg qd,与指南一致,将 β 受体阻滞剂改为卡维地洛,当容量负荷改善后,增加剂量为 12.5mg bid。这时患者的症状得明显改善,运动耐量增加,能够站立而不感到头晕,血流动力学保持最佳。见表 9-3,C 栏。

当患者由失代偿表现转变为最佳的容量负荷时,需要关注其他的口服药物治疗,特别是神经激素阻断药物和血管扩张剂。这些药物应该遵循指南增加到最大剂量而无不能耐受的副作用。这些积极的最佳药物治疗剂量不仅挽救了患者的生命,也防止了心衰失代偿和因心衰住院。遵循指南的药物治疗在第 1 章已进行讨论。

还有几点需要注意:当心衰患者血流动力学达到最佳,并采取了个体化治疗,仍需要继续进行常规的物理学检查。一般情况下,当进行血流动力学监测时,医生会停止物理检查。但是,对患者进行物理检查往往是很有益处的。对已进行侵入性血流动力学监测的患者进行物理检查,可以帮助医生对那些难以进行颈部检查的患者,鉴别颈静脉搏动。例如,当患者的 SVR 是理想的 1000 dyn×s/cm⁵ 时,可以确定患者的外周温

表9-3　患者随时间变化的血流动力学参数

血流动力学参数	A 基线	B 静脉治疗时	C 过渡到口服治疗时	D 8个月后
血压	94/55	92/46	92/46	98/60
右房压(mmHg)	28	18	6	5
肺动脉压(S/D/M,mmHg)	52/31/40	40/21/29	43/20/27	28/12/17
毛细血管楔压(mmHg)	21	23	7	8
心输出量	3.3	5.5	5.0	5.5
心脏指数	1.6	2.6	2.4	2.6
系统血管阻力 dyn×s/cm⁵	2,325	994	1,063	1,130
肺血管阻力(Wood 单位)	6.1	1.2	2.2	1.6

度,了解患者的 RAP 和 CWP 是否一致。当患者检查结果与状态不一致时,利用这些影响因素,并通过使用一系列院外检查调整治疗,可以保持院外患者的最佳状态。用这种方法,最佳的血流动力学可以保持数月至数年。随着时间推移,依据检查结果仔细调整治疗,可以使部分患者的血流动力学得到进一步的改善[26]。

病例报告(续)

对史密斯先生这个病例,当达到最佳血流动力学状态时,触摸患者的前臂和小腿皮肤均温暖。在卧位 30° 时,患者的 JVP 高于右房 7cm;坐位时则未见 JVP 增高。出院后第 1 个月,每周随访 1~2 次,逐渐增加卡维地洛至 25mg bid。在接下来的 6 个月中,患者的 JVP 几次升到 10cmH$_2$O。尽管没有症状,但也增加了利尿剂用量,使 JVP 降到8cmH$_2$O。一次就诊时,在最佳药物治疗情况下,患者的外周皮肤较凉,血压升高到 125/82mmHg,将依那普利加倍为 20mg bid。出院后 8 个月,患者出现了不典型的胸痛,由于其有明显的冠心病史,决定行冠状动脉造影术。出于好奇,在行冠状动脉造影术前进行了右心导管检查。发现他的心衰指标很好,JVP 6cmH$_2$O,外周皮肤温暖,血压 104/72mmHg。结果见表 9-3,D 栏。显示出个体化治疗下,患者的容量和灌注状态仍然处于最佳状态。

但是,部分患者的物理学检查非常困难,无辅助意义,甚至会误导医生判断。假如患者诉明显的症状,但缺乏物理学检查证据支持,采用运动试验监测体能和肺动脉导管检查是两个非常有用的选择,可以确定心衰是否真的比检查表现得更严重,以及是否有其他原因导致患者的症状加重。当物理检查和病史不一致时,获得更客观的资料常常是改善患者状态和预后的关键步骤。对医生而言,对物理学检查充满信心,并一步一步地细心处理心衰患者是最重要的。

参考文献

1. Nohria A, Tsang SW, Fang JC, et al. Clinical assessment identifies hemodynamic profiles that predict outcomes in patients admitted with heart failure. *J Am Coll Cardiol.* 2003;41: 1797–1804.

2. Drazner MH, Rame JE, Stevenson LW, et al. Prognostic importance of elevated jugular venous pressure and a third heart sound in patients with heart failure. *N Engl J Med.* 2001;345:574–581.

3. Zile MR, Bennett TD, St John Sutton M, et al. Transition from chronic compensated to acute decompensated heart failure: Pathophysiological insights obtained from continuous monitoring of intracardiac pressures. *Circulation.* 2008;118:1433–1441.

4. Stevenson LW, Tillisch JH, Hamilton M, et al. Importance of hemodynamic response to therapy in predicting survival with ejection fraction less than or equal to 20% secondary to ischemic or nonischemic dilated cardiomyopathy. *Am J Cardiol.* 1990;66:1348–1354.

5. Lucas C, Johnson W, Hamilton MA, et al. Freedom from congestion predicts good survival despite previous class iv symptoms of heart failure. *Am Heart J.* 2000;140:840–847.

6. Hunt SA, Abraham WT, Chin MH, et al. 2009 focused update incorporated into the ACC/AHA 2005 guidelines for the diagnosis and management of heart failure in adults: a report of the American College of Cardiology Foundation/American Heart Association task force on practice guidelines: developed in collaboration with the International Society for Heart and Lung Transplantation. *Circulation.* 2009;119:e391–479.

7. Gheorghiade M, Follath F, Ponikowski P, et al. Assessing and grading congestion in acute heart failure: a scientific statement from the acute heart failure committee of the heart failure association of the european society of cardiology and endorsed by the European Society of Intensive Care Medicine. *Eur J Heart Fail.* 2010;12:423–433.

8. Nohria A, Mielniczuk LM, Stevenson LW. Evaluation and monitoring of patients with acute heart failure syndromes. *Am J Cardiol.* 2005;96:32G–40G.

9. Conn RD, O'Keefe JH. Cardiac physical diagnosis in the digital age: An important but increasingly neglected skill (from stethoscopes to microchips). *Am J Cardiol.* 2009;104:590–595.

10. Mangione S, Nieman LZ, Gracely E, et al. The teaching and practice of cardiac auscultation during internal medicine and cardiology training. A nationwide survey. *Ann Intern Med.* 1993; 119:47–54.

11. Vukanovic-Criley JM, Criley S, Warde CM, et al. Competency in cardiac examination skills in medical students, trainees, physicians, and faculty: a multicenter study. *Arch Intern Med.* 2006; 166:610–616.

12. Chomsky DB, Lang CC, Rayos G, et al. Treatment of subclinical fluid retention in patients with symptomatic heart failure: Effect on exercise performance. *J Heart Lung Transplant.* 1997;16: 846–853.

13. Gheorghiade M, Abraham WT, Albert NM, et al. Systolic blood pressure at admission, clinical characteristics, and outcomes in patients hospitalized with acute heart failure. *J Am Med Assoc.* 2006;296:2217–2226.

14. Adams KF Jr, Fonarow GC, Emerman CL, et al. Characteristics and outcomes of patients hospitalized for heart failure in the united states: rationale, design, and preliminary observations from the first 100,000 cases in the Acute Decompensated Heart Failure National Registry (ADHERE). *Am Heart J.* 2005;149:209–216.

15. Stevenson LW, Tillisch JH. Maintenance of cardiac output with normal filling pressures in patients with dilated heart failure. *Circulation.* 1986;74:1303–1308.

16. Rosario LB, Stevenson LW, Solomon SD, et al. The mechanism of decrease in dynamic mitral regurgitation during heart failure treatment: importance of reduction in the regurgitant orifice size. *J Am Coll Cardiol.* 1998;32:1819–1824.

17. Stevenson LW. Theodore e. Woodward award: coming in out of the rain. Relieving congestion in heart failure. *Trans Am Clin Climatol Assoc.* 2009;120:177–187.

18. Chakko S, Woska D, Martinez H, et al. Clinical, radiographic, and hemodynamic correlations in chronic congestive heart failure: conflicting results may lead to inappropriate care. *Am J Med.* 1991;90:353–359.

19. Drazner MH, Brown RN, Kaiser PA, et al. Relationship of right- and left-sided filling pressures in patients with advanced heart failure: a 14-year multi-institutional analysis. *J Heart Lung Transplant.* 2012;31:67–72.

20. Shah MR, Stinnett SS, McNulty SE, et al. Hemodynamics as surrogate end points for survival in advanced heart failure: an analysis from first. *Am Heart J.* 2001;141:908–914.

21. Binanay C, Califf RM, Hasselblad V, et al. Evaluation study of congestive heart failure and pulmonary artery catheterization effectiveness: the escape trial. *J Am Med Assoc.* 2005;294:1625–1633.

22. Butman SM, Ewy GA, Standen JR, et al. Bedside cardiovascular examination in patients with severe chronic heart failure: importance of rest or inducible jugular venous distension. *J Am Coll Cardiol.* 1993;22:968–974.

23. Ewy GA. The abdominojugular test: Technique and hemodynamic correlates. *Ann Intern Med.* 1988;109:456–460.

24. Mueller C, Frana B, Rodriguez D, et al. Emergency diagnosis of congestive heart failure: impact of signs and symptoms. *Can J Cardiol.* 2005;21:921–924.

25. Vader JM, Drazner MH. Clinical assessment of heart failure: utility of symptoms, signs, and daily weights. *Heart Failure Clinics.* 2009; 5:149–160.

26. Hamilton MA, Stevenson LW, Child JS, et al. Sustained reduction in valvular regurgitation and atrial volumes with tailored vasodilator therapy in advanced congestive heart failure secondary to dilated (ischemic or idiopathic) cardiomyopathy. *Am J Cardiol.* 1991;67:259–263.

27. Ritzema J, Troughton R, Melton I, et al. Physician-directed patient self-management of left atrial pressure in advanced chronic heart failure. *Circulation.* 2010;121:1086–1095.

28. Cruden NL, Witherow FN, Webb DJ, et al. Bradykinin contributes to the systemic hemodynamic effects of chronic angiotensin-converting enzyme inhibition in patients with heart failure. *Arterioscler Thromb Vasc Biol.* 2004;24:1043–1048.

29. Taylor AL, Ziesche S, Yancy C, et al. Combination of isosorbide dinitrate and hydralazine in blacks with heart failure. *N Engl J Med.* 2004;351:2049–2057.

30. Intravenous nesiritide vs nitroglycerin for treatment of decompensated congestive heart failure: A randomized controlled trial. *J Am Med Assoc.* 2002;287:1531–1540.

31. Elkayam U, Tasissa G, Binanay C, et al. Use and impact of inotropes and vasodilator therapy in hospitalized patients with severe heart failure. *Am Heart J.* 2007;153:98–104.

32. Elis A, Bental T, Kimchi O, et al. Intermittent dobutamine treatment in patients with chronic refractory congestive heart failure: A randomized, double-blind, placebo-controlled study. *Clin Pharmacol Ther.* 1998;63:682–685.

33. Cuffe MS, Califf RM, Adams KF Jr, et al. Short-term intravenous milrinone for acute exacerbation of chronic heart failure: a randomized controlled trial. *J Am Med Assoc.* 2002;287:1541–1547.

34. Abraham WT, Adams KF, Fonarow GC, et al. In-hospital mortality in patients with acute decompensated heart failure requiring intravenous vasoactive medications: An analysis from the Acute Decompensated Heart Failure National Registry (ADHERE). *J Am Coll Cardiol.* 2005;46:57–64.

35. Cohn JN, Goldstein SO, Greenberg BH, et at. A dose-dependent increase in mortality with vesnarinone among patients with severe heart failure. Vesnarinone trial investigators. *N Engl J Med.* 1998;339;1810–1816.

36. Uretsky BF, Jessup M, Konstam MA, et al. Multicenter trial of oral enoximone in patients with moderate to moderately severe congestive heart failure. Lack of benefit compared with placebo. Enoximone multicenter trial group. *Circulation.* 1990;82:774–780.

37. Allen LA, Rogers JG, Warnica JW, et al. High mortality without escape: the registry of heart failure patients receiving pulmonary artery catheters without randomization. *J Card Fail.* 2008;14:661–669.

38. Sanderson JE, Chan SK, Yip G, et al. Beta-blockade in heart failure: A comparison of carvedilol with metoprolol. *J Am Coll Cardiol.* 1999;34:1522–1528.

39. Gilbert EM, Abraham WT, Olsen S, et al. Comparative hemodynamic, left ventricular functional, and antiadrenergic effects of chronic treatment with metoprolol versus carvedilol in the failing heart. *Circulation.* 1996;94;2817–2825.

第 **3** 篇
心力衰竭的多种治疗问题

第10章

心脏移植患者的评估和管理

MAURICIO VELEZ, MARYL R. JOHNSON

背景

高级心衰治疗，包括机械循环支持和心脏移植，对于即使给予可耐受药物的最大量治疗仍有顽固性心衰（D期心衰）的患者，仍然是最佳的选择。在这些治疗中，心脏移植长期生存率最高，移植后50%的患者至少生存10年（图10-1）[1]。也就是说，近期机械循环支持技术和临床治疗的水平提高与患者临床结果的提高相一致，使用左室辅助装置（LVAD）HeartMate Ⅱ（Thoratec Corporation，Pleasanton，CA）[2]的患者，预期12个月的生存率大约为70%，使用Heartware设备（Heartware Incorporated，Framingham，MA）预期12个月的生存率大约上升至86%，其临床试验仍在进行中[3]。统计数据显示，心脏移植患者平均1年生存率接近85%[1]。

病例报告

患者XY，男性，57岁，非缺血性心肌病导致心力衰竭，到高级心衰与心脏移植中心就心脏移植进行咨询。

患者4年前出现呼吸困难、乏力和进行性活动耐力下降来诊所就诊，诊断为非缺血性心肌病。当时只能步行1个街区或上1层楼即出现呼吸困难。患者之前非常喜欢打高尔夫球而且不喜欢坐车，但是，近几年，患者发现为了避免出现呼吸困难，越来越需要坐车，直到最后不能打高尔夫球。同时出现食欲下降、厌油腻，4个月体重减少了15磅，双下肢水肿。初次就诊后，接诊医生将其收住院并给予急性失代偿性心衰治疗。

患者既往有高血压、肥胖和睡眠呼吸障碍病史，服用阿替洛尔和阿司匹林药物，夜间给予持续正压通气（CPAP）。每天吸烟半包，于10年前第1个孩子出生后戒烟。在自己的商店里工作，是一名机械师，已婚，有2个孩子，应酬性饮酒、无吸毒史。

入院体格检查：血压140/90mmHg，心率75次/分，体重225英镑，高5英尺9（1英尺=0.3048米）（BMI 33.2kg/m²）。双侧颈动脉搏动较强，颈静脉充盈，估测中心静脉压14cmH₂O。双肺底可闻及湿啰音。心脏查体显示心尖冲动弥散，位于左侧第六肋间与腋前线处，节律规整。S1减弱，S2分裂，可闻及S3，无S4。心尖部可闻及3/6级收缩期杂音，向腋下传导。腹部轻度膨隆，肝脏轻度增大，下肢温暖、干燥，1+凹陷性水肿直到双侧大腿，外周动脉搏动有力。

心电图显示窦性节律，心率75次/分，左束支传导阻滞，QRS时间168ms（图10-2）。胸部X线示心影扩大，心胸比例大于0.5，肺纹理增重提示肺充血（图10-3）。实验室检查包括血常规、电解质、肝肾功能、甲状腺功能和血清铁（表10-1）。

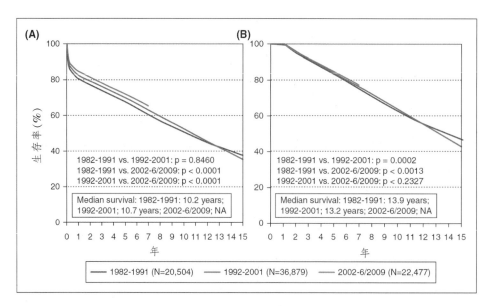

图10-1　心脏移植生存率。**(A)**预测异体移植的半寿期(中位生存期)超过10年。**(B)**心脏移植患者第1年的生存率。异体移植的半寿期超过13年。(见彩图)

引自：With permission from reference 1.

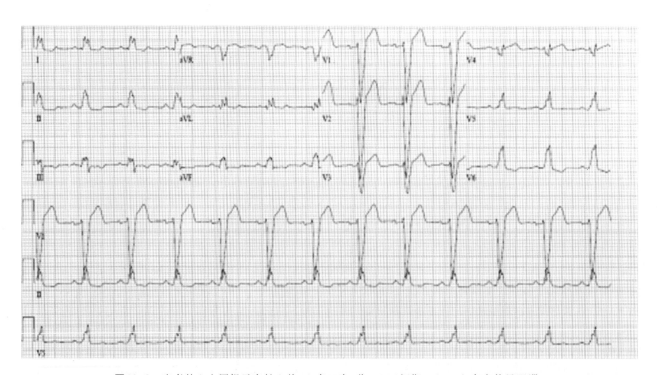

图10-2　患者的心电图提示窦性心律，心率78次/分。QRS间期168ms，左束支传导阻滞。

住院期间，给予患者静脉呋塞米、口服赖诺普利和卡维地洛。经胸超声心动图显示左室明显扩大，左室收缩功能严重下降，射血分数15%，二尖瓣轻度反流(图10-4)。心脏科医生会诊建议行冠状动脉造影，结果显示无阻塞性冠状动脉疾病，未行右心导管检查术。

经过药物治疗患者症状缓解出院。出院后每天摄入钠2g，液体限制在2L，每天要称体重，如果体重超过2磅或5磅向医生汇报。患者能够步行半英里并能再打高尔夫球。但是，中等活动量时仍有轻微呼吸困难。出院后继续在2名心脏科医生处随访，3个月随访时，优化了药物治疗，包括使用赖诺普利和

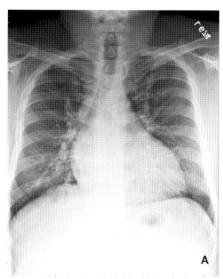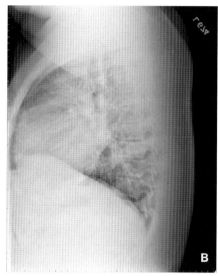

图10-3　胸部X线。后前位(A)示心脏扩大、肺纹理明显，提示肺淤血。侧位(B)也显示心脏扩大，但无胸腔积液。

表10-1　住院期间的实验室参数

参数	结果	参数	结果
WBC	6.9 K/μL	LAST	32 IU/L
血红蛋白	11 g/dL	ALT	51 IU/L
红细胞压积	33%	总蛋白	7.1 g/dL
血小板	222 K/μL	白蛋白	3.6 g/dL
钠离子	144 mmol/L	总胆红素	0.5 mg/dL
钾离子	4 mmol/L	直接胆红素	0.1 mg/dL
氯离子	106 mmol/L	碱性磷酸酶	58 IU/L
CO_2	29 mmol/L	总胆固醇	144 mg/dL
血尿素氮	9 mg/dL	甘油三酯	126 mg/dL
肌酐	1.2 mg/dL	HDL-C	45 mg/dL
血糖	107 mg/dL	LDL-C	74 mg/dL
钙离子	8.8 mg/dL	TSH	3.02 μIU/mL
镁离子	2.2 mg/dL	铁蛋白	144 mg/dL
磷离子	2.9 mg/dL	转铁蛋白饱和度	24%

注：ALT =谷丙转氨酶；AST =谷草转氨酶；CO_2 =二氧化碳；HDL-C =高密度脂蛋白胆固醇；LDL-C =高密度脂蛋白胆固醇；TSH =促甲状腺激素；WBC =白细胞计数。

卡维地洛到目标剂量(赖诺普利40mg qd；卡维地洛25mg bid)，后来又加用螺内酯25mg qd。

优化药物治疗3个月后，复查超声心动图显示左室收缩功能仍然很差，射血分数20%。考虑到患者长期存在症状、心电图示宽QRS波，心脏科医生建议植入CRT-D行再同步化治疗。在出院后6个月植入了CRT-D装置。

患者病情稳定，NYHA心功能Ⅱ级，1年前他发现活动能力再次下降，步行半个街区和上半层楼梯

即出现呼吸困难和乏力。症状逐渐加重，出现静息时呼吸困难及端坐呼吸，睡觉需要3个枕头，并且出现夜间呼吸困难。再次住院，按照慢性心衰急性加重治疗。从1年前住院之后，患者还有几次失代偿性心衰及运动耐力进行性下降的病情变化。

在最近一次住院期间，患者出现室速，ICD放电2次，尽管钾、镁离子都正常。出现低血压85/65mmHg和显著的呼吸困难，被转入监护室为实施更高级心衰策略给予评估和治疗。

在ICU由一名高年资心脏科心衰专家来治疗，药物治疗方案包括呋塞米注射液120mg/12h，因为血压低停用赖诺普利、卡维地洛和螺内酯。体格检查：血压87/58mmHg脉搏94次/分，脉律规整，呼吸20次/分，指端氧饱和度93%，体温36.9℃。面色苍白、嗜睡但易唤醒、疲乏。颈静脉压力增高，坐位90°时在耳垂处可看到搏动，肝颈反流征阳性。双肺呼吸音减低，肺底浊音。心脏查体显示可触及弥散和移位的心尖波动，节律规整，偶有早搏。S1、S2减弱，可闻及S3、S4。心尖部出现全收缩期杂音，3/6级并传导至腋下。腹部柔软，轻度膨隆。肝大可触及搏动，下肢皮温低，毛细血管充盈差，凹陷性水肿1+直到双侧髋部。

胸部X线显示心影扩大，双侧胸腔积液，可见CRT-D装置。肾功能检查显示血尿素氮(BUN)54mg/dL，血肌酐1.9mg/dL显著升高。谷草转氨酶、谷丙转氨酶和胆红素均升高，分别为77IU/L、84IU/L、2.1mg/dL。

给予植入Swan-Ganz导管对血流动力学进行监

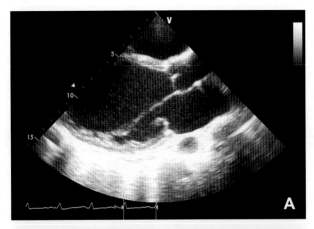

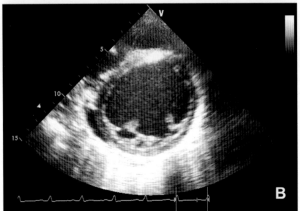

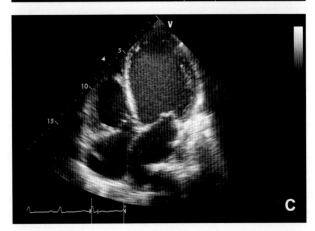

图10-4 超声心动图。(A)胸骨旁长轴切面示左室明显扩大。(B)胸骨旁短轴切面。(C)心尖四腔心切面,心室球样改变提示左室重构。房间隔向右移位提示左房压力增加。中度二尖瓣反流不明显(未显示)。右室轻度扩大。

表10-2 静脉应用米力农前后监测的有创血流动力学参数

血流动力学参数	基线值	米力农0.375mcg/(kg·min)
CVP(m),mmHg	22	12
RV(s/d),mmHg	64/22	42/12
PA(s/d/m),mmHg	64/35/45	42/17/25
PCWP(m),mmHg	32	15
CO,L/min	2.3	3.9
CI,L/(min·m²)	1.1	1.9
ABP(s/d/m),mmHg	85/65/72	92/60/71
SVR,dyn×s/cm⁵	1739	1210
PVR,WU	5.7	2.6

注:ABP = 系统动脉压力(收缩压/舒张压/平均压);CI = 心脏指数;CO = 心输出量;CVP = 中心静脉压(平均);PA = 肺动脉压(收缩压/舒张压/平均压);PCWP = 肺毛细血管楔压;PVR = 肺血管阻力(Wood单位);RV = 右室压力(收缩/舒张末期);SVR = 系统性血管阻力。

有创血流动力学参数基线值提示容量负荷CVP、PCWP增加伴随着SVR增加,同时心脏指数严重下降。静脉应用米力农及利尿剂后心内灌注压力下降,心脏指数得到改善。

测以指导治疗。如表10-2所示,有创血流动力学监测显示心室充盈压显著升高、心脏指数降低、外周阻力增加。开始以0.375μg/(kg·min)给予静脉应用米力农并增加呋塞米剂量。通过治疗,血压、精神、尿量和其他症状都好转,经过多巴胺和米力农治疗,肝肾功能也恢复正常。

使用米力农后,患者经常出现非持续性心动过速,当时钾镁离子偏低并进行补充以降低室性异位心律。然而,由于出现和低血压相关的室速使ICD放电2次,当时电解质正常,但患者精神状态发生改变。开始使用静脉胺碘酮控制室性心律失常,治疗后精神和尿量好转,但室性心律失常仍未恢复。

自静脉应用米力农治疗后肾功能逐渐恢复,可以继续采用血管紧张素转换酶抑制剂(ACEI)降低前负荷和后负荷。住院期间由于存在心源性休克证据未再使用卡维地洛。程控CRT-D工作正常、导线阻抗稳定、双心室起搏达98.9%。患者从ICU转出,停用米力农后出院,出院后口服赖诺普利20mg qd,增加呋塞米剂量。

出院后患者活动完全受限,NYHA心功能Ⅲ级,仍有症状。鉴于此,他的心脏科医生建议考虑是否行进一步治疗,包括LVAD植入和心脏移植。患者表示对此非常关注,于是开始进行评估。

心室辅助装置和心脏移植适应证的评估

评估的目的是判断患者是否为心室辅助装置(VAD)和心脏移植的候选人,包括评估患者病情是否适合进行LVAD植入或心脏移植,并且要排除一些可能降低患者LVAD和心脏移植成功率的因素,如躯体、心理和社会因素。躯体因素方面,通常认为降低患者寿命的非心脏疾病及增加手术期和术后并发症的因素是LVAD植入和心脏移植的禁忌证。心理因素方面,包括未控制的精神疾病、滥用药物和干扰药物依从性的行为方式以及随访障碍等。社会因素方面,如在疾病恢复初期阶段缺乏亲属支持,也构成进一步治疗的禁忌证。

心肺负荷试验

评估第一步是进行心肺运动负荷试验(CPTE),采用运动期间峰氧耗量作为有效指标,可以明确哪些患者病情严重、能够从心脏移植中获得生存获益。通常认为峰氧耗量(VO_2)低于14mL/(kg·min)的患者,可从心脏移植中获益[4]。然而,患者经过现代心衰治疗,特别是β受体阻滞剂治疗,尽管患者峰VO_2较低,仍然可以提高生存率,所以目前在使用β受体阻滞剂的患者中,阈值定为低于12mL/(kg·min)[5]。峰VO_2的反应有助于预测心脏移植的获益,最大运动后峰VO_2低于10mL/(kg·min)的患者获益较大,表明其达到缺氧阈值且呼吸交换指数(RER)超过1.1。因此,通常认为峰VO_2低于10mL/(kg·min)达到缺氧阈值的患者可作为心脏移植候选人。

峰VO_2在10~14mL/(kg·min)之间,且活动受限的患者可以作为可能的候选人。进展性心衰患者,由于身体去适应作用不能进行最大量运动,缺乏运动和其他因素时,可进行次极量运动试验测峰VO_2。通气/二氧化碳(VE/VCO_2)值、测得的峰VO_2与年龄、体重和性别匹配的预测VO_2值之比,对评价预后很有价值。$VE/VCO_2>35$或峰$VO_2<$预测值的50%,提示患者预后不良,考虑进行心脏移植是合理的。

> **病例报告(续)**
>
> 患者进行了CEPT,结果达到缺氧阈值后,峰VO_2是11.6mL/(kg·min)(预测值的40%),RER 1.12。

由于患者活动明显受限,峰VO_2表明该患者应该进行心脏移植评估。如果CEPT仍然不能明确预后,可采用预测非卧床心衰患者终点的复合评分来对患者进行评估,评分包括心衰生存评分[6]、西雅图心衰模型[7];然而,应该认识到这两种评分系统均可能高估心衰患者严重程度,会误认为这些患者需要心脏移植或LVAD植入[8]。

肺动脉高压

对心脏移植患者评估的重要一步是排除不可逆性肺动脉高压。肺动脉(PA)压升高会增加移植后右心衰竭并降低生存率。通常,当PA收缩压≥50mmHg,跨肺压力梯度(TPG)升高(平均肺脉细血管楔压≥16mmHg),或肺血管阻力(PVR)高(>3Wood单位)时,应当评估肺动脉高压的可逆性。

在大多数心衰患者,肺动脉高压由左室收缩功能障碍所致,即肺静脉性高血压,因此,降低前后负荷通常可以使肺动脉压力降低。然而,降低前后负荷不适用于瓣膜病合并先心病以及肺动脉性肺高压。

肺动脉高压患者应进一步采用血管扩张激发试验,包括有创血流动力学检测,同时给予静脉硝普钠、硝酸甘油或奈西立肽、可吸入氧化亚氮,目标是降低PA压力和PVR,同时不引起系统性低血压或心输出量减低。数据显示使用血管扩张剂后,PVR或跨肺压力梯度增高的患者,心衰发生率高且移植后死亡率增加。因此,这种情况下,移植通常是禁忌证[9]。即使还没有进行药物治疗,植入LVAD也通常可使PA压力控制在可接受范围[10]。因此,对于需要LVAD植入的患者,如果肺动脉高压是唯一影响心脏移植的因素,那么在LVAD植入以后,需要对肺动脉高压重新评估。

> **病例报告(续)**
>
> 如前所述,患者初始的有创血流动力学显示中度肺动脉高压、临界TPG和PVR。静脉给予利尿剂和正性肌力药物降低了PA压力,伴随着TPG、PVR降低。
>
> 因为肺动脉高压再发或进展影响心脏移植候选人资格,因此高肺动脉压的患者应该每3~6个月进行一次右心导管术监测。

物理因素

除了VO_2峰值和PA压力,其他多种因素也在决定心脏移植候选人上起着重要的作用。目前,关于移植候选人评价的国际心肺移植指南(ISHLT),不推荐超过70岁的患者进行移植,因为随年龄增加死亡率增加。

作为评价过程的一部分,其他增加围术期和移植后发病率和死亡率风险的情况也都必须评估,肥胖、癌症、糖尿病、终末器官损害、外周动脉硬化疾病都是移植的禁忌证。

通常认为BMI高的患者外科手术时,围术期发病率高。早期研究提示肥胖的心脏移植患者（BMI ≥ 30kg/m²）与超重或体重正常的移植患者相比,5年的死亡率可能会增加2倍[13]。另外,肥胖移植患者与非肥胖患者相比,第1年内发生急性排异的可能性较高[13]。近期的许多数据对移植随访中肥胖对终点结果的影响提出质疑[14]。然而,ISHLT指南关于心脏移植候选人选择中,仍然推荐BMI小于30或体重不超过理想体重的140%作为移植标准,推荐将体重低于以上水平的患者优先列入潜在的候选人。如果肥胖是移植前唯一需要排除的因素,那么,植入LVAD可以使患者身体更具活力,并且可能使体重减轻,尽管并不是总能获得满意的体重减轻,LVAD可能是心脏移植候选人的一个合适的桥接手段。

其他系统疾病

另外,其他疾病如糖尿病（特别是控制不佳或伴终末器官损害时）、外周动脉疾病和进展性肾脏疾病,均与移植后的不良预后相关,并被认为是移植的相对禁忌证[15]。进展性肾脏疾病,特别是移植前需要透析,如为合适的候选人,可以注册行心–肾联合移植[16]。

病例报告（续）

在未使用胰岛素和降糖药物情况下,患者空腹血糖和糖化血红蛋白在正常范围,故没有糖尿病。行颈动脉、椎动脉超声和静态踝臂指数显示无外周动脉疾病,肾功能BUN和Cr分别是16mg/dL、1.5mg/dL,MDRD方法估测的GFR是62.1mL/min,为慢性肾脏疾病2期（GFR轻度受损）。

吸烟

吸烟可以增加心脏移植术后心血管病变及病情恶化的风险,主动吸烟是心脏移植术后的禁忌证。总的来说,对于可能进行心脏移植的候选人,建议其戒烟并且避免暴露于二手烟的环境中,通常至少需要6个月的无烟期[11,12]。可以通过随机检验小便或

者血清中尼古丁或可替宁的水平来监测。同样对于LVAD植入或者心脏移植患者,违禁药品及过度饮酒也是禁忌的。

躯体因素

对于心脏移植和LVAD植入候选人,除了躯体因素,也应该考虑心理及社会因素,如不良的生活方式,包括经历坎坷或围术期及术后缺少足够的关怀。

应该通过经验丰富的心理学家或其他心理健康专家对候选人进行心理学评估,明确有无精神疾病史,包括药物滥用和不恰当的治疗史。无精神疾病的患者,其行为方式和认知能力也可能干扰患者对治疗的依从性,影响其对医生建议的理解。当候选人的心理学评估存在问题时,心脏移植心理学家、患者自己的治疗医生或精神病学家可以相互合作,为处理心理问题提供最佳的治疗方案。心理问题很严重时,心理因素即成为LVAD植入和心脏移植的禁忌。

在心脏移植和LVAD植入围术期和康复初期,患者需要来自家庭、朋友、社会成员的支持,以能够适应生活方式改变。列入心脏移植名单或植入LVAD之前,最好多人,至少一人应给患者提供支持。

健康维护

除上述提到的所有因素,还要对LVAD植入和心脏移植候选人评估其终末器官功能,包括肝脏和肺。患者的健康维持计划应随联邦预防医学特别委员会的推荐不断更新[17]。同时,也应评估心脏移植患者的传染病指标,包括HIV,单纯疱疹病毒,肝炎甲、乙、丙病毒,巨细胞病毒、EB病毒。可对患者注射疫苗,使其获得对普通传染病的免疫能力。如果患者没有免疫力,应对既往接种疫苗史进行查阅,如情况允许,可给予患者注射肺炎链球菌和流感疫苗。

组织相容性测试

对心脏移植候选人评估组织相容性也是非常重要的一步。通过检测抗人类白细胞抗原（HLA）抗体明确HLA Ⅰ和Ⅱ类抗原以选择合适的供体心脏。高水平的抗HLA抗体使选择合适供者的难度增加,移植候选人必须等待很长时间。另外,高水平的抗体增加了早期移植失败及移植后死亡的风险。通常,高水平的抗HLA抗体表达为群体反应性抗体（PRA）。

PRA检测通常是通过随机抽取受者血清中的淋巴细胞来检测抗HLA抗体的表达来完成。PRA的表达百分比能反应受者的血清免疫反应。可以认为PRA≥10%是反应移植后不良预后的危险因素[18]。抗HLA抗体固相检测提高了抗体检测的敏感性，需要心脏移植组织重新定义抗体表达水平，这点需要关注，未来可能需要交叉配血。

发生输血和LVAD植入等敏感事件时，PRA升高[19]。在这种情况下，应该对心脏移植候选人进行多次PRA评估，以检测新抗体的发生。

病例报告（续）

多学科心脏移植团队通过对患者的死亡风险进行仔细评估来决定心脏移植的可能性。多学科医学顾问回顾患者的病史、检查结果后，患者被列入心脏移植名单。

评估结果总结于表10-3。其中包括标准的、综合的心脏移植评估。

心脏移植前左室辅助装置桥接治疗

被列入心脏移植名单1个月后，患者再次因慢性心衰急性发作入院，NYHA心功能分级Ⅳ级，伴端坐呼吸和夜间阵发性呼吸困难（PND）。再次出现低血压、容量负荷过重。收住ICU，接受了Swan-Ganz导管检查。有创血流动力学检测提示患者心腔内压力升高（PCWP 28mmHg）、心脏指数降低[1.8L/(min·m²)]。给予静脉应用米力农，剂量增加至0.5μg/(kg·min)。同时静脉应用呋塞米。计划尽快进行LVAD植入。

长期静脉输注正性肌力药物如米力农、多巴酚丁胺常用于慢性难治性心衰患者。然而，正性肌力药物不能提高难治性心衰的生存率，甚至增加死亡率[20,21]。除部分有选择的患者，长期静脉应用正性肌力药物不是作为心脏移植桥接治疗的理想选择。但是，在对LVAD植入和（或）心脏移植评估的过程中，正性肌力药物经常被作为桥接治疗。器械循环装置的发展提高了植入装置的可靠性，为难治性心衰的心室功能提供了支持。临床研究表明，植入VAD作为心脏移植前的桥接治疗或作为不能接受心脏移植的部分患者的最终治疗，其效果均优于长期应用正性肌力药物[22,23]。

第一代LVAD由搏动泵组成，其体积大、噪音强、

表10-3　对患者XY进行心脏移植候选人评估的内容

一般情况	
年龄	性别
身高	体重
BMI	ABO 血型和 Rh 血型
PRA	
心脏情况	
心电图	超声心动图
冠状动脉造影	右心导管检查
心肺运动检测	
传染病评估	
乙肝表面抗体（HBsAb）	单纯疱疹病毒 -2 IgG
乙肝表面抗原（HBsAg）	EB 病毒 IgG
乙肝核心抗体（HBcAb）	水痘带状疱疹病毒 IgG
丙肝抗体（Anti-HepC）	梅毒螺旋体血凝试验（TPHA）
甲肝抗体（Anti-HepA）	快速血浆反应素（RPR）
巨细胞病毒 IgM	弓形虫 IgM
巨细胞病毒 IgG	弓形虫 IgG
EB 病毒 IgM	HIV1 和 2 抗体
单纯疱疹病毒 -1 IgG	结核菌素试验
器官功能、癌症筛查、常规研究	
肝功能	凝血功能
电解质和肾功能	甲状腺功能
尿液分析	前列腺抗原（PSA）
胸部 X 线	肺功能
血清铁	前白蛋白
腹部超声	直肠指检验
颈动脉超声	臂-踝指数
骨密度（双能 X 线测量）	结肠镜检查
牙科评价	
滥用药物的筛选	
尿肌酐	尿药物筛选
会诊情况	
胸心外科	职业
临床心理	金融顾问

由几个移动的部分组成，这些部分寿命为12~24个月，随时间延长泵功能失常。Heart-Mate XVE VAD®（Thoratec Corporation, Pleasanton, CA）是第一代的代表装置。第二代装置延续了第一代的特点，但尺寸小、使用持久、移动部分更少。驱动管径口径也更小了，降低了发生相关感染的可能。这一代装置的代表是HeartMate Ⅱ VAD®（Thoratec Corporation, Pleasanton, CA；图10-5）。在前瞻性临床研究中这种装置的最大功能是作为心脏移植的桥接治疗。新的LVAD明显提高了预期寿命。应用HeartMate Ⅱ VAD®的患者12个月的生存率大约为85%。与上一代装置相比，这代明显

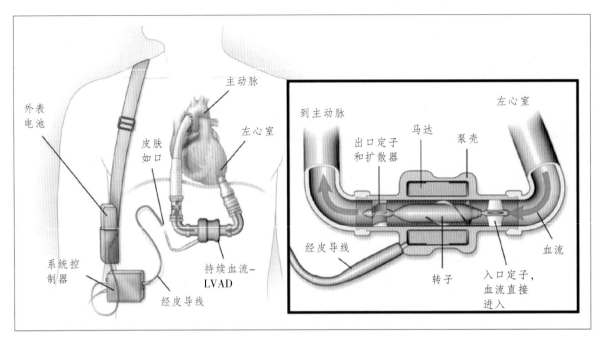

图10-5　左室辅助装置的体内、体外部分图解。心室辅助装置安置在腹腔内或腹腔外。装置的流入管道安插在左室心尖部。在心脏收缩期和舒张期，装置持续接受并泵出血液，维持正常血液循环。通过输出管道将血液射入升主动脉。装置中唯一的移动部分是轴流泵，在这个装置中唯一的运转部分是泵，其是一种旋转泵马达。经皮导线穿过患者皮下将控制系统与体外电池组件相连。（见彩图）

引自：With permission from reference 24.

提高了生存率（图10-6）。

　　LVAD植入的评估与心脏移植候选人的评估相似，除了考虑心脏移植相关因素，在围术期，很多因素也可以导致并发症。在可能的并发症中，急性右心衰竭也需要认真对待。LVAD需要足够的右室收缩功能

满足LVAD，反过来右室也需要足够的LVAD输出。植入LVAD术后的患者发生右心衰竭会导致协调失常，延长气管插管时间、ICU住院天数、增加出血、肾衰竭、高死亡率的风险[25,26]。已经植入的LVAD右心衰患者，大部分需要应用静脉强心药物、吸入性氧化亚氮或短

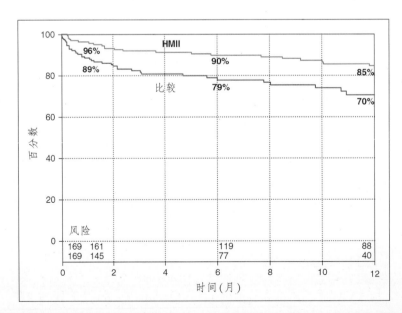

图10-6　比较应用HeartMate Ⅱ ®LVAD和搏动装置的Kaplan-Meier生存曲线。图为30天、6个月、12个月生存的百分数。反映了植入HeartMate® XVE和Thoratec IVAD®的比较。

引自：With permission from reference 29.

暂的右室辅助装置支持。

尽管已识别到许多植入术后患者的风险因素,但目前还没有准确性高的预测因素(表10-4)[27]。

病例报告(续)

行超声心动图评估患者的右心功能,结果提示右室轻度扩大伴中度收缩功能障碍,三尖瓣中度反流,估测右室收缩压60mmHg。实验室检查:白细胞总数9×10³/L,血小板计数198×10³/L,尿素氮24mg/dL,肌酐1.1mg/dL,谷草转氨酶54 IU/L,白蛋白3.4g/dL,总胆红素1mg/dL。

复查右心导管检查,结果见表10-5。大剂量应

用米力农情况下,患者的PA收缩压≥50mmHg,右心输出指数(RVSWI)598mmHg×mL/m²。这些检查结果没有发现明显的终末器官功能障碍,推测患者植入LVAD后发生右心衰的可能性较小。患者被列入LVAD植入计划并接受了治疗。

应用机械循环辅助装置LVAD可以出现很多并发症,如出血、血栓形成、感染、抗HLA抗体、装置植入失败[24]。随着技术的发展和密切随访,这些并发症的发生率降低了。总的来说,心脏移植候选人应用LVAD桥接治疗期间,需要多学科专家评估并密切监测,以尽可能获得最佳效果。在机械循环辅助装置LVAD治疗期间,监测到的并发症列于表10-6。

表10-4　植入LVAD后发生右心衰的危险因素

性别	较小的 BSA、女性、既往 TIA/脑卒中、胸骨切开术史
术前事件/措施	住院 24 h 内心脏停搏或住院前外科手术、机械通气、肾移植治疗
药物	静脉内血管加压素、去甲肾上腺素、抗心律失常药物
超声心动图/血流动力学	严重的右室功能障碍、PASP<50mmHg、低的心脏指数、RVSWI<450 mmHg×mL/m²
实验室检查	尿素氮≥48 mg/dL、肌酐≥2.3mg/dL、白细胞总数≥12.2×10³/L、血小板计数≤12×10⁴/L、白蛋白≤3g/dL、谷草转氨酶≥80 IU/L、总胆红素≥2mg/dL

注:PASP = 肺动脉收缩压;RVSWI = 右室输出指数;TIA = 短暂性脑缺血发作。
引自:Adapted from reference 27.

表10-5　植入LVAD之前和之后的有创血流动力学参数

血流动力学参数	米力农0.375 μg/(kg·min)	米力农0.5μg/(kg·min)+ 静脉呋塞米15mg/h	植入LVAD后
CVP(m),mmHg	18	8	5
RV(s/d),mmHg	64/16	55/7	30/5
PA(s/d/m),mmHg	64/30/41	55/24/34	30/15/20
PCWP(m),mmHg	28	21	12
CO,L/min	3.0	4.4	5
CI,L/(min·m²)	1.4	2.1	2.4
ABP(s/d/m),mmHg	82/60/64	94/63/73	78(MAP)
SVR,dyn×s/cm⁵	1333	1181	1168
PVR,WU	4.4	3.0	1.6

注:ABP = 动脉血压(收缩压/舒张压/平均压);CI = 心脏指数;CO = 心输出量;CVP = 中心静脉压(平均);LVAD = 左室辅助装置;MAP = 平均动脉压;PA = 肺动脉压(收缩压/舒张压/平均压);PCWP = 肺毛细血管楔压(平均);PVR = 肺血管阻力(Wood 单位);RV = 右室压力(收缩压/终末舒张压);SVR = 系统性血管阻力。

尽管应用米力农,血流动力学参数仍提示患者再次发生心源性休克。加大米力农剂量、静脉呋塞米冲击治疗,心腔内压力和心脏指数得到改善。植入LVAD前,进行有创血流动力学检查可以补充反映右心功能的信息。植入LVAD后可以使左室负荷达到最佳状态,限制肺动脉高压升高。

表10-6　LVAD相关并发症

并发症	估测发生率
装置感染	15%~20%
消化道出血	25%~55%
出血性卒中	1.1%
缺血性卒中	4%
泵引起的血栓	1.4%~4%

引自：Adapted from reference 28.

病例报告（续）

　　植入LVAD之前，患者的肺动脉压轻度升高，植入LVAD后对其PA压进行详细评估后认为患者可以成为心脏移植候选人。应用LVAD期间，患者的PA压降至30/15mmHg，PCWP12mmHg，心输出量5L/min。PVR 1.6 Wood单位，很明确患者可以接受心脏移植（表10-5）。无论是植入LVAD后即刻还是应用一段时间后，PA收缩压下降在PA压高的心脏移植候选人中很常见，而这些患者对最大量的血管扩张药物治疗反应差[10]。在整个等待心脏移植期间，通过多次检验患者的PRA监测抗HLA抗体水平始终为0%。在进入候选人名单187d后，发现了合适的供者，并接受了心脏移植，没有出现并发症。

参考文献

1. Stehlik J, Edwards LB, Kucheryavaya AY, et al. The Registry of the International Society for Heart and Lung Transplantation: twenty-eighth adult heart transplant report—2011. *J Heart Lung Transplant*. 2011;30(10):1078–1094.

2. Slaughter MS, Rogers JG, Milano CA, et al. Advanced heart failure treated with continuous-flow left ventricular assist device. *N Engl J Med*. 2009;361(23):2241–2251.

3. Slaughter MS. Evaluation of the HeartWare HVAD Left Ventricular Assist System for the Treatment of Advanced Heart Failure: results of the ADVANCE Bridge to Transplant Trial and Update with Continued Access Patients. Presented at the *International Society for Heart and Lung Transplantation Scientific Meeting*. *San Diego*, CA, 2011.

4. Mancini DM, Eisen H, Kussmaul W, et al. Value of peak exercise oxygen consumption for optimal timing of cardiac transplantation in ambulatory patients with heart failure. *Circulation*. 1991;83(3):778–786.

5. Peterson LR, Schechtman KB, Ewald GA, et al. The effect of beta-adrenergic blockers on the prognostic value of peak exercise oxygen uptake in patients with heart failure. *J Heart Lung Transplant*. 2003;22(1):70–77.

6. Aaronson KD, Schwartz JS, Chen TM, et al. Development and prospective validation of a clinical index to predict survival in ambulatory patients referred for cardiac transplant evaluation. *Circulation*. 1997;95(12):2660–2667.

7. Levy WC, Mozaffarian D, Linker DT, et al. The Seattle Heart Failure Model: prediction of survival in heart failure. *Circulation*. 2006;113(11):1424–1433.

8. Gorodeski EZ, Chu EC, Chow CH, et al. Application of the Seattle Heart Failure Model in ambulatory patients presented to an advanced heart failure therapeutics committee. *Circ Heart Fail*. 2010;3(6):706–714.

9. Stobierska-Dzierzek B, Awad H, Michler RE. The evolving management of acute right-sided heart failure in cardiac transplant recipients. *J Am Coll Cardiol*. 2001;38(4):923–931.

10. Martin J, Siegenthaler MP, Friesewinkel O, et al. Implantable left ventricular assist device for treatment of pulmonary hypertension in candidates for orthotopic heart transplantation-a preliminary study. *Eur J Cardiothorac Surg*. 2004;25(6):971–977.

11. Mehra MR, Jessup M, Gronda E, et al. Rationale and process: International Society for Heart and Lung Transplantation guidelines for the care of cardiac transplant candidates—2006. *J Heart Lung Transplant*. 2006;25(9):1001–1002.

12. Mehra MR, Kobashigawa J, Starling R, et al. Listing criteria for heart transplantation: International Society for Heart and Lung Transplantation guidelines for the care of cardiac transplant candidates—2006. *J Heart Lung Transplant*. 2006;25(9): 1024–1042.

13. Lietz K, John R, Burke EA, et al. Pretransplant cachexia and morbid obesity are predictors of increased mortality after heart transplantation. *Transplantation*. 2001;72(2):277–283.

14. Kashem MA, Fitzpatrick JT, Nikolaidis L, et al. BMI effects in heart transplant survival: single institution vs. national experience. *J Heart Lung Transplant*. 2009;28(2 Suppl):S116–S117.

15. Taylor DO, Edwards LB, Boucek MM, et al. The Registry of the International Society for Heart and Lung Transplantation: twenty-first official adult heart transplant report—2004. *J Heart Lung Transplant*. 2004;23(7):796–803.

16. Gill J, Shah T, Hristea I, et al. Outcomes of simultaneous heart-kidney transplant in the U.S.: a retrospective analysis using OPTN/UNOS data. *Am J Transplant*. 2009;9(4):844–852.

17. U.S. Preventive Services Task Force. The guide to clinical preventive services 2010–2011: recommendations of the U.S. Preventive Services Task Force. http://www.ahrq.gov/clinic/pocketgd1011/pocketgd1011.pdf. Accessed on October 9, 2011.

18. Lavee J, Kormos RL, Duquesnoy RJ, et al. Influence of panel-reactive antibody and lymphocytotoxic crossmatch on survival after heart transplantation. *J Heart Lung Transplant*. 1991;10(6);921–929.

19. Joyce DL, Southard RE, Torre-Amione G, et al. Impact of left ventricular assist device (LVAD)-mediated humoral sensitization on post-transplant outcomes. *J Heart Lung Transplant*. 2005;24(12):2054–2059.

20. Cuffe MS, Califf RM, Adams KF, et al. Short-term intravenous milrinone for acute exacerbation of chronic heart failure. *JAMA*. 2002;287(12):1541–1547.

21. O'Connor CM, Gattis WA, Uretsky BF, et al. Continuous intravenous dobutamine is associated with an increased risk of death in patients with advanced heart failure: insights from the Flolan International Randomized Survival Trial (FIRST). *Am Heart J*. 1999;138(1):78–86.

22. Frazier OH, Rose EA, Oz MC, et al. Multicenter clinical evaluation of the HeartMate vented electric left ventricular assist system in patients awaiting heart transplantation. *J Thorac Cardiovasc Surg*. 2001;122(6):1186–1195.

23. Rose EA, Gelijns AC, Moskowitz AJ, et al. Long-term use of a left ventricular assist device for end-stage heart failure. *N Engl J Med*. 2001;345(20):1435–1443.

24. Miller LW, Pagani FD, Russell SD, et al. Use of a continuous-flow device in patients awaiting heart transplantation. *N Engl J Med*. 2007;357(9):885–896.

25. Dang NC, Topkara VK, Mercando M, et al. Right heart failure after left ventricular assist device implantation in patients with chronic congestive heart failure. *J Heart Lung Transplant*. 2006;25(1): 1–6.

26. Kavarana MN, Pessin-Minsley MS, Urtecho J, et al. Right ventricular dysfunction and organ failure in left ventricular assist device recipients: a continuing problem. *Ann Thorac Surg*. 2002;73(3): 745–750.

27. Matthews JC, Koelling TM, Pagani FD, et al. The Right Ventricular Failure Risk Score: a pre-operative tool for assessing the risk of right ventricular failure in left ventricular assist device candi-

dates. *J Am Coll Cardiol*. 2008;51(22):2163–2172.

28. Milano CA, Simeone AA. Mechanical circulatory support: devices, outcomes and complications. *Heart Fail Rev*. Published online March 7, 2012. 2013;18(1):35–53.

29. Starling RC, Naka Y, Boyle AJ, et al. Results of the post-U.S. Food and Drug Administration-approval study with a continuous flow left ventricular assist device as a bridge to heart transplantation: a prospective study using the INTERMACS (Interagency Registry for Mechanically Assisted Ciculatory Support). *J Am Coll Cardiol*. 2011;57(19):1890–1898.

第11章

低跨瓣压主动脉瓣狭窄和严重左室收缩功能不全

TODD F. DARDAS, CATHERINE M. OTTO

引言

对于成年人群,左室收缩功能良好的重度主动脉瓣狭窄(AS)的临床表现和评估是相对容易的[1]。然而,管理主动脉瓣钙化及左室收缩功能不全的患者充满挑战,因其临床表现及体格检查可能会误导医生判断,并且主动脉瓣狭窄严重程度的标准检测不能精确地反应疾病的严重程度。尤其令人困惑的是,有时不能明确区分左心室收缩功能不全到底是由原发性心肌疾病伴不显著的瓣膜疾病引起,还是由重度主动脉瓣狭窄所致?因此对于心输出量减低及重度AS患者,应该仔细评估主动脉瓣膜置换(AVR)对于改善症状到底有多大的临床意义。本章探讨了低跨瓣压、低流量的AS和左心室收缩功能不全,重点在瓣膜血流动力学、行激发试验患者的选择、瓣膜置换预后评估和改善心脏输出障碍的方法。

病例报告

患者男性,83岁,主诉进行性乏力、呼吸困难6个月。既往有冠状动脉搭桥、经皮冠状动脉介入病史,左心室功能不全,射血分数为45%。目前应用药物是阿司匹林、阿托伐他汀、氯吡格雷、呋塞米和替米沙坦。体格检查:血压120/80mmHg,心率80次/

分,颈静脉压力15mmHg,双侧肺底可闻及湿啰音,主动脉瓣听诊区可闻及2/6收缩期杂音,并放射至双侧颈动脉,伴颈动脉波上升支延迟和减弱。因为有冠心病病史,所以心衰的病因考虑为缺血性疾病,并开始应用血管紧张素受体拮抗剂(ARB)和利尿剂。

重度AS伴左室收缩功能不全的临床表现

对已诊断AS患者的随访中,很少出现在症状之前,由于瓣膜狭窄所致后负荷增加使左室收缩功能不全的现象。在无症状的重度AS患者中,主要的发现是左室肥大(发生率75%)同时收缩功能良好(平均射血分数60%)[2]。典型心衰症状仅出现在AS病程的晚期,并且在出现明显心衰症状前,大部分患者表现为劳力性呼吸困难或运动耐量减少。即使出现症状,早期的心衰症状也常常是由于舒张功能不全引起,而不是射血分数降低所致。然而,对于有心衰症状的患者,我们应该考虑到AS这个疾病,因为它是引起左室收缩功能不全和症状的一个潜在因素,尤其是出现收缩期杂音时,如病例中所述。在这种情况下,体格检查的阳性发现和AS症状的一致可以帮助诊断。出现中-晚期收缩期杂音(敏感性95%,特异性14%)和孤立S_2(敏感性

76%,特异性33%)可以帮助鉴别诊断AS,颈动脉上升支延迟(敏感性32%,特异性99%)和颈动脉振幅减低(敏感性32%,特异性99%)可以明确重度AS的诊断[3]。然而,这些发现不能够很好地在收缩性心衰患者中得到验证,因为二尖瓣反流及射血时间延迟会降低诊断的准确性。

病例报告(续)

　　药物治疗后患者的心衰症状仅有轻微改善。考虑到存在心肌缺血,遂行冠脉造影检查,结果显示自身血管开口100%闭塞,左乳动脉到左前降支、大隐静脉桥到钝缘支和后降支动脉的桥血管通畅。心脏超声显示左室射血分数36%,伴有左室轻度肥大。主动脉瓣为三叶瓣,并且严重钙化,瓣叶开放受限。主动脉瓣峰速3.8m/s,平均跨瓣压27mmHg,钙化的瓣口面积是0.7cm²(图11-1)。

低跨瓣压AS的诊断

　　重度AS被定义为主动脉血流速度>4m/s,平均跨瓣压>40mmHg,或是瓣口面积<1cm²同时左室收缩功能正常。然而,即使当动脉流速和平均跨瓣压达不到重度AS标准,但患者出现心衰症状,以及主动脉瓣瓣叶钙化、运动减低,瓣口面积<1cm²同样提示可能存在重度AS。尽管文献中提出一些低跨瓣压AS(LGAS)的诊断标准,但在临床实际中认为:瓣膜速度或跨瓣压低于瓣口面积相应的预期值,尤其是计算的瓣口面积<1cm²伴跨瓣压<40mmHg,或峰速度<4m/s时[4]。但在瓣口面积小及存在相对的低速度和跨瓣压的患者,很难判断这些数据是真实地反映了AS严重程度,还是仅是中度的AS伴低输出量引起的瓣膜开放减弱。

　　解决这一困难的第一步是回顾原始数据,记录和检测多普勒数据富有挑战性,因此我们应当排除潜在的误差来源。最常见的低估AS严重程度的原因是超声波波束和高速血流柱方向不平行。需要细化技术细节、采用最佳体位以及有经验的超声操作者来确保主动脉流速测量的准确性。即使这样,流速(和跨瓣压力)的测量仍然会被低估,因为跨瓣射血呈三维空间、偏心,在一些情况下,需要进行有创导管检测跨瓣压力。

　　在经主动脉每搏输出量(SV)被低估的情况下,狭窄程度会被高估。左心室流出道(LOVT)或瓣环直径的测量应紧邻瓣叶,仔细识别室间隔心肌和二尖瓣前叶边缘。成人的左室流出道直径很少随时间变化而改变,因此在研究中应该测量。测量左室流出速度应与测量瓣环直径在同一位置,即主动脉瓣左心室边

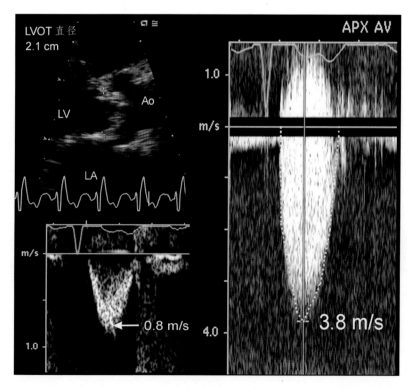

图11-1　基线主动脉瓣图像及测量值。经胸超声胸骨旁长轴图像显示,主动脉瓣严重钙化及主动脉瓣开放受限(左上)。收缩中期环水平测量左室流出道(LVOT)直径为2.1cm。保证脉冲多普勒超声探测声束与血流平行,从尖端测量LVOT血流速度0.8m/s。容积测量应紧邻瓣叶以确保在同一位置测量直径和血流量(左下)。这个位置持续多普勒波测量主动脉瓣最大速度信号最高。速度3.8m/s,低于瓣膜面积为0.7cm²时的预期速度。
注:AO,主动脉;APX,心尖;LA,左心房;LV,左心室。

缘,其位置是否正确,可以由多普勒超声中主动脉瓣关闭点是否在多普勒波谱上来证实。在瓣膜水平记录到的尖形的左心室流出速度偏低,导致低估每搏输出量和钙化的瓣膜面积。在一些情况下,瓣口面积小伴随低跨瓣压是由于患者本身身量小引起。采用主动脉瓣口面积(AVA)与体表面积的比值或左心室输出量与经主动脉流速的比值或许有帮助,速率比<0.25或瓣口面积指数<0.6cm²/m²提示重度AS。

经胸多普勒超声通常能提供临床诊断所需的所有数据。然而,经食道的超声图像有助于更好地定义瓣膜解剖(二瓣与三瓣),评估瓣膜钙化或测量左室流出道直径。

一旦排除了狭窄程度测量中的技术问题,下一步就是评估和治疗引起左室功能不全的病因。目前对重度AS和左室功能不全患者的队列研究中发现,64%患者有冠状动脉疾病(CAD),54%患者有心肌梗死病史[5]。当找不到引起左心室收缩功能不全的病因或是治疗效果不理想时,如同时存在主动脉瓣钙化,无论静息状态瓣膜血流动力学如何,高度提示重度AS可能是左心室收缩功能衰竭的原因——称为后负荷不匹配。

在对左心室功能不全评估后,下一步应进一步评估瓣膜血流动力学,以避免高估因不可逆的瓣膜钙化所致的瓣膜狭窄程度。一些患者因心室收缩功能减弱致瓣叶不能完全开放,出现"假性狭窄",导致高估原有瓣膜疾病的程度[6]。如果仅仅是中等程度的AS,瓣膜置换不可能获益。相反,如果是真正的严重瓣膜狭窄,瓣膜置换在很好地改善生存和缓解症状的同时可以提高射血分数。

对于有症状同时存在中到重度左室功能不全的重度AS患者,第一步是评估瓣膜钙化的程度。表现典型的,经胸超声就可以充分评估瓣叶厚度及钙化严重程度。如果需要更进一步评估,经食道超声、X线透视或CT或许是有帮助的。如果仍然不能确定AS严重程度,可以考虑行激发试验来确定AS真正的严重程度。

病例报告(续)

接下来对患者行低剂量多巴酚丁胺负荷超声心动图检查(PSE;表11-1和图11-2)。

低剂量多巴酚丁胺负荷试验

多巴酚丁胺可以增加心肌收缩力,同时可以应用于超声心动图或有创血流动力学来评价瓣膜血流动力学变化(图11-3)[7]。多巴酚丁胺通过增加心肌收缩力使流经主动脉瓣的血流量增加。而心肌收缩力增加可以进一步打开静息状态下表现为狭窄的相对有顺应性的主动脉瓣的瓣尖。如果是假性狭窄,随着血流量增加及瓣膜开放压力加大,钙化的瓣口面积将增加,同时平均跨瓣压适度增加或保持不变。假性狭窄的瓣口面积可增加0.2cm²或更大达到1cm²。典型的表现是,射血分数增加超过20%,主动脉跨瓣压仍然<40mmHg,并且动脉流速<4m/s(图11-4)。

真正的主动脉瓣狭窄,即使血流量增加,钙化、非顺应性瓣叶的活动也不会有变化,瓣口面积也不会改变,而通过主动脉瓣的流速和跨瓣压与通过瓣膜的血流量成比例增加。美国和欧洲的心脏超声学会对严重AS的定义是:主动脉流速超过4m/s或平均跨瓣压>40mmHg,并伴有任何时候测量瓣口面积不超过1cm²[4]。另外一个定义由TOPAS研究组织提出,是计算基于正常血流量状态下的瓣膜口面积,采用DSE状态下瓣口面积的变化。使用这种方法时,AVA是按主动脉瓣口流量计算(mL/s,基于主动脉瓣口流量/射血时间),AVA为250mL/s是评估狭窄的临界值[5]。AVA≤1cm²可以很好鉴别重度狭窄。然而,这种复杂的分析方法没有被广泛应用于临床。

多巴酚丁胺试验的最终结果是验证"收缩储备降

表11-1　主动脉瓣狭窄的诊断及治疗过程中的超声心动图测量数据

结论	状态	AS V$_{max}$(m/s)	LVOT$_v$(m/s)	$\triangle P_{mean}$(mmHg)	LVOT$_D$(cm)	AVA(cm²)	EF(%)
1	静息	3.8	0.8	33	2.1	0.73	36
2	DSE 静息	3.7	0.8	32	2.1	0.74	29
	DSE10 μg/(kg·min)	3.9	0.9	42	2.1	0.8	37
	DSE20 μg/(kg·min)	4.3	1	52	2.1	0.8	43
3	TAVI 后	2.3	1.1	11	2.1	1.65	50

注:AS:主动脉狭窄;AVA:主动脉瓣膜面积;DSE:多巴酚丁胺负荷试验超声心动图;EF:射血分数;LVOT$_D$:左室流出道直径;LVOT$_v$=左室流出道血流速度;TAVI:经导管主动脉瓣置换;V$_{max}$:峰流速。

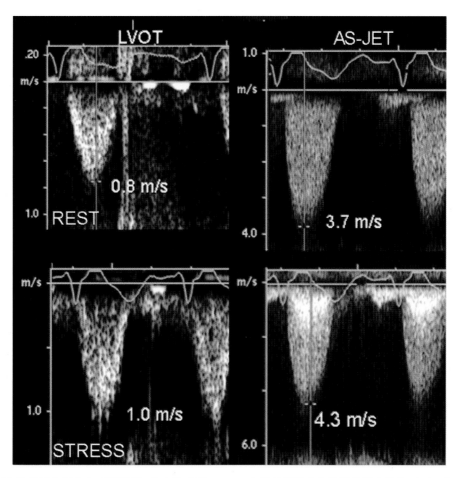

图 11-2　多巴酚丁胺负荷试验超声心动图结果。左室流出道(LVOT)速度采用脉冲多普勒分别在静息(左上)和 20μg/(kg·min)多巴酚丁胺负荷(左下)测量。主动脉瓣峰速度分别在静息(右上)和 20μg/(kg·min)多巴酚丁胺负荷(右下)测量。主动脉瓣口(AVA)面积从 0.74cm² 增加到 0.8cm²，速度从 3.7m/s 增加到 4.3m/s 证实患者有严重主动脉瓣狭窄。

低"，定义是射血分数下降或经主动脉输出量减少或射血分数相对于静息状态不能至少增加 20%[4]。收缩储备降低提示原发性心肌功能不全，在应用正性肌力药物期间无心功能改善。有收缩储备的患者无论应用药物或手术治疗均预后不良，更好的临床治疗方法仍存在争论[6,8,9]。

多巴酚丁胺负荷超声心动图应该在医生监督下谨慎进行，这样得出的结论可能改变临床治疗。试验方案是起始剂量应是 2.5 或 5μg/(kg·min)，逐渐增加到 5~10 μg/(kg·min)(图 11-5)。如果已诊断重度狭窄或心率较静息时增加 10~20 次/分，则不需要加大剂量，试验也应终止。进行 DSE 的患者中，威胁生命的并发症包括室性心动过速(0.1%)、心室颤动(0.03%)以及急性心肌梗死(0.015%)[10]。然而，在这些 AS 患者中大部分有冠状动脉疾病，发生威胁生命的并发症的风险更高。推荐：医生要密切监督，限制多巴酚丁胺应用的最大剂量，出现并发症时应立即停止试验。

射血分数正常的低跨瓣压 AS

主动脉跨瓣压低的重度狭窄也可以发生在收缩功能正常的患者中。尽管射血分数正常，由于 AS 或高血压导致的左室肥大也可以使舒张功能障碍和心室容积减少，这些在老年女性 AS 患者中多见，与瓣膜阻塞程度相似的男性患者相比，她们的心室容积更小，舒张功能障碍更明显。有时，因适应其娇小体格，这些患者的心室容积小，且瓣口面积小，不是真正的重度 AS。即使是重度 AS，经主动脉搏出量低也可以导致相对低的流速和跨瓣压。一项辛伐他汀和依则麦布随机对照试验(SEAS)的回顾性分析提示，射血分数正常的重度 AS 患者伴有低的跨瓣压(AVA<1cm²，平均跨瓣压≤40mmHg)与中度 AS 患者(AVA 1~1.5cm²，平均跨瓣压 25~40mmHg；图 11-6)[11]相比，心血管死亡风险没有差异(P =0.19)。然而，Pibarot 等报道，每搏指数正常的重度 AS 患者与每搏指数低、射血分数

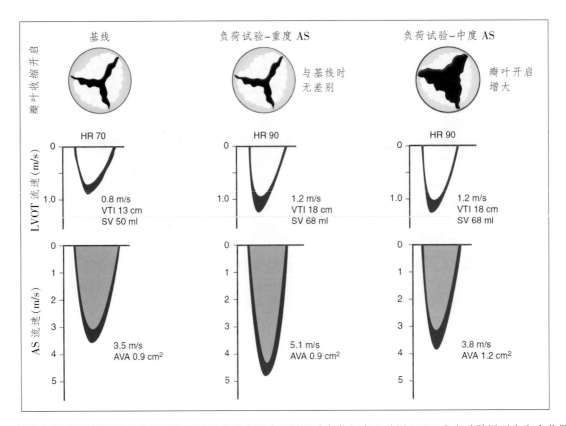

图11-3　低输出量、低跨瓣压的主动脉瓣狭窄(AS)患者应用多巴酚丁胺负荷超声心动图(DSE)中主动脉瓣开启和多普勒血流变化的原理图。假设患者基础值为：射血分数35%，瓣膜收缩开启受限，左室流出道(LVOT)流速0.8m/s，速度时间积分(VTI)13cm，经主动脉搏出量(SV)50mL。基线：主动脉流速(AS-Jet)3.5m/s，主动脉瓣口面积(AVA)0.9cm²。如果存在真正重度AS(中图)，射血分数从35%升至45%，主动脉流量增加但主动脉瓣开启不变，结果是瓣膜流速(及跨瓣压)增加而瓣口面积无改变。同样基础值的患者，若为假性AS，射血分数和主动脉容积增加"推动"瓣叶开启增大，因此出现瓣膜流速的轻度增加，同时瓣口面积增加。目前诊断性试验主要要依赖依多巴酚丁胺负荷试验的多普勒数据，因为瓣膜解剖的直接图像不能充分显示心脏收缩时瓣口的图像。
引自：Otto CM, Owens DS. Stress testing for structural heart disease. In：Gillam LD Otto CM（eds.），Advanced Approaches in Echocardiography. Philadelphia, PA：Elsevier；2011. Copyright Elsevier, 2011. Used with permission.

正常的患者相比，生存率降低(*P* =0.006)[12]。校正年龄和性别后，差异就不明显了(*P* =0.45)，但是低跨瓣压、射血分数正常的重度AS患者仍是一个在临床上争论的问题。

病例报告（续）

　　基于多巴酚丁胺负荷超声心动图的结果和严重钙化瓣膜的表现，推荐患者行主动脉瓣膜置换。外科手术的风险评估采用胸外科协会评分方法，预期死亡率10%，这一预期主要是基于肾小球滤过率低(GFR53mL/min)和需要行三次胸骨切开术。由于手术风险较高，患者行更进一步的评估，包括髂-股骨解剖结构的CT，以决定是否适合逆行经导管瓣膜植入。

药物选择与病情缓解

　　因风险过高而不可能行瓣膜置换时，基于专家意见和观察性的队列研究，对AS和左室功能障碍患者进行药物治疗。当然，对可疑重度AS的患者，应用血管活性药物、负性肌力药物或利尿剂应特别谨慎，因为必须保持外周阻力、变时性、收缩力和容量状态，才能维持充足的灌注。然而，目前显示，采用ACEI或ARB治疗是安全的，并且可能降低重度AS患者心血管不良反应事件发生[13]。在2118名AS患者中，只有25人有左心室功能障碍，但全因死亡率没有减少。

　　既往认为，硝普钠增加主动脉瓣跨瓣压，左心室功能障碍和重度AS患者使用硝普钠有害。Khot等证实了在25名有重度AS和心脏指数<2.2L/(min·m²) 的患

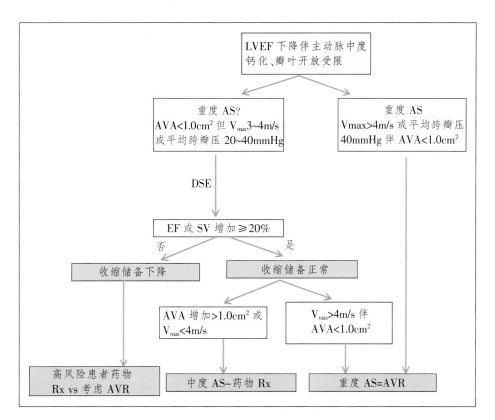

图11-4　低跨瓣压AS患者识别、评估和外科手术备选患者的流程图。AVA<1.0cm²并且峰速度（V_{max}）<4m/s或平均跨瓣压<40mmHg，为低跨瓣压AS。存在小的AVA和V_{max}>4m/s或平均跨瓣压>40mmHg，不论其左室射血分数如何，为重度AS。当流速低于此瓣口面积所预期的速度，多巴酚丁胺负荷超声心动图是一个合理的方法，目的是评估在主动脉流量（SV）改变时V_{max}和AVA的变化。假性AS患者应进一步观察狭窄程度的进展，但是不能此时即行瓣膜置换（AVR）。重度AS且收缩功能储备尚存的患者应该进行瓣膜置换。无收缩储备的患者，AS的严重程度尚不确定，然而，经选择的患者或许可以从高风险的瓣膜置换中得到益处。

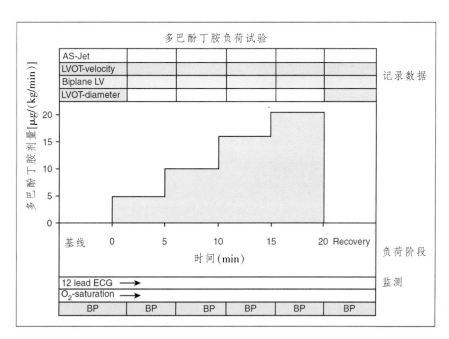

图11-5　评估低输出量、低跨瓣压AS的多巴酚丁胺负荷方案图。在多普勒数据记录（上图所示）和患者监护（下图）下，每3~5min增加多巴酚丁胺剂量。多普勒波持续记录主动脉射血速度、主动脉瓣狭窄最大速度，采用左室双平面图像计算左室射血分数。

注：AS=主动脉瓣狭窄。

引自：Otto CM, Owens DS. Stress testing for structural heart disease. In: Gillam LD Otto CM （eds.）, Advanced Approaches in Echocardiography. Philadelphia, PA: Elsevier; 2011. Copyright Elsevier, 2011. Used with permission.

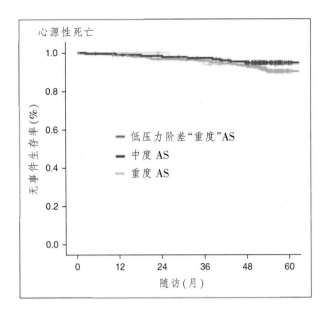

图11-6　左室射血分数正常的低跨瓣压AS患者、中度AS患者、重度AS患者的心血管死亡。射血分数正常的LGAS患者与中度AS患者预后相似，重度AS患者明显预后不良。

注：AS = 主动脉瓣狭窄；LVEF =左室射血分数；LGAS = 低跨瓣压差。

引自：Jander N，Minners J，Holme I，et al. Outcome of patients with low gradient "severe" aortic stenosis and preserved ejection fraction. Circulation. 2011；123（3）：887－895. Copyright Wolters Kluwer Health，2011. Used with permission.

者中，采用低剂量硝普钠滴定，维持平均动脉压在60~70mmHg是安全有效的，所有患者的心脏指数得到了改善[14]。此研究提示，在密切监测下使用硝普钠对于重度AS紧急治疗是有效的。总之，药物治疗的研究提示，可以尝试采用药物疗法治疗共存疾病，例如收缩功能障碍或高血压，但必须密切监测血流动力学变化。

球囊瓣膜成形术可用来短暂改善瓣膜血流动力学，并缓解重度AS患者症状。在主动脉导管瓣膜置换试验（PARTNER）研究中，对经筛选但未纳入该试验的患者，研究提示球囊主动脉成形术是一个增加死亡率的单变量预测值（HR=1.6；P=0.044），但是在多变量模型中，包括EureoSCORE、其他与手术风险相关变量以及疾病的严重程度，球囊主动脉瓣成形术不是死亡率的独立预测值。因为这项研究和既往注册研究缺乏长期获益的证据，所以球囊主动脉瓣成形术仅仅作为经选择患者确定行AVR治疗的一个临时、桥接疗法。

主动脉瓣外科手术的选择

美国ACC/AHA指南推荐，已确诊的AS出现左室

收缩功能减低时，无论症状如何，应行手术治疗（Ⅰ，C）[6]。

手术治疗对重度AS和射血分数严重减低的AS患者的生存率的提高是有利的。Conolly等报道了154个病例，均为重度AS患者[15]，平均射血分数27%。瓣膜置换后，30d死亡率9%，并且术前射血分数与生存率无相关性。这些发现提示，在左室功能减低的患者中，与药物治疗相比，AVR仍然可以获益，并且可以提高生存率。

对中度AS和左室功能障碍的患者（假性狭窄），不推荐AVR。相反，重点应放在心衰的治疗上。左室功能减低的中度AS患者有相对较高的短期死亡率，这或许不是简单地反映了心衰的进展，也可能提示疾病进展为更严重的AS[16-18]。进一步的注册研究数据有助于对这些患者的临床过程进行诊断和优化治疗。

对严重狭窄、但缺乏收缩储备的AS患者，很难做决策。尽管外科手术的死亡率很高，并且瓣膜置换后结果不是那么乐观，但药物治疗的生存率甚至更差（图11-7）[18]。一项纳入136名LGAS患者的队列研究显示，有收缩储备的患者AVR后3年存活率为79%，与药物治疗相比低25%。但那些没有收缩储备的患者（占32%）AVR后3年存活率仅40%，而药物治疗2年存活率仅15%[18]。

另外一项研究使用倾向得分匹配以避免外科手

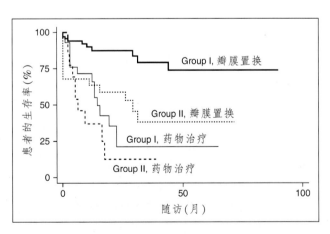

图11-7　行超声心动图或主动脉瓣置换（AVR）后随访，有或无心肌收缩储备的低跨瓣压AS患者的生存率。无论是在有收缩储备组还是在无收缩储备组，行AVR治疗的患者生存率高于未行AVR治疗者。

引自：Monin JL，Quere JP，Monchi M，et al. Low-gradient aortic stenosis：operative risk stratifi cation and predictors for long-term outcome：a multicenter study using dobutamine stress hemodynamics. Circulation. 2003；108（3）；319－324. Copyright Wolters Kluwer Health，2011. Used with permission.

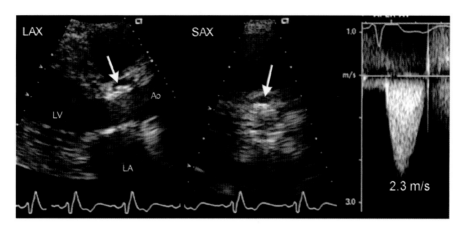

图11-8　经导管主动脉瓣膜植入病例随访的超声心动图。正如胸骨旁线长轴(左侧箭头)及短轴瓣膜(中间)所示,原有瓣膜尖端被植入的动脉瓣支架推向主动脉根侧壁。瓣膜植入后,主动脉瓣峰流速只有2.3m/s,与1.7cm²钙化瓣口面积一致(右侧)。

术选择偏倚,该研究显示,LGAS患者(平均射血分数30%)行AVR(65±11)后,与单纯药物治疗(11%±7%)相比,5年生存率提高。然而,这些研究结论与Clavel等的报道不一致,Clavel认为匹配年龄、性别、缺血症状、左心室射血分数和瓣口面积之后,AVR 不能改善生存率(HR=1.1,95%,CI 0.76~1.56)[15]。

总的来看,这些研究证实缺乏收缩储备并且未行AVR的患者预后不良,最佳的治疗方案仍未得以明确。无收缩储备的患者与那些有收缩储备的患者相比,预后较差,尽管外科手术存在高风险,但无收缩储备的患者很有可能从AVR中获益。在这一类患者中新的瓣膜置换方法还没有研究过。

LGAS的介入治疗

随着植入支架的发展,导管植入瓣膜成为瓣膜置换的一种选择方法,它或许可以降低AS伴有左室收缩功能障碍患者的高死亡率。PARTNER试验随机入选了一些准备手术的患者,一组行传统AVR,另一组行经导管瓣膜植入术(TAVI)[20]。认为手术方法风险较高的患者列入B组。所有A组LGAS患者进行多巴酚丁胺负荷超声心动图,要求有收缩储备并且瓣口面积<0.8cm²,平均跨瓣压>40mmHg或峰血流速度>4m/s。这项试验证实,随访1年,AVR(27%)和TAVI(24%)在全因死亡率上相似(P=0.07)。亚组分析显示,患者射血分数高于或低于55%,死亡率不存在差异。AVR和TAVI围术期死亡率没有显著差异

(P=0.07),TAVI围术期死亡率3.4%,AVR围术期死亡率6.5%。

Clavel等也报道了一项现代队列非随机研究,患者分别行AVR和采用SAPIEN瓣膜的TAVI[21]。200名患者中,83人行TAVI治疗,这些患者平均经主动脉跨瓣压为37±14mmHg,左室射血分数为30%。其中60%的患者未行多巴酚丁胺负荷超声心动图。在匹配了AVR倾向、年龄因素后,AVR(12%)和TAVI(19%,P=0.99)30d死亡率没有差别。

在明确TAVI治疗LGAS的效果之前,仍需要大样本随机对照试验证实。

病例报告(续)

患者耐受TAVI并且没有出现并发症,随访中呼吸困难症状减轻、射血分数提高、主动脉瓣口面积增加、平均主动脉瓣跨瓣压减低(图11-8)。

小结

重度AS伴有低跨瓣压及收缩功能减低的患者,尽管接受治疗,与心输出量正常的患者相比,预后不良。重度AS伴低跨瓣压的患者可以通过AVR获益,所以将这些患者识别出来非常重要。对假性狭窄和缺乏心肌收缩储备的患者进行治疗,更具有挑战性,需要进一步在这些患者亚组中进行研究。

参考文献

1. Otto CM. Valvular aortic stenosis: disease severity and timing of intervention. *J Am Coll Cardiol*. 2006;47(11):2141–2151.

2. Cioffi G, Faggiano P, Vizzardi E, et al. Prognostic effect of inappropriately high left ventricular mass in asymptomatic severe aortic stenosis. *Heart*. 2011;97(4):301–307.

3. Munt B, Legget ME, Kraft CD, et al. Physical examination in valvular aortic stenosis: correlation with stenosis severity and prediction of clinical outcome. *Am Heart J*. 1999;137(2):298–306.

4. Baumgartner H, Hung J, Bermejo J, et al. Echocardiographic assessment of valve stenosis: EAE/ASE recommendations for clinical practice. *J Am Soc Echocardiogr*. 2009;22(1):1–23; quiz 101–102.

5. Clavel MA, Burwash IG, Mundigler G, et al. Validation of conventional and simplified methods to calculate projected valve area at normal flow rate in patients with low flow, low gradient aortic stenosis: the multicenter TOPAS (true or pseudo severe aortic stenosis) study. *J Am Soc Echocardiogr*. 2010;23(4): 380–386.

6. Bonow RO, Carabello BA, Chatterjee K, et al. 2008 focused update incorporated into the ACC/AHA 2006 guidelines for the management of patients with valvular heart disease: a report of the american college of Cardiology/American heart association task force on practice guidelines (writing committee to revise the 1998 guidelines for the management of patients with valvular heart disease): endorsed by the Society of Cardiovascular Anesthesiologists, Society for Cardiovascular Angiography and Interventions, and Society of Thoracic Surgeons. *Circulation*. 2008;118(15):e523–e661.

7. Otto CM, Owens DS. Stress testing for structural heart disease. In: Gillam LD Otto CM (eds.), *Advanced Approaches in Echocardiography*. Philadelphia, PA: Elsevier; 2011.

8. Burwash IG, Hay KM, Chan KL. Hemodynamic stability of valve area, valve resistance, and stroke work loss in aortic stenosis: a comparative analysis. *J Am Soc Echocardiogr*. 2002;15(8):814–822.

9. Nishimura RA, Grantham JA, Connolly HM, et al. Low-output, low-gradient aortic stenosis in patients with depressed left ventricular systolic function: the clinical utility of the dobutamine challenge in the catheterization laboratory. *Circulation*. 2002;106(7):809–813.

10. Sicari R, Nihoyannopoulos P, Evangelista A, et al. Stress echocardiography expert consensus statement: European Association of Echocardiography (EAE) (a registered branch of the ESC). *Eur J Echocardiogr*. 2008;9(4):415–437.

11. Jander N, Minners J, Holme I, et al. Outcome of patients with low-gradient "severe" aortic stenosis and preserved ejection fraction. *Circulation*. 2011;123(3):887–895.

12. Hachicha Z, Dumesnil JG, Bogaty P, et al. Paradoxical low-flow, low-gradient severe aortic stenosis despite preserved ejection fraction is associated with higher afterload and reduced survival. *Circulation*. 2007;115(22):2856–2864.

13. Nadir MA, Wei L, Elder DH, et al. Impact of renin-angiotensin system blockade therapy on outcome in aortic stenosis. *J Am Coll Cardiol*. 2011;58(6):570–576.

14. Khot UN, Novaro GM, Popovic ZB, et al. Nitroprusside in critically ill patients with left ventricular dysfunction and aortic stenosis. *N Engl J Med*. 2003;348(18):1756–1763.

15. Clavel MA, Fuchs C, Burwash IG, et al. Predictors of outcomes in low-flow, low-gradient aortic stenosis: Results of the multicenter TOPAS study. *Circulation*. 2008;118(14 Suppl);S234–S242.

16. Schwammenthal E, Vered Z, Moshkowitz Y, et al. Dobutamine echocardiography in patients with aortic stenosis and left ventricular dysfunction: predicting outcome as a function of management strategy. *Chest*. 2001;119(6):1766–1777.

17. deFilippi CR, Willett DL, Brickner ME, et al. Usefulness of dobutamine echocardiography in distinguishing severe from non-severe valvular aortic stenosis in patients with depressed left ventricular function and low transvalvular gradients. *Am J Cardiol*. 1995;75(2):191–194.

18. Monin JL, Quere JP, Monchi M, et al. Low-gradient aortic stenosis: operative risk stratification and predictors for long-term outcome: a multicenter study using dobutamine stress hemodynamics. *Circulation*. 2003;108(3):319–324.

19. Tribouilloy C, Levy F, Rusinaru D, et al. Outcome after aortic valve replacement for low-flow/low-gradient aortic stenosis without contractile reserve on dobutamine stress echocardiography. *J Am Coll Cardiol*. 2009;53(20):1865–1873.

20. Smith CR, Leon MB, Mack MJ, et al. Transcatheter versus surgical aortic-valve replacement in high-risk patients. *N Engl J Med*. 2011;364(23):2187–2198.

21. Clavel MA, Webb JG, Rodes-Cabau J, et al. Comparison between transcatheter and surgical prosthetic valve implantation in patients with severe aortic stenosis and reduced left ventricular ejection fraction. *Circulation*. 2010;122(19):1928–1936.

第 12 章

伴二尖瓣反流的左室功能不全

AMANDA R. VEST, WILLIAM J. STEWART

病例报告

男性患者,64岁,有8年的收缩性心力衰竭、冠状动脉疾病(CAD)、糖尿病、睡眠呼吸暂停、周围神经系统疾病以及高脂血症病史, 主因左腿肿胀、乏力、活动耐量下降就诊于心脏病门诊部。3个月前患者的劳动能力不受限,能推割草机割草坪而不气短。此后,开始出现下肢肿胀、端坐呼吸,2周前开始在卧椅中坐位睡眠。明显的疲劳和极度乏力导致患者一天睡眠超过18h,伴随食欲下降、干咳。否认有过胸痛。有吸烟史,曾1年抽60包烟,20年前已戒。无动脉粥样硬化性疾病家族史。

患者8年前出现劳力性呼吸困难和疲乏症状时被诊断为心力衰竭。当时无端坐呼吸、下肢水肿或是胸痛。超声心动图检查提示中度左室功能障碍伴局部节段性运动功能减退、左室射血分数(LVEF)30%,左室中度向心性肥厚,但无心室扩大。主动脉硬化,升主动脉扩张到4.6cm,轻度二尖瓣瓣叶增厚,伴1~2+二尖瓣反流(MR)。当时行心脏导管检查术,结果显示旋支明显狭窄,植入1枚支架,并且临床恢复良好。在介入术后8年,最初服用他汀治疗高脂血症,但因进行性肌痛而停用,未再服用降血脂药物。当时的药物治疗方案:阿司匹林 81mg qd,赖诺普利 2.5mg qd,呋塞米 40mg qd,地高辛 0.25mg qd,氯化钾 20mEq qd,特拉唑嗪 5mg qd,胰岛素(优泌乐,赖脯胰岛素注射剂混合物 75/25)80U bid,二甲双胍 1000mg bid,加巴喷丁 1000mg bid。

查体:心率61次/分,律规整,血压113/66mmHg,体重180磅,身高172cm。看起来较同龄人显老,仰卧位时轻度呼吸急促。颈静脉压升高,在胸骨角上12cm,肺部听诊可闻及双肺底吸气相捻发音。心尖冲动向左移位,无右室抬举。第一、第二心音正常,心尖部有Ⅲ/Ⅵ级全收缩期杂音,可传导至腋中线,可闻及第三心音。双下肢中度水肿至膝。外周皮肤温暖,弹性好,神经系统及心理精神检查正常。

当前评估的患者数据

从门诊部转到住院部,开始静脉注射利尿剂。实验室检查示:钠 139 mmol/L,钾 4.4 mmol/L,氯 101mmol/L,碳酸氢盐 23mmol/L,血尿素氮 38 mg/dL,肌酐 1.1mg/dL,葡萄糖 164mg/dL,白细胞 $6.4×10^9$/L,血红蛋白 11.0 g/dL,血细胞比容 36.5,血小板 $225×10^9$/L,总胆固醇 83mg/dL,低密度脂蛋白 51mg/dL,甘油三酯 73mg/dL,高密度脂蛋白 17mg/dL,糖化血红蛋白 7.6%。住院心电图见图 12-1。胸部 X 线片见图 12-2。

静息的 ^{13}N-氨正电子发射扫描(PET)和 ^{18}FDG 心肌活性检测表明基底部近前壁侧壁、中部近下壁侧壁及基底区域、下壁灌注显著减少。^{18}FDG 代谢显像没有显示不匹配的 ^{18}FDG 在下壁、侧壁被摄取(心肌的24%),这与旋支供血区域的瘢痕(不

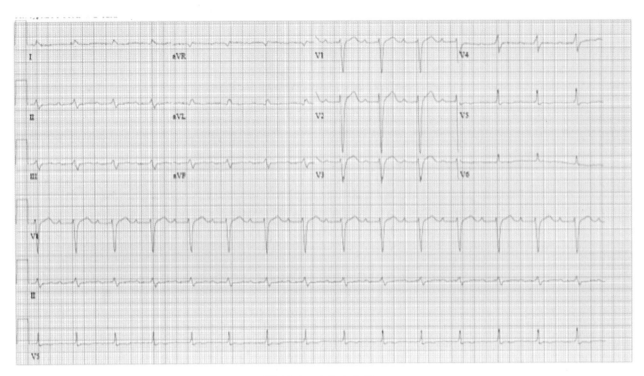

图 12-1　入院心电图。

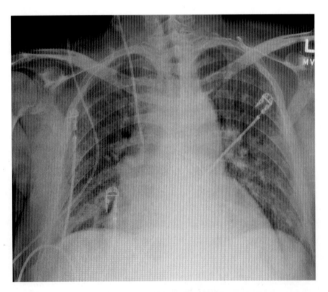

图 12-2　入院胸部 X 线片。

是冬眠)分布一致。其余心肌静息状态和 ^{13}N- 氨摄取示心肌灌注正常。静息时门控图像显示左室壁运动明显减弱,左室壁明显变薄,左室射血分数 13%,左室腔扩大。经胸超声心动图(静息图 12-4~12-7, 视频 12-1~12-5)[视频 12-1~12-5:http://www.demosmedical.com/video/?vid=820;http://www.demosmedical.com/video/?vid=821;http://www.demosmedical.com/video/?vid=822;http:

//www.demosmedical.com/video/?vid =823 ; http://www.demosmedical.com/video/?vid=824]表明严重的左室扩大,心室舒张末期直径为 7.0cm。左室收缩功能严重降低, 三维超声评估射血分数 15%±5%。全心功能障碍伴整个下壁、后壁、基底部近下壁间隔壁运动消失,前壁、前侧壁、前间隔、心尖部侧壁、中部近下壁间隔壁、心尖部运动严重减弱。右室轻度扩大,右室功能中到重度减低。二尖瓣瓣膜轻度增厚,基本上正常的二尖瓣瓣叶明显牵拉,有严重的(3~4+)MR,反流口面积 0.4cm^2(图 12-3~12-5,Videos 12-1~12-5)。中到中重度(2~3+)三尖瓣反流,估测右室收缩压 64mmHg,中度肺动脉高压。主动脉瓣瓣膜增厚,功能上二叶化,无主动脉功能异常。严重的双房扩大。

心脏导管检查显示:右心房(RA)平均值 16mmHg,右心室(RV)65/15mmHg,肺动脉(PA)70/42 mmHg,肺毛细血管楔压(PCWP)平均值 28mmHg,PCWP V 波 32 mmHg,Fick 心输出量 3.64L/min,[心脏指数:1.87L/(min·m^2)]。左前降支严重钙化,80%~90% 弥散性狭窄。原植入支架的左旋支在开口附近完全闭塞(图 12-8,视频 12-6:http://www.demosmedical.com/video/?vid=825)。右冠状动脉(右优势型)严重钙化,远端 70% 狭窄(图 12-9,视频 12-7;http://www.demosmedical.com/video/?vid=826)。

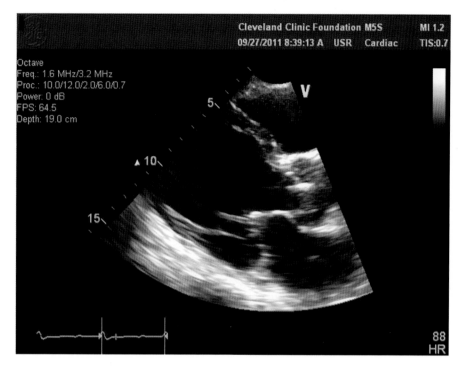

图 12-3　二维超声心动图胸骨旁长轴二尖瓣视图。

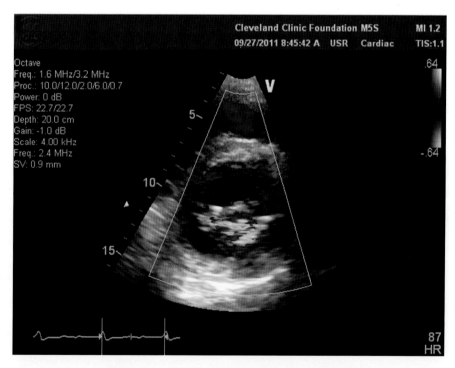

图 12-4　二维超声心动图胸骨旁短轴二尖瓣视图。

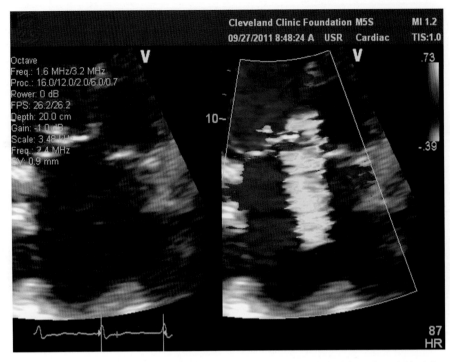

图 12-5　放大的心尖四腔超声心动图:左屏示二尖瓣,右屏通过彩色多普勒证实二尖瓣反流(MR)。

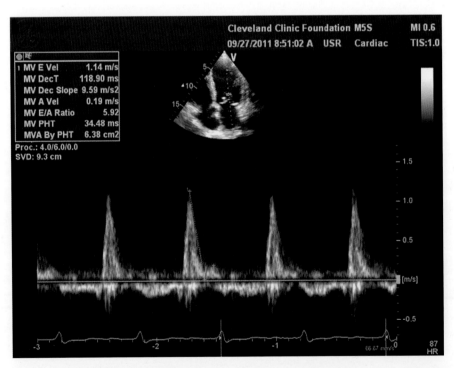

图 12-6　脉冲多普勒超声心动图测二尖瓣前向血流。

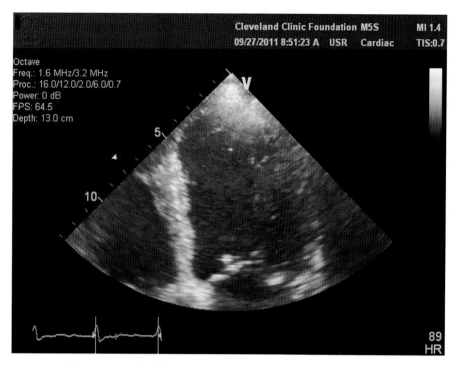

图 12-7　二维超声心动图心尖四腔视图示左心室和二尖瓣。

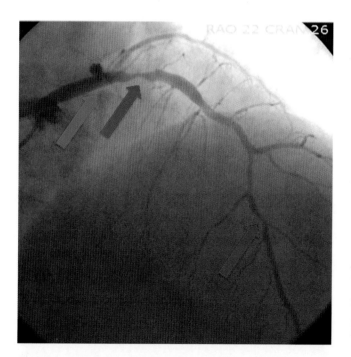

图 12-8　冠脉造影示左前降支两处明显狭窄(红色箭头)。左回旋支发出后闭塞(蓝色箭头)。

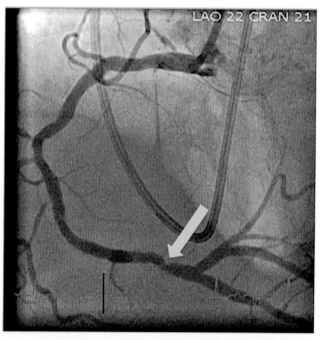

图 12-9　右冠脉造影示远端病变(箭头)。

患者被转到有肺动脉导管的 ICU。开始静脉输注硝普钠、硝酸甘油。并静脉注射呋塞米,利尿效果好。滴定应用减轻后负荷的静脉药物并在几天后转为由肼屈嗪和二硝酸异山梨酯组成的口服制剂。加用螺内酯,逐步加量赖诺普利。住院第五天,患者的容量状态恢复正常,从 ICU 转出,能在病室里走路而无症状。随后对患者进行评估是否加用以下治疗策略:

1. 冠脉旁路移植术及二尖瓣修补或置换术。
2. 经皮冠脉支架血管成形术,之后考虑行二尖瓣外科手术或经皮二尖瓣修补。
3. 心脏再同步化治疗和植入心脏转复除颤仪。

另外,还需考虑一些不确定的因素,包括:成功再血管化后预期左室功能会恢复到什么程度?该患者症状加重在多大程度上是由 MR 引起?二尖瓣瓣膜增厚伴功能性反流,二尖瓣瓣膜有原发的病理改变吗?严重二尖瓣反流完全是由于衰竭左室的构型改变造成的吗?外科二尖瓣瓣膜修补或置换会改善患者的症状吗?双腔起搏能提高患者的射血分数、减轻二尖瓣反流和(或)改善症状吗?

背景

相似的 MR 病例在心力衰竭门诊经常遇到,并且令心脏病专家处于一系列诊断、治疗困境。主要问题之一是"鸡或蛋"的思考:MR 是引起左室功能障碍的病理基础,还是左室扩大影响了二尖瓣环从而导致功能性 MR(FMR)?第三个考虑,即这些疾病哪一个可能是继发的,是在 MR 基础上存在严重的 CAD 引起的,还是梗死或短暂缺血通过改变心室结构(为何左室功能障碍是原发问题)引起的,或者引起较少见的乳头肌延伸或断裂(瓣膜原发的病理改变)而干扰二尖瓣瓣叶闭合。

这一章将讨论这些关键问题的病理生理学:原发心脏瓣膜病的 MR 引起继发性左室功能不全,继发于左室功能不全的 FMR,以及活动性心肌缺血引起的 MR。

以下部分将分别讨论以上每个问题的诊断方法和处理选择,并对指导患者选择当前各种外科和经皮方法的证据进行回顾。

二尖瓣的解剖

二尖瓣的解剖结构比各种反流的病理更值得探讨。正常的二尖瓣装置由前叶、后叶、二尖瓣环、腱索以及乳头肌构成。功能正常时,其两个瓣叶在心脏收缩期闭合,在瓣叶尖形成结合带以防止喷射出去的血液反流回左心房。二尖瓣环是一个纤维肌性环,作为瓣叶的锚定点位于左房室沟。在心脏收缩期,正常的二尖瓣环周长会减少 1/5,以促进瓣叶的成功闭合。环的前部分与心脏纤维框架相连,阻止向前扩张。而环的后部分没有与心脏纤维框架相连,因此左室构型变化时更易受损变形。如果环的后部分扩张,环的形状则从椭圆形向环状改变,这会影响瓣叶功能。

后瓣叶由 3 个扇叶组成:中间的扇叶叫做 P2,外侧的扇叶是 P1,内侧的扇叶是 P3。前瓣叶相应的区域为 A1,A2 和 A3,尽管前瓣叶无扇叶。后中和前外侧联合处在心脏收缩期两瓣叶结合线的末端区域。几毫米的瓣叶组织沿着结合线在心脏收缩时阻止了左室收缩压力引起的逆行血流。后瓣叶较前瓣叶宽而低,可延至超过二尖瓣环周长的 2/3。后瓣叶的高度低,使连接线在更靠后的位置,并且更好地远离室间隔。这有助于阻止前叶尖进入阻碍左室流出道(LVOT)血流的位置[所谓的二尖瓣心脏收缩期前向运动 (SAM)]。两个瓣叶的联合带处有许多腱索附着,故此处厚而粗糙。

这些腱索是乳头肌头部的纤维延伸,可阻止瓣叶脱垂或粘连。一级(边缘)腱索依附于瓣叶游离缘的粗糙带,二级(体部)腱索附着于瓣叶中间部分的心室面,三级(茎底部)腱索附着于后瓣叶的基底部,提供穿过心室的连接。乳头肌是左室的一部分,起源于左室游离壁上中 1/3 处。这种结构提高了二尖瓣对心室扩大和重塑的敏感性。乳头肌被分为前、后两群。前乳头肌血供通常起源于左前降支和回旋支,而后乳头肌在右冠优势的患者基本由右冠供血,因而更易因单支血管疾病而出现缺血或梗死。

原发瓣膜病引起的 MR 患者的左室功能障碍

原发 MR 可由二尖瓣装置任何构件的功能不良引起。最常见的 MR 病因是瓣叶黏液性退行性变。这包括一系列病理学改变,如腱索的延长和断裂、环的扩张、瓣叶的冗余。可以有单独的叶片脱垂(P2 尤其易受损害),或者多叶片的双瓣尖脱垂。脱垂是指一个瓣叶超过环水准延伸 2mm 以上,在心脏收缩期进入左房;当瓣尖没有腱索支撑及延伸时,在心脏收缩期可随意进入左房。原发 MR 有许多潜在病因,包括风湿性心脏病、心内膜炎、先天畸形如二尖瓣裂以及二尖瓣环钙化。

由于临床症状和体征隐匿出现,在患者出现症状和检查评估前心脏瓣膜功能不全已经很严重并且伴随左室改变。劳力性呼吸困难和运动能力受限通常是首发症状,这可能已进展为心力衰竭。在之前的病例,MR 可伴随肺动脉高压、右心功能衰竭。心房纤维化通常是由瓣膜 MR 引起,因为 MR 可导致左心房扩大和心房肌功能障碍。

关于 MR 患者的检查,如果存在左室扩大则心尖冲动向外侧移位,可闻及心尖区全收缩期杂音,遮盖第二心音,让患者左侧卧位呼气时最易听到。杂音通常传导至左腋中线,在严重 MR 可传导至左侧脊柱旁线。后负荷增加如进行等长握力试验或静脉注射 α-肾上腺素能激动剂时,可使杂音增强。由于瓣膜 MR 引起容量负荷过重,在心尖区通常可闻及第三心音。当处于心脏收缩性心力衰竭失代偿期时,颈静脉压升高,吸气时可闻及细微的肺捻发音。如出现肺动脉高压,则通常可见右室抬举、P2 亢进。肝大、腹水、外周水肿则提示由于左心衰竭继发了右心衰竭。

彩色多普勒超声心动图在诊断 MR 和判断瓣膜损害的严重程度及机制上均很关键。应测量多个参数,如表 12-1 所列,而不是依赖单一瓣膜对反流进行量化。严重程度分级 1+ 为轻度,2+ 中度,3+ 较严重,4+ 严重反流。超声心动图也可以评估左房和左室的大

小,测量左室收缩功能,估算肺动脉压力。瓣叶脱垂或粘连引起的反流指向左房、与损害瓣叶反向的血流(例如,前叶脱垂的后向血流)。瓣叶受限(风湿性的,缺血性的)引起的 MR 是指向左房同侧(例如大部分纤维化和受限的瓣叶)。

因为左室每搏输出量的部分逆流进入压力较低的左房,所以 MR 与前负荷增加相关,而后负荷正常或下降。反流的血液在下一个心脏周期再流入心室,因而左室总的搏出量增加。通过 Starling 机制介导左室扩大。处于疾病慢性期的患者存在交感神经和其他的代偿反应,因此大多数患者顺向心脏输出量维持在一个正常水平。而对于严重 MR 患者,尽管反流束喷射回左房对顺向搏出量无帮助,但总的左室搏出量和射血分数通常是增加的。因而,对于严重 MR 射血分数可能比患者真实心室功能为高。

左房扩大有助于调节增加的血容量以便维持较低的左室充盈压,也会发生心室重构,导致离心性肥大、左室扩大。这种心脏代偿可以使严重 MR 患者几年内无明显症状。然而,收缩功能不全的亚临床进展仍会悄悄进行,尤其是被增加的总左室搏出量所掩盖时。不幸的是,在患者去检查评估前,可能左室扩大和功能不全已不可逆转。严重 MR 患者静息射血分数的轻微下降或左室收缩容量的明显增加都是手术后失代偿性心力衰竭预后不良甚至外科手术不能成功完成的预测因子。

继发于左室功能不全的 FMR

相对于原发性 MR 伴左室功能不全,FMR 的二尖瓣瓣叶结构正常,但左心室扩大限制了其闭合功

表 12-1　对二尖瓣反流严重程度分级有用的定性和定量参数

	轻度	中度		重度
数字级别	1+	2+	3+	4+
左房和左室大小	通常正常	正常或扩大		扩大
彩色多普勒血流反流面积	小,中心射流(通常 <4cm² 或 <20%左房面积)	MR 征象,轻度大,但未达严重 MR 标准		大,中心射流(通常 >10cm² 或 >40%左房区面积)或任何大小的碰壁型反流束
反流狭窄宽度(cm)	<0.3	0.3~0.69		≥0.7
反流容积(mL)	<30	30~44	40~59	≥60
反流分数(%)	<30	30~39	40~49	≥50
反流口面积(cm²)	<0.20	0.20~0.29	0.30~0.39	≥0.40

注:严重 MR 的建议阈值与瓣膜性 MR 比较,缺血性 FMR 阈值可以更低(有效反流口面积 >0.2cm²,反流容积 >30mL)。

引自:Adapted from reference 31.

能。在一组 2057 例左室射血分数小于 40%、有心力衰竭症状的心肌病患者中，56%存在 MR。有较重或严重 MR 的心肌病患者的 5 年生存率为 40%，低于没有 MR 的心肌病患者 5 年生存率 54%[1]。

左室重构与二尖瓣瓣叶关闭不全的联系，仍是研究的热门领域。瓣膜功能不全进一步诱发心室扩大，这之间的关系被"MR 产生 MR"的事实复杂化了。FMR 的症状通常与其他心力衰竭症状难以区分。然而，心房颤动更可能是 MR 患者左室功能障碍的一个特征，它可使左心房扩大更加严重。在原发性 MR 的患者中，体格检查应该是针对失代偿性心力衰竭的体征、心尖冲动移位、全收缩期杂音、S3 奔马律或肺高压和右心衰竭的特征进行识别。

经胸超声心动图可初步描述瓣膜和心室的特点，除 MR 的问诊外(特别提到乳头肌断裂、瓣叶或二尖瓣环开放受限)。超声心动图可明确左室结构和功能的异常。如图 12-10，对扩大的左室，乳头肌和腱索长度是固定的，因此心室扩大导致乳头肌附着点顶端移位。面向左室尖的正常瓣叶，其瓣叶顶部的牵拉力妨碍了瓣叶本身正常的闭合。左室功能障碍的局灶性可提示病因为缺血或梗死，尽管这不是冠脉疾病的一个可靠标志。重要的是，MR 的严重性与左室功能障碍的总体程度不一定相关。FMR 更能反映局部结构改变的干扰，例如下壁心肌梗死，可出现不依赖心室容积的严重反流[2]。

除了静息状态下的经胸超声心动图检查，运动超声心动图能为诊断 FMR 提供特别有用的信息。在这样的检查中最常用的评价参数是可诱发的缺血和右室收缩压增加，二者均有助于了解发病机制。研究者也已经强调了 FMR 的动态特性，以及运动对静息状态下超声心动图有轻度或中度 MR 患者的应用价值。用力时，在负荷条件下瓣膜会有明显的变化，从而调节心室构型，转换牵拉力和闭合力之间的平衡。对于严重 MR，运动诱发的变化可能是发病率和死亡率的预测因素[3]。尽管当心率很快时，在运动后图像中计算有效反流口面积（ROA）很难，但 Lancellotti 和同事描述了 ROA 和幕状区域应力变化的关系，这对于左室射血分数小于 45%的心肌梗死后患者尤其有用，至少轻度 MR，没有出现运动诱发的缺血[4]。一组针对 60 例特发性扩张型心肌病患者的研究也提示劳力性心室非同步性和 MR 严重性间的联系[5]。

大多数有左室功能障碍及无明确病因的 MR 患者应行心导管检查术。冠脉造影可明确患者冠状动脉疾病的存在以及部位、程度和血运重建的选择。如果行超声心动图后血流动力学或 MR 的严重性仍不确定，通过右心导管检查进行评估也可能有用。在决定 MR 病因与左室功能障碍关联方面，诊断试验的作用

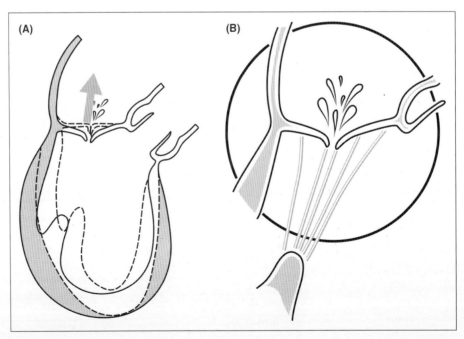

图 12-10　(A)虚线为心室和瓣叶的正常解剖。实线为扩大的左室，演示乳头肌位置和瓣叶顶部牵拉力的改变。(B)放大的因顶部牵拉机制导致 FMR 的瓣叶和腱索图解。

总结在表 12-2 中。

目前仍不清楚为什么某些左室功能障碍的患者可发展至轻度、中度或严重 MR，而其他患者不出现。所以人们正在继续寻找 FMR 发展的临床和解剖预测因子。即使左室解剖学的畸变确实是根本原因，然而研究并未发现左室射血分数下降程度和 FMR 间的联系[6]，体内研究支持左室"球样变"机制，即伴随乳头肌尖端和径向移位，横向牵拉力对腱索产生额外的张力。心力衰竭患者常见左室"球样变"加重，一些无 MR 的患者也存在这种现象。传统上认为 FMR 患者的二尖瓣环圆周长是增加的，尽管最近这种推测被质疑。左室扩大和局部室壁运动异常，尤其后乳头肌下面的室壁经常受累，节段性左室功能障碍会降低二尖瓣闭合力或增强局部牵拉力。在这些结构变化中瓣叶通常是被动变化的。

然而，最近基于三维超声心动图基础上的证据对这些提出了质疑。Chaput 和同事们提出一个测量舒张期瓣叶面积的新理论：对比下壁运动障碍、扩张型心肌病和正常个体的瓣叶大小[7]。他们发现，在单个评估时间点，相对于正常心脏组，另外两个左室功能不全组(伴或不伴 MR)有超过 30% 的患者瓣叶增大。这提示二尖瓣瓣叶在心力衰竭中扮演了更重要的角色，暗示了瓣叶表面面积代偿性增加可能是为了代偿左室和二尖瓣环结构异常。作者假设当瓣叶大小代偿性增加不充分时，便产生 FMR。

活动性心肌缺血引起的 MR

活动性心肌缺血或急性心肌梗死确实会引起严重 MR。通常与肺水肿和(或)心源性休克相关，这意味着预后不良。其他有长期 CAD 的患者可能有明显的慢性 MR，伴随全部或局部左心室功能异常而隐匿发展。典型的是有局部室壁运动异常和收缩功能减低的老年患者，伴随中度到重度 MR，并有急性或慢性心绞痛的 CAD 病史。然而，仅依靠患者叙述的病史和检查，从其他病因里区分出缺血导致的 MR 和左室功能障碍是不可能的。在 CAD 的患者中，存在 MR 的患者显然预后更差，且最好的诊疗方案也未确定。

缺血性 MR 可能由几种机制引起，如表 12-3 总结。病因上左室结构改变较真正的乳头肌梗死更为常见。

表 12-3　缺血或梗死可增加下面一种或多种 MR 机制的风险

与活动性心肌缺血有关的 MR 机制：
　左室构型改变，引起急性左室扩大和二尖瓣瓣叶顶端移位
　乳头肌(PM)断裂或腱索延长
慢性缺血性 MR 的机制：
　PM 坏死引起瓣叶开放受限和闭合不全
　由于左室收缩功能障碍使二尖瓣闭合力下降
　左室腔扩大导致二尖瓣瓣叶顶部牵拉

表 12-2　左室功能障碍相关的二尖瓣反流诊断性检查的概要

	轻度	中度，包括重度
经胸超声心动图	显示二尖瓣瓣叶运动和结构异常(粘连、脱垂、限制)，MR 的严重度和左室功能障碍，肺动脉压力	显示继发于左室扩大的二尖瓣膜顶部牵拉，定量左室容积和功能障碍
运动超声心动图	为运动能力、症状严重度、静息和运动左室大小和功能以及肺动脉压力，提供客观的评估，另外提供需要性瓣膜修补/置换的临床数据	发现运动诱发的缺血，症状严重度的数据，左室大小和功能，临床需要瓣膜修补/置换，在缺血性 MR 中也有判断预后的价值
经食道超声心动图	很好地描绘反流机制，详细描会修补的可行性	很好地描绘反流机制，二尖瓣膜顶部牵拉的程度和对称性
冠脉造影	在手术二尖瓣修补/置换前除外 CAD 有用	通常需要除外/证实缺血性病因的左室功能障碍，可容许经皮再血管化以减少因缺血和梗死导致的 MR
有创性血流动力学检查	有时有用，当无创手段缺乏时，在量化 MR 血流动力学方面重要(肺动脉和楔嵌压)	在决定失代偿心衰程度以及予患者优化药物治疗方面可能有用

对比心肌梗死后存在 MR 与无 MR 的患者,血运重建术后,前者的预后较差。一项 5 年研究针对近期心肌感染的无症状患者观察发现存在 MR 的患者发生心衰或心源性死亡的校正相对风险比为 2.97,有效反流口面积超过 0.2cm² 的为 4.4[8]。甚至轻度反流也被证明为 3 年死亡率的一个危险因子[风险比(HR)2.0,95%CI 1.4~3.0][9]。Lancellotti 和同事们也已经证明负荷超声心动图在缺血病因导致的 MR 和左室功能障碍中的价值,证实大量运动引起的 ROA、三尖瓣跨瓣压力梯度增加(可诱发的肺动脉高压),是这个亚组中患者死亡率的预测因子[10]。

左室功能障碍相关 MR 的非外科管理

有 MR 和左室功能障碍的所有患者,不管 MR 是原发瓣膜病还是继发于心肌病,均应被滴定到标准的心衰药物治疗方案以阻止不良重塑。这些治疗包括血管紧张素转换酶(ACE)抑制剂或血管紧张素受体拮抗剂、β 受体阻滞剂、螺内酯,且应在血压、钾离子和肾功能耐受的范围应用。也通常需要袢利尿剂来控制充血性心力衰竭症状。另外,心绞痛(或存在无症状缺血时)也应予以适当的药物治疗。应注意的是,对于 MR 本身来说,是否应用减轻后负荷的药物仍不确定,如无左室功能障碍,大多数指南并不推荐。尽管静脉注射减轻后负荷药物,如硝普钠、硝酸甘油通常用于处理急性 MR。现有的口服减轻后负荷药物的小规模研究,是针对慢性 MR 而左室收缩功能未受损的患者,大多也是阴性结果。有一些有限的证据关于 β 阻滞剂用于左室射血分数正常的患者。获益的机制考虑为左室质量和心室球形度的减轻;在一小部分 MR 和左室收缩功能障碍的患者予以卡维地洛治疗过程中发现,心室结构改善和 MR 减轻相关[11]。

在任何病因的 MR 和左室功能障碍的患者中,部分会发生心房颤动;控制心室率或恢复窦性心律可在相当大的程度上改善症状。β 受体阻滞剂是心室率控制的主要治疗药物,其他策略如抗心律失常药物、电复律、肺静脉隔离可选择性应用,以便恢复和维持窦性心律。然而,如果不矫正严重的 MR,因为左房扩大、左房压高,不太可能成功维持窦性心律。与当前 AHA 指南一致,对先天性的 MR 患者,预防心内膜炎没有作为常规治疗,但在瓣膜修复置换术后仍建议预防。

对于已经予以最优化治疗的、符合双心室起搏标准的、NYHA 分级 II~IV 的患者,心脏再同步化治疗(CRT)也应该被考虑。在一些严格选择的患者,如果存在 QRS 时限延长[尤其左束支传导阻滞(LBBB)]、左室射血分数≤35%,植入 CRT 后 MR 程度和运动耐量可明显改善。这些获益可能是得益于提高了前、后乳头肌的同步性,提高了二尖瓣环的收缩力,发生良性重构,或是由于增强了左室泵功能从而加强了二尖瓣的闭合力[12]。

MR 和左室功能障碍患者的外科手术

表 12-4 列出了对原发 MR 决定行二尖瓣外科手术前通常需考虑的几个因素。可选择的二尖瓣外科手术是针对有症状的、中重度到重度的原发 MR 以及合并左室功能障碍的患者。另外,左室功能障碍的存在是外科手术的 IB 类适应证,按照当前指南即使是无症状的患者也是如此[13]。因而,无症状但病变严重的原发 MR 患者,并且已经发生左室大小和功能的不良变化,应考虑外科手术以限制病情进一步恶化。ACC/AHA 指南规定左室射血分数≤60%,和(或)左室收缩末期内径≥40mm 为外科手术评估的指征。对于轻度到中度 MR 的治疗策略尚不明确,对于这类患者,MR 是否为左室功能障碍的原因("鸡或蛋"问题)较难确定。最终决定是否手术也应该考虑患者的年龄、合并疾病、成功瓣膜修补的可能性,以及外科干预改善终点的可能性。

对有显著左室收缩功能受损(例如,LVEF<20%~30%)的患者,预测手术效果非常复杂,一般术后结局较差,尤其当左室极度扩张时。对这些患者,ACC/AHA 指南建议:如果能完成二尖瓣瓣膜修补术,仍应考虑外科手术。即使术后仍可能存在左室功能障碍,但如果 MR 严重程度减轻,可能会带来症状的改善并

表 12-4　决定原发性二尖瓣反流行二尖瓣外科手术的评估参数

左室大小和功能

运动耐量

瓣膜的可修复性

MR 的机制,包括瓣叶粘连

MR 的严重度

肺动脉压力静息时 >50mmHg 或运动峰值时 >60mmHg

心房颤动

年龄和其他合并疾病(如 >75 岁、有 CAD 或肾损害,则术后结局较差)

运动峰值时的左室大小和功能

限制左室功能的进一步恶化。

修补的可能性总是一个要慎重考虑的问题,因为与二尖瓣置换术相比,二尖瓣瓣膜修补术在手术期间的死亡率、左室功能的保护、血栓栓塞、心内膜炎以及术后存活方面会带来更加有利的长期预后。然而,避免再次手术方面,修补术并不比置换术优越。瓣膜修补术的可行性依赖于 MR 的病因和机制。除去广泛瓣叶钙化、中度或更重的风湿性纤维化以及由于心内膜炎导致的严重瓣膜损害外,90% 或以上的不复杂的二尖瓣瓣膜脱垂或粘连能在有经验的中心修补。有裂口的瓣膜或 FMR 被成功修补且效果持久的可能性不大。

修补技术几乎总是包括瓣膜成形术环的插入,以便减少环的直径。在原发性瓣膜功能障碍的患者,修补也可能包括瓣叶切除术或折叠缩短术,补片修补穿孔,置入人工腱索,或腱索缩短或置换。

与原发二尖瓣疾病相比,已知 MR 是功能性起源的患者,考虑外科手术时更为复杂。文献极少有明确证据支持外科手术用于 FMR。由于 FMR 左室和二尖瓣瓣膜功能障碍机制的异质性,以及已行外科手术干预的不同预后,使得以往的研究被曲解。然而,也有证据证实二尖瓣瓣膜修补在有早期心衰的 FMR 患者中是可行的,一般这些患者有较好的血流动力学耐受性,通常其与可接受的短期死亡率预后有关[14]。一项研究入选 48 名心衰患者,NYHA 心功能分级 Ⅲ~Ⅳ级,有顽固的 4+FMR,以小型的柔韧瓣环成形进行外科手术,伴或不伴旁路移植术,12 个月和 24 个月存活率分别是 82% 和 71%,同时住院次数减少、左室容积减小、球形度减轻[15]。

当不能进行修补术时,就需要行二尖瓣瓣膜置换术;目前标准使用的腱索保存技术使瓣膜下结构基本上保持完整,减少了术后因心脏内部框架断裂导致的左室功能不全的发生率。机械瓣膜和生物瓣膜的选择,需考虑机械瓣膜血栓形成和长期抗凝的风险,与生物瓣膜的瓣叶退变风险之间比较、权衡后选择。置换术后 10 年原发的二尖瓣生物瓣膜故障的发生率约为 30%,15 年时发生率约 44%,而机械瓣膜患者较少发生结构故障[16]。

FMR 外科手术的局限性之一是标准的二尖瓣成形术失败,这暴露了潜在的左心室问题。现在已经有一些修改左室大小和形状的创新性解决方案,尽管没有获得广泛认可。这包括已不再开展的 Batista 手术,手术中将一部分左室游离壁切除[17];这个术式不再被开展。Acorn 试验测试了一个类似短裤的叫做 CorCap

(Acorn Cardiovascular,St Paul,MN)的体外束缚装置,以便抑制左室扩大,同时结合二尖瓣瓣膜修补/置换术(其中 84% 行二尖瓣瓣环成形术)。该试验对 91 个 NYHA 心功能 Ⅱ~Ⅳ 级、3+ 及以上 FMR 的患者行外科手术,结果表明是有效的。手术 30d 死亡率是 1.6%,5 年时总死亡率是 30%,MR 复发率 19%(仅行二尖瓣修补的为 30%~40%),术后左室收缩期末和舒张期末容积进行性减少(较基线减少 28%)。接受体外束缚装置的患者较只接受二尖瓣瓣膜外科手术的患者左室舒张期末容积有更大的减少趋势(平均差是 16.5mL,$P=0.05$)。尽管已经证实 FMR 患者在 MR、症状和功能容量方面的改善源于二尖瓣瓣膜修补或置换术[19],但没有数据表明可使死亡率获益[20]。在一些合理的小规模试验中,分析存活率低的原因,与选择的外科手术方式相比,潜在的心肌病更能造成不良影响。ESC 确实建议有严重 MR、低射血分数以及虽予以最佳非外科手术管理仍有心衰症状的患者行二尖瓣瓣膜外科手术[21];AHA/ACC 2008 指南更新并未对 FMR 提出特殊建议。

在 FMR 患者中,二尖瓣瓣膜修补或置换术的目的是为了改善症状。对于某些患者,它可以推迟,甚至避免早期的机械治疗或移植治疗有明显症状的心衰。然而,外科手术不应尝试用于病情已经恶化进入终末期心衰及手术后不可能完全恢复的患者。对于有轻度或中度 FMR 的症状性早期心衰患者,二尖瓣瓣膜外科手术不太可能得到症状上的获益,因而应该避免。尽管一些患者报告在外科瓣膜成形术后症状明显改善,但大多数 MR 和左室功能障碍的患者并不能使症状完全缓解。

缺血原因引起的有左室功能障碍的严重 FMR 是临床医生面临的又一难题。显而易见,在 CAD 背景下任何程度 MR 的存在,对生存都有显著的负面影响,在大队列的选择性经皮冠脉介入术(PCI)患者中,新出现的 MR 是存活的最重要的预测因子[22]。左室功能在一定范围的 711 个患者,为再血管化已行 PCI,介入术时有中度到重度 MR 是死亡的一个独立预测因子,存在 MR 的患者 5 年存活率为 57%,而没有反流的患者为 97%[23]。中度到重度 MR 的患者不同于轻度或没有 MR 的患者,其年龄更大,女性更常见,行冠脉旁路移植术、发生心肌梗死的可能性更大,射血分数也较低。

对于缺血引起的慢性 FMR,没有有力的证据支持冠状动脉旁路移植术(CABG)加二尖瓣瓣膜修补术或置换术使长期生存获益。Mihalijevic 等发现 CABG

加瓣膜成形术（对 MR）可减少术后 MR，与单独 CABG 相比，确实改善了早期症状，但外科手术对于长期功能状态或存活没有帮助[24]。另外，在缺血性 MR 行瓣膜修补术的耐久性显著低于退行性变的二尖瓣疾病。一些研究中，MR 复发的频率高得令人担忧。后乳头肌移位的严重程度似乎是瓣环成形术后 MR 复发的一个预测因子[25]。

一些外科专家对缺血性 MR 当前的治疗标准是瓣膜修补术加限制性瓣环成形术（用一个完全刚硬的或半坚硬的环）同时行冠脉旁路移植术仍然存在争议[26]。他们的争论点是迄今缺乏死亡率获益的研究是由于使用不闭合的瓣环，不能防止术后前面环的扩张以及后期的心室重塑。在 100 例缺血性 MR 患者中应用上述方案，发现术前左室扩大的程度对预测外科手术结局很关键[27]。左室舒张末期内径超过 65mm，成功逆转重构的可能性下降，且与中位生存期缩短有关。指导缺血导致的症状性、有左室功能障碍的慢性 FMR 患者的治疗决策，ACC/AHA 指南（表 12-5）没有特殊推荐。ESC 指南仅对二尖瓣外科手术的适应证（表 12-6）做出了推荐，尽管对射血分数降低的患者证据水平为 IIaC。

新出现的经导管微创治疗 MR

传统的经胸骨切开心脏直视外科手术不再是 MR 矫正的唯一选择。对行心脏直视手术的患者，左

表 12-6　慢性缺血性二尖瓣反流的二尖瓣外科手术适应证

严重 MR，LEVF > 30%，患者已预定行 CABG–IC

中度 MR，患者预定行 CABG，如果二尖瓣可行修补–IIaC

严重 MR，有症状的患者，LEVF < 30%，备选行再血管化治疗–IIaC

严重 MR，LEVF > 30%，不选择再血管化治疗，优化药物治疗后症状再发，合并疾病少–IIbC

对缺血型、严重 MR 的被推荐阈值比一般的 MR 阈值低，（有效反流口面积 > 0.2cm², 反流容积 > 30mL）

表 12-5　ACC/AHA指南对二尖瓣反流的外科手术建议

Ⅰ级

（a）有症状的急性严重的二尖瓣反流（MR）患者。

（b）慢性严重 MR，NYHA 心功能分级 Ⅱ、Ⅲ 或 Ⅳ 级没有严重的左室功能障碍的患者（严重左室功能障碍定义为射血分数 < 0.30）和（或）严重左室扩大（定义为收缩期末内径 > 55mm）。

（c）没有症状的慢性严重 MR 以及轻度到中度左室功能障碍，射血分数 0.30~0.60，或收缩期末内径 ≥40mm。

（d）要外科手术的大多数严重慢性 MR 患者，建议进行二尖瓣修复术，而不是二尖瓣置换术，患者应当到有二尖瓣修复经验的外科中心手术。

ⅡA级

（a）对于有症状的慢性严重 MR，而左室功能保留（射血分数 > 0.60，收缩期末内径 < 40mm），在有经验的外科中心行 MV 修补是合理的，成功修补没有残留 MR 的可能性 > 90%，预期围术期其发生率低。

（b）对有症状的慢性严重 MR、左室功能保留以及新发心房颤动的患者，MV 外科手术是合理的。

（c）对有症状的慢性严重 MR、左室功能保留以及肺高压（肺动脉，PA，静息时收缩压 > 50mmHg 或运动时收缩压 > 60mmHg）的患者，MV 外科手术是合理的。

（d）对由原发二尖瓣装置异常引起，NYHA 功能分级 Ⅲ~Ⅳ 级的有症状的、严重左室功能障碍[射血分数 < 0.30 和（或）收缩期末内径 > 55mm]的慢性严重 MR 患者，MV 外科手术是合理的，这些患者 MV 修补非常有可能。

ⅡB级

对由严重左室功能障碍引起的慢性严重的继发性 MR（射血分数 < 0.30）的患者，尽管予以优化抗心衰治疗，包括双心室起搏，但 NYHA 心功能分级仍持续为 Ⅲ~Ⅳ 级的有症状的患者，可以考虑 MV 外科手术。

Ⅲ级

（a）MV 外科手术不建议用于有症状的、左室功能保留（射血分数 > 0.60，收缩期末内径 < 40mm）的 MR 患者，对于这些患者修补生存的可行性明显存在质疑。

（b）单独的 MV 外科手术不建议用于轻度或中度 MR 的患者。

引自：From the 2008 Update to the ACC/AHA Valve Disease Guidelines.

室射血分数下降带来额外的术后风险,MR 及左室功能障碍的患者对开展更少侵害的治疗更感兴趣。电视辅助途径的微创治疗方法用于经由半低胸骨切开术或右侧胸廓切开术的二尖瓣修补,可以是一些有经验的中心的选择,对合适的患者,可以提供较小的切口以及更快的术后恢复。然而,这需要大量的专业知识,并且仍没有显示出对死亡率降低的优势,可能的原因是修补术后二尖瓣本身并未发生变化。

经导管二尖瓣修补术是一种新出现的治疗方法,经导管释放一个可植入的装置以便减轻 MR。当前技术效仿目前的外科手术过程。据调查,这个装置是利用以下两种方法中的一种:瓣叶本身的结构修改或是环的重构。

夹子法是当前最好研究的经皮选项。最近报道了血管内瓣膜边对边修复研究(EVEREST)Ⅱ 12 个月的结果。279 例 3+~4+ MR 的患者被随机分到外科瓣膜修补组、瓣膜置换组或用经皮二尖瓣夹组[28]。操作夹型结构使前叶和后叶中间部分的尖夹在一起,这样创建了一个双孔的二尖瓣,已经被广泛应用于高度选择的黏液性二尖瓣疾病和 FMR 的患者。在 EVEREST Ⅱ 试验中,主要有效性终点为 1 年内无死亡,再次二尖瓣外科手术或 3 或 4+NR 的复合临床终点,经皮修补组主要复合终点为 55%,外科手术组为 73%(P=0.007)。全因死亡率两组间没有差别。当输血不作为并发症时,经皮组并未显著降低不良事件发生率。当前植入二尖瓣夹型结构部分已在美国作为连续注册登记,在欧洲也被广泛应用于 FMR 患者。

目前,减少二尖瓣环直径的置换装置处于发展的早期阶段。实验设计利用冠状窦(CS)接近二尖瓣关系,以便达到结构修饰。然而,二尖瓣环毗邻 CS 和左回旋支,其解剖关系的变异性,可能限制了期望目标的完成。研究中的经皮瓣环成形术装置包括一个固定的长度,双固定锚钩 CS 装置称为 Carillon 二尖瓣轮廓系统(心脏大小,Kirkland, WA)。最近的 TITAN 试验(Transcatheter Implantation of Carillon Mitral Annuloplasty Device)证实了反流容积显著减少(34.5±11.5mL 到 17.4±12.4mL,P < 0.001),左室舒张期末容积减少(208.5±62.0mL 到 178.9±48.0mL,P < 0.001),收缩期末容积减少(151.8±57.1mL 到 120.7±43.2mL,P=0.015),12 个月时 36 个植入的患者 6min 步行距离提高了[29]。其中 17 个患者在装置试图植入时因左室进行性扩大被取回。30d 死亡率是 1.9%。

其他的发明包括 Monarc 装置(Edwards Lifesciences, Irvine,CA),这采用了两个入 CS 的支架,连接被长期绷紧的线桥,一个 CS 固定锚钩通过一个绷紧的叫经皮中隔缩短系统的牵线连接到房间隔。对 MR 和左室功能不全的患者,这样的装置对症状缓解和(或)生存获益是否有明显的远期影响,目前仍不清楚。

接受外科手术,经导管介入术,或药物治疗的 MR 患者的随访

有严重 MR 未行心脏瓣膜介入术或外科手术的患者应该每半年进行一次超声心动图评估,有时需用负荷超声心动图。中度 MR 的患者应该每年评估 1 次。行外科修补术/置换术或经导管介入术的患者,理论上超声心动图应该在术后 4~6 周进行,尽管这实际通常在出院前进行。MR 会因为修补失败或潜在疾病的进展而复发。因而,推荐每年进行一次临床评估,每年复查一次超声心动图也是一个合理的选择。

病例报告(续)

这个有冠脉疾病和 MR 的 64 岁男性,被鉴定为进行性、失代偿、缺血性左室收缩功能障碍。左前降支(LAD)和右冠脉(RCA)区域有一些存活心肌,再血管化可能改善收缩功能。然而,MR 在过去 8 年多的进展可能加重左室结构及功能障碍,这也是公认的。因此,单独再血管化是否会显著改善患者的射血分数或症状仍不明确。除上述不确定因素外,严重左室扩大和功能障碍的心脏直视手术有很大风险,缺乏证据支持二尖瓣修补或置换的生存获益,患者被建议行经皮冠脉介入术作为首选治疗方案。过程很成功,于前降支近端植入 4.0mm×15mm 裸金属支架 1 枚,右冠脉的远端植入 3.5mm×12mm 金属裸支架 1 枚。原阿司匹林治疗基础上加用氯吡格雷。

尽管冠状动脉疾病是患者左室功能障碍和 MR 的主要潜在病因,但再血管化后左室功能改善将完全逆转二尖瓣尖端活动受限是不可能的。实际上,严重 MR 在直接 PCI 后持续存在。因而建议植入 CRT,尤其是 QRS 时限延长至 130ms 及以上、心电图上有 LBBB 形态的患者。本章节所提及患者的 LVEF 在 35% 以下,也符合植入性心脏复律除颤仪(CRT-D)的植入标准,以预防心源性猝死。出院后,该患者安装了一个体外穿戴式除颤仪。随后 3 个月患者复查超声心动图评估心室非同步性, 植入 CRT-D 装置。早期随访中,尽管仍有中等程度的症状,但患者病情控制较稳定。

参考文献

1. Trichon BH, Felker GM, Shaw LK, et al. Relation of frequency and severity of mitral regurgitation to survival among patients with left ventricular systolic dysfunction and heart failure. *Am J Cardiol.* 2003;91(5):538–543.

2. Song JM, Qin JX, Kongsaerepong V, et al. Determinants of ischemic mitral regurgitation in patients with chronic anterior wall myocardial infarction: a real time three-dimensional echocardiography study. *Echocardiography.* 2006;23(8):650–657.

3. Cieślikowski D, Baron T, Grodzicki T. Exercise echocardiography in the evaluation of functional mitral regurgitation: a systematic review of the literature. *Cardiology Journal.* 2007;14(5):436–446.

4. Lancellotti P, Lebrun F, Pierard LA. Determinants of exercise-induced changes in mitral regurgitation in patients with coronary artery disease and left ventricular dysfunction. *J Am Coll Cardiol.* 2003;42(11):1921–1928.

5. D'Andrea A, Caso P, Cuomo S, et al. Effect of dynamic myocardial dysynchrony on mitral regurgitation during supine bicycle exercise stress echocardiography in patients with idiopathic dilated cardiomyopathy and "narrow" QRS. *Eur Heart J.* 2007;28(8):1004–1011.

6. Yiu SF, Enriquez-Sarano, M, et al. Determinants of the Degree of Functional Mitral Regurgitation in Patients With Systolic Left Ventricular Dysfunction A Quantitative Clinical Study. *Circulation.* 2000;102(12):1400–1406.

7. Chaput M, Handschumacher MD, Tournoux F, et al. Mitral leaflet adaptation to ventricular remodeling occurrence and adequacy in patients with functional mitral regurgitation. *Circulation.* 2008;118(8):845–852.

8. Grigioni F, Detaint D, Avierinos J, et al. Contribution of ischemic mitral regurgitation to congestive heart failure after myocardial infarction. *J Am Coll Cardiol.* 2005;45(2):260–267.

9. Aronson D, Goldsher N, Zukermann R, et al. Ischemic mitral regurgitation and risk of heart failure after myocardial infarction. *Arch Intern Med.* 2006;166(21):2362–2368.

10. Lancellotti P, Gerard PL, Pierard LA. Long-term outcomes of patients with heart failure and dynamic function mitral regurgitation. *Eur Heart J.* 2005;26(15):1528–1532.

11. Lowes BD, Gill EA, Abraham WT, et al. Effects of carvedilol on left ventricular mass, chamber geometry, and mitral regurgitation in chronic heart failure. *Am J Cardiol.* 1999;83(8):1201–1205.

12. Breithardt OA, Sinha AM, Schwammenthal E, et al. Acute effects of cardiac resynchronization therapy on functional mitral regurgitation in advanced systolic heart failure. *J Am Coll Cardiol.* 2003;41(5):765–770.

13. Bonow RO, Carabello BA, Chatterjee K, et al. 2008 Focused Update Incorporated Into the ACC/AHA 2006 Guidelines for the Management of Patients With Valvular Heart Disease. *J Am Coll Cardiol.* 2008;52(13):e1-e142.

14. Bolling SF, Deeb GM, Brunsting LA, et al. Early outcomes of mitral valve reconstruction in patients with end-stage cardiomyopathy. *J Thorac Cardiovasc Surg.* 1995;109(4):676–682.

15. Bolling SF, Pagani FD, Deeb GM, et al. Intermediate-term outcome of mitral reconstruction in cardiomyopathy. *Thorac Cardiovasc Surg.* 1998;115(2):381–388.

16. Hammermeister K, Sethi GK, Henderson WG, et al. Outcomes 15 years after valve replacement with a mechanical versus a bioprosthetic valve: final report of the Veterans Affairs randomized trial. *J Am Coll Cardiol.* 2000;36(4):1152–1158.

17. Batista RJV, Verde J, Nery P, et al. Partial left ventriculectomy to treat end-stage heart disease. *Ann Thorac Surg.* 1997;64(3):634–638.

18. Acker MA, Jessup M, Bolling SF, et al. Mitral valve repair in heart failure: five-year follow-up from the mitral valve replacement stratum of the Acorn randomized trial. *J Thoarc and Cardiovasc Surgery.* 2011;142(3):569–574.

19. Bishay ES, McCarthy PM, Cosgrove DM, et al. Mitral valve surgery in patients with severe left ventricular dysfunction. *Eur Cardiothroac Surg.* 2000;17(3):213–221.

20. Wu AH, Aaronson KD, Bolling SF, et al. Impact of mitral valve annuloplasty on mortality risk in patients with mitral regurgitation and left ventricular systolic dysfunction. *J Am Coll Cardiol.* 2005;45(3):381–387.

21. Vahanian A, Baumgartner H, Bax J, et al. Guidelines on the management of valvular heart disease. The Task Force on the Management of Valvular Heart Disease of the European Society of Cardiology. *Eur Heart J.* 2007;28(2):230–268.

22. Ellis SG, Whitlow PL, Raymond RE, et al. Impact of mitral regurgitation on long-term survival after percutaneous coronary intervention. *Am J Cardiol.* 2002;89(3):315–318.

23. Pastorius CA, Henry TD, Harris KM. Long-term outcomes of patients with mitral regurgitation undergoing percutaneous coronary intervention. *Am J Cardiol.* 2002;100(8):1218–1223.

24. Mihaljevic T, Lam BK, Rajeswaran J, et al. Impact of mitral valve annuloplasty combined with revascularization in patients with functional ischemic mitral regurgitation. *J Am Coll Cardiol.* 2007;49(22):2191–2201.

25. Matsunaga A, Tahta SA, Duran CMG. Failure of reduction annuloplasty for functional ischemic mitral regurgitation. *J Heart Valve Dis.* 2004;13(3):390–398.

26. Anyanwu AC, Adams DH. Ischemic mitral regurgitation: recent advances. *Curr Treat Options Cardiovasc Med.* 2008;10(6):529–537.

27. Braun J, van de Veire NR, Klautz RJ, et al. Restrictive mitral annuloplasty cures ischemic mitral regurgitation and heart failure. *Ann Thoarc Surg.* 2008;85(2):430–437.

28. Feldman T, Foster E, Glower DD, et al. for the EVEREST II Investigators. Percutaneous Repair or Surgery for Mitral Regurgitation. *N Engl J Med.* 2011;364(15):1395–406.

29. Siminiak T, Wu JC, Haude M, et al. Treatment of functional mitral regurgitation by percutaneous annuloplasty: results of the TITAN trial. *Eur J Heart Fail.* May 21, 2012 [Epub ahead of print].

30. Vahanian A, Baumgartner H, Bax J, et al. Guidelines on the management of valvular heart disease. *Eur Heart J.* 2007;28(2):230–268.

31. Zoghbi WA, Enriquez-Sarano M, Foster E, et al. American Society of Echocardiography Report. Recommendations for evaluation of the severity of native valvular regurgitation with two-dimensional and Doppler echocardiography. *J Am Soc Echocardiogr.* 2003;16(7):777–802.

资料来源

主要著作

Bargiggia GS, et al. A new method for quantification of mitral regurgitation based on color flow Doppler imaging of flow convergence proximal to regurgitant orifice. *Circulation* 1991;84: 1481–1489.

Bonow RO, et al. 2008 Focused update incorporated into the 2006 American College of Cardiology/American Heart Association Task Force on Practice Guidelines for the Management of Patients With Valvular Heart Disease. *J Am Coll Cardiol.* 2008;52;e1–e142.

Duran CG, Pomar JL, Revuelta JM. Conservative operation for mitral insufficiency: critical analysis supported by postoperative hemodynamic studies of 72 patients. *J Thorac Cardiovasc Surg*. 1980;79: 326–337.

Enriquez-Sarano M, Schaff HV, Orszulak TA, et al. Valve repair improves the outcome of surgery for mitral regurgitation: a multivariate analysis. *Circulation*. 1995;91:1022–1028.

Enriquez-Sarano M, Tajik AJ, Schaff HV, et al. Echocardiographic prediction of left ventricular function after correction of mitral regurgitation: results and clinical implications. *J Am Coll Cardiol*. 1994;24:1536–1543.

Feldman T, Foster E, Glower D, et al. Percutaneous repair or surgery for mitral regurgitation. *N Engl J Med*. 2011;364:1395–1406.

Freed LA, et al. Prevalence and clinical outcome of mitral-valve prolapse. *N Engl J Med*. 1999;341:1–7.

Leung DY, Griffin BP, Stewart WJ, et al. Left ventricular function after valve repair for chronic mitral regurgitation: predictive value of preoperative assessment of contractile reserve by exercise echocardiography. *J Am Coll Cardiol*. 1996;28:1198–1205.

Milano CA, Daneshmand MA, Rankin JS, et al. Survival prognosis and surgical management of ischemic mitral regurgitation. *Ann Thorac Surg*. 2008; 86:735–744.

Schofer J, Siminiak T, Haude M, et al. Percutaneous mitral annuloplasty for functional mitral regurgitation: results of the CARILLON Mitral Annuloplasty Device European Union Study. *Circulation*. 2009;120:326–333.

主要评论

Block PC. Percutaneous transcatheter repair for mitral regurgitation. *J Interv Cardiol*. 2006;19:547–551.

Carabello BA. The current therapy for mitral regurgitation. *J Am Coll Cardiol*. 2008;52:319–326.

Ciarka A, Van de Veire N. Secondary mitral regurgitation: pathophysiology, diagnosis, and treatment. *Heart*. 2011;97:1012–1023.

Irvine T. Assessment of mitral regurgitation. *Heart*. 2002;88:iv11–iv19.

Krishnaswamy A, Gillinov AM, Griffin BP. Ischemic mitral regurgitation: pathophysiology, diagnosis, and treatment. *Coron Artery Dis*. 2011;22:359–370.

Mihaljevic T, Gillinov AM, Jarrett C et al. Endoscopic robotically-assisted mitral valve repair. Multimedia Manual of Cardiothoracic Surgery; 2009.

Stewart WJ. Choosing the golden moment for mitral valve repair. *J Am Coll Cardiol*. 1994;24:1544–1546.

Thomas JD. Doppler echocardiographic assessment of valvular regurgitation. *Heart*. 2002;88:651–657.

相关参考章节

Alpert JS, Sabik J, Cosgrove DM. Mitral valve disease. In: Topol EJ, ed. *Textbook of Cardiovascular Medicine*, 2nd ed. Philadelphia. PA: Lippincott, Williams & Wilkins; 2002:483–509.

Griffin BP, Stewart WJ. Echocardiography in patient selection, operative planning, and intraoperative evaluation of mitral valve repair. In: Otto CM, ed. *The Practice of Clinical Echocardiography*, 2nd ed. Philadelphia, PA: WB Saunders; 2002:417–434.

Meier DJ, Landolfo CK, Starling MR. Role of echocardiography in the timing of surgical intervention for chronic mitral and aortic regurgitation. In: Otto CM, ed. The Practice of Clinical Echocardiography, 2nd ed. Philadelphia, PA: WB Saunders; 2002: 389–416.

Otto CM, Bonow RO. Valvular heart disease. In: Bonow RO, Mann DL, Zipes DP, Libby P, eds. *Heart Disease: A Textbook of Cardiovascular Medicine*, 9th ed. Philadelphia, PA: Elsevier Saunders; 2012:1468–1539.

第 13 章

症状性肥厚性梗阻性心肌病

RACHEL STECKELBERG,PAUL SORAJJA

引言

肥厚性心肌病(HCM)是一种常见的、遗传性的心脏疾病,发病率为 1/500[1]。大多数患者无或有轻微心脏症状,但仍有部分患者有呼吸困难、心绞痛或晕厥症状。这些症状的病理生理机制复杂,可能是由舒张功能障碍、心肌缺血及左室流出道(LVOT)梗阻相互作用而致。正如对有适应证患者应用缓解心力衰竭症状的标准治疗一样,阐述这些致病因素对治疗 HCM 患者至关重要[2]。本章拟讨论症状性肥厚梗阻性心肌病患者的综合诊断及治疗。

病例报告

病史

62 岁,男性,主诉劳力性呼吸困难。6 年前,常规体检时发现静息心电图 (ECG) 异常而诊断 HCM,当时患者无症状。1 年前开始出现呼吸困难及心绞痛,目前轻微活动,如登几级台阶或短距离行走(少于 50 码)也会出现上述症状,并在餐后及天气炎热时加重,无先兆晕厥或晕厥史。此患者是建筑承包商,其症状已影响到日常工作。患者既往有高血压和高脂血症病史。目前服药:美托洛尔 100mg bid、地尔硫卓 120mg bid 及阿托伐他汀 20mg qd。无 HCM 家族史。

体格检查

外表健康,但明显超重(身高 160cm,体重 90kg)。生命体征正常(收缩压 115/72mmHg;心率 62 次/分),双肺呼吸音清。颈动脉上升支陡峭、下降支切迹明显,颈静脉搏动正常。心前区持续、固定性心尖冲动。第一、第二心音正常伴生理性分裂,无杂音、奔马律及摩擦音。下蹲-站立运动中,胸骨左缘可闻及 2/6 级收缩期杂音。余无阳性体征。心电图表现为:窦性心律,左室肥厚及继发性复极异常。

影像学及非侵入性检查

经胸超声心动图为 HCM 表现(图 13-1)。室间隔最厚处为 24mm,余室壁肥厚程度较轻,左室后壁为 15mm;休息及 Valsalva 动作时无 LVOT 梗阻引起的血流动力学改变;可见微量二尖瓣反流(MR);左室内径及功能正常,射血分数 65%。心脏 MRI 表现为右室与室间隔的交汇处轻微的钆延迟增强。24h 动态心电图表现为少于 10 次房性期前收缩,无室性异位心律或室性心动过速。

患者行最大氧耗踏车试验,共运动 9min。收缩压由 110 mmHg 升至 170mmHg,心率正常增加。峰值运动时有轻微胸痛,休息后自行缓解。由于左室肥厚引起的 ST 段异常,故运动 ECG 不能说明问题。峰值心肌氧耗量(VO$_2$)为 22.0mL/(kg·min)(预计值的 70%),呼吸交换比为 1.2L,显著的 O$_2$ 搏动平台期与心输出量受限一致。

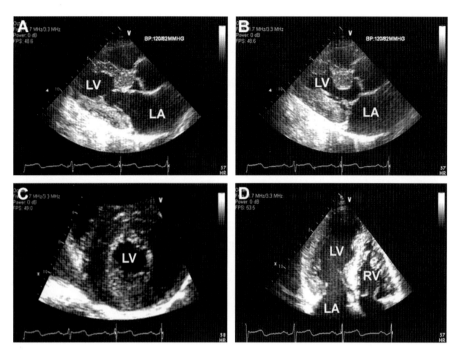

图 13-1 62 岁男性 HCM 的超声心动图。(A)舒张末期图像示重度不对称室间隔肥厚。(B)收缩末期图像示无二尖瓣收缩期前移、无左室流出道狭窄。(C)短轴及心尖四腔切面。(D)示重度心肌肥厚的切面。

心导管检查

对患者应用穿间隔心导管术进行介入性血流动力学评价。右心压力正常,左房压力轻度升高(平均 15mmHg),无明显 LVOT 梗阻表现(图 13-2)。静滴异丙肾上腺素(1~3mg/min)过程中,室性异位搏动后 LVOT 压力梯度由 55mmHg 升至 75mmHg,伴特征性主动脉内压力的 Brockenbrough 反应。同时,超声心动图表现为二尖瓣收缩期前移(SAM)。冠状动脉造影未见明显动脉粥样硬化。

室间隔减容治疗

考虑到存在血流动力学 LVOT 梗阻、药物反应差及限制性症状,患者去咨询室间隔减薄治疗。特别是在其踏车运动试验中也观察到了明显的运动受限。详细讨论了外科心肌切除术或酒精间隔消融术后,患者选择了外科心肌切除术。手术成功实施,安静状态和激发后残余 LVOT 压力梯度小于 5mmHg。其住院过程并不复杂,随访期中患者的心脏症状完全缓解。

HCM 是一种常见疾病,其复杂性已困扰并挑战了临床医生 50 余年。此病例提出了许多关于 HCM 患者评价和治疗的挑战。

临床症状和体征

多数 HCM 患者有轻微症状或无症状,部分患者症状明显。引发患者症状的病理机制有多个,包括:舒

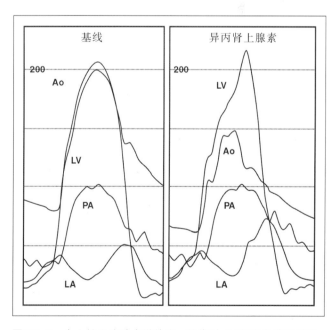

图 13-2 介入性血流动力学检查。基线时,左室流出道无明显压力梯度。异丙肾上腺素静滴时,左室压力梯度为 74mmHg。同时,超声心动图记录到二尖瓣收缩期前移。

注:Ao=升主动脉压;LA=左房压;LV=左室压;PA=肺动脉压。

张功能障碍、心肌缺血、房性或室性心律失常及 LVOT 伴或不伴血流动力学意义的二尖瓣反流。心源性猝死通常是此疾病的最初表现。35 岁以下人群猝死原因中约 35% 为 HCM，HCM 也是此年龄组中猝死的首要原因[1,2]。

　　一些体格检查可以在可疑患者中提示 HCM。由于此疾病的高动力特性，颈动脉上升支迅速，LVOT 梗阻时会形成明显切迹。如漏斗部明显肥厚则颈静脉心房波高耸。心尖部搏动持续、局限，可以是二重或三重搏动，在年轻患者中常可闻及第四心音。LVOT 明显梗阻时也可闻及第二心音反常分裂。

　　LVOT 梗阻定义为压力阶差大于 30mmHg。重要的是，HCM 的 LVOT 梗阻对心室负荷及收缩力极其敏感（图 13-3）。总体说来，静息状态下仅有 25% 的患者出现 LVOT 梗阻，而另外 30%~40% 的患者仅在激发动作后出现[3-5]。因此，应常规进行物理检查手法，以明确是否存在 LVOT 梗阻，并与其他的收缩期杂音原因区别开。增强心肌收缩力及降低前负荷或后负荷均可加重 LVOT 梗阻。因此，Valsalva 动作、下蹲-站立动作、吸入硝酸戊酯、体育锻炼及异位室性心搏可使 LVOT 梗阻的收缩期杂音增强。继发于 LVOT 梗阻的二尖瓣反流杂音及二尖瓣叶对合减低也可表现出这些血流动力学特点。由于已知的 LVOT 压力梯度变化，这些物理检查手法是临床评价的一个重要部分。在有症状的患者中应寻找潜在 LVOT 梗阻的证据，适宜的药物及手术治疗可明显缓解其症状。

二维及多普勒超声心动图

　　由于超声心动图的非介入特性及广泛使用，已经成为最常用的诊断 HCM 的影像学方法。超声心动图不能确诊时（如心尖或不对称性肥厚）[6]，可用心脏 MRI 增加诊断信息。无论哪种检查，包括心电图在内，重要的是要把形态学异常与临床发现结合起来，因为有些疾病如浸润性心肌病也可有近似 HCM 的表现。HCM 的诊断依据是心肌肥厚（典型 ≥15mm）、心室无扩张及不能用其他心脏或系统病因来解释[2]。

　　HCM 患者心肌肥厚的常见表现为非对称的室间隔肥厚、对称性肥厚及心尖肥厚，但也有不对称或侧壁肥厚图（13-4）[6,7]。非对称的室间隔肥厚指肥厚主要位于室间隔（室间隔:后壁厚度比大于 1.5），是最常见的心肌肥厚类型（60%），故此疾病命名较早（比如原发性肥厚性主动脉瓣下狭窄）。相反，对称性肥厚以一种相对对称的方式涉及整个左心室。心尖肥厚则局限于乳头肌起源的远端部位。

　　超声心动图是检测和测定静息和激发动作后 HCM 梗阻的基础检查方法。HCM 梗阻患者常有 LVOT 压力梯度和二尖瓣前叶和（或）后叶的 SAM。SAM 的起始、严重度及持续时间与 LVOT 压力梯度的严重程度相关。重要的是要识别 LVOT 压力梯度的多普勒信号（"匕首形状"）及二尖瓣反流的多普勒信号（对称形状；图 13-5）。超声心动图检查的另一个目标是评价

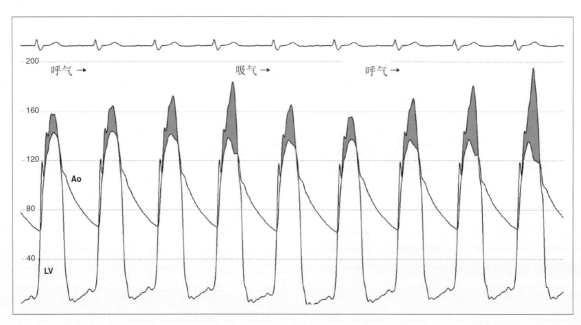

图 13-3　因正常呼吸时,可引起心室后负荷的轻微改变,故可观察到此种变化(呼气时后负荷增加,左室与主动脉压力阶差增加)。

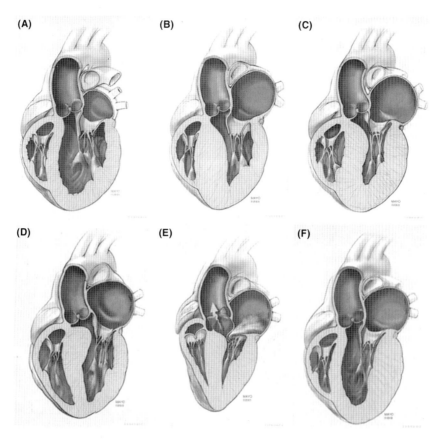

图 13-4 HCM 患者的肥厚表现。(A)正常。(B)不对称性室间隔肥厚。(C)对称性肥厚。(D)基底部室间隔肥厚。(E)心尖肥厚。(F)不对称或侧壁肥厚。(见彩图)
引自: Reprinted with permission. Copyright, Mayo Clinic Foundation.

并存的主动脉瓣疾病、原有二尖瓣反流及异常乳头肌,这些异常对有症状患者选择室间隔减薄治疗是有意义的。

介入性心导管检查

心导管的血流动力学评价用于非介入检查不容易解释且有症状的 HCM 患者。介入性血流动力学检查的主要优点是直接测量心内压力,而目前超声心动图方法是无法准确评价的。有症状的患者用超声心动图未能检测出压力梯度而怀疑有潜在 LVOT 梗阻者(如二尖瓣反流信号干扰、图像质量差[8]也需要介入性心导管检查。

评价 LVOT 压力梯度的最佳方法是穿间隔入路置入顶端球囊导管(如,7Fr Berman 导管,箭牌国际公司,Reading,PA)至左室流入道,猪尾导管逆行进入升

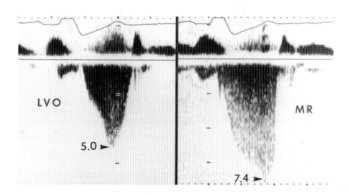

图 13-5 二尖瓣反流(MR)与左室流出道(LVO)梗阻信号的鉴别。必须小心识别这两种多普勒信号,因为 MR 干扰可致 LVOT 压力梯度明显高估。

主动脉区同步测量 LVOT 压力梯度。穿间隔方法可帮助识别由于 LVOT 梗阻的动态血流变化而发生的左室压力变化[6-8]。从穿间隔途径通过导管用 8F Mullins 鞘也能记录左房压力,同步评价舒张功能障碍。另外,左室压力可用 5 或 6Fr 导管逆行通过主动脉瓣评价。应该用手推造影剂或从断开压力传感器延伸管的脉动血流图形来确认有无错误记号。

动力学梗阻是通过检测出显著的 LVOT 压力梯度诊断的,在主动脉压力曲线内呈现出特征性的"尖峰-圆顶"形状。LVOT 梗阻可在静息状态下观察到,也可以用运动或药物激发(图 13-6)。Brockenbrough反应指室性异位搏动后主动脉搏动压力减低。此现象是由于心肌收缩力明显增强、LVOT 梗阻加重,致左心室前向搏出量降低所致。可予硝酸戊酯或异丙肾上腺素(1~10mg/min)来确定潜在性 LVOT 梗阻的存在[9]。应同步检查超声心动图明确有无二尖瓣前叶收缩期前移。

一般治疗指导

治疗 HCM 患者的主要目标包括缓解症状、猝死高危风险分层及干预高危患者。对于运动中或运动后猝死的高危人群,通常告诫这些患者避免竞技运动或其他激烈的体育活动。同时建议这些患者注意饮水,避免去增加血管扩张风险的场所(如热水浴、桑拿等)。

推荐咨询 HCM 的遗传基因及筛查一级亲属。要注意 HCM 患者合并冠心病者预后差[10]。因而,有心绞痛症状的患者应进行冠状动脉粥样硬化的评价,以进行适宜的一级预防和二级预防治疗。

药物治疗

负性肌力药物是有症状 HCM 患者治疗的基石。最常用的药物是 β 肾上腺素受体拮抗剂,可改善舒张期充盈时间及心肌需氧和缺血之间的不平衡[2]。这些药物也可通过减低收缩力来减少心室内血流速度,因而缓解 LVOT 梗阻及可疑患者的心腔内高压力。其他常用的药物为钙通道阻滞剂和丙吡胺,二者作用机理同 β 肾上腺素受体拮抗剂[11]。注意的是,LVOT 梗阻患者应谨慎使用钙通道阻滞剂,因为此类药物可能恶化 LVOT 压力梯度而导致肺水肿。同样,丙吡胺可致抗胆碱能药物副作用,已知的是可加速房室结传导。应在心脏监护下开始使用丙吡胺,以除外致心律失常作用。因周围血管扩张剂及利尿剂对心室负荷的副作用,所有 LVOT 梗阻患者,均应避免应用。

室间隔减容治疗

对 LVOT 明显梗阻、症状严重且对强化药物治疗

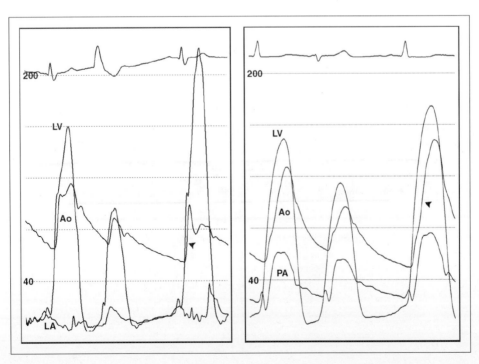

图 13-6　由于肥厚性心肌病所致左室流出道(LVOT)梗阻患者(左)和主动脉瓣狭窄所致固定梗阻患者(右)室性早搏后的压力曲线比较。注意:肥厚梗阻性心肌病患者室性早搏后主动脉搏动压力降低(箭头,Brockenbrough 反应),而主动脉瓣狭窄患者未发生。

反应差者,应考虑到室间隔减容治疗。需注意的是,一些研究已表明,即使在无明显症状的 LVOT 梗阻患者生存率也是减低的[12,13]。但是,室间隔减容治疗只用于缓解症状,目前还没有研究表明应用这些治疗能够预防性改善患者生存率。

外科心肌切除术

外科心肌切除术已发展了近 50 年,成为对强化药物治疗反应不佳 LVOT 梗阻的 HCM 患者的标准治疗方法[2,14]。此手术过程中,外科医生直视下经主动脉路径切除增厚的室间隔来加宽 LVOT。切除深入至室间隔中部(如扩大的心肌切除术)致全流出道重建并不常用 (图 13-7 和图 13-8)。外科心肌切除术可使 LVOT 压力梯度降低大于 90%,剩余压力梯度小于 5%。既往研究报道此手术危险较大,但在有经验的手术中心,随着手术技术及心脏麻醉的进步,目前手术死亡率已小于 1%[14]。

外科心肌切除术可使超过 90% 的 HCM 患者症

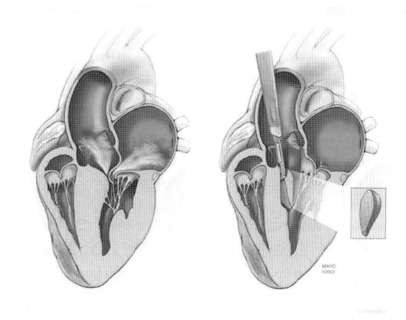

图 13-7　外科心肌切除术。外科医生经主动脉路径切除室间隔肥厚的心肌,常向下扩展至乳头肌基底部。(见彩图)
引自: Reprinted with permission. Copyright, Mayo Clinic Foundation.

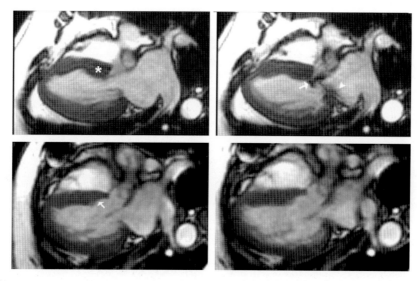

图 13-8　外科心肌切除术前及术后心脏 MRI。上图:左:舒张末期,室间隔心肌肥厚(星标)。右:收缩末期,二尖瓣收缩期前移(箭)及后方的二尖瓣反流(箭头);下图:左:舒张末期,右:收缩末期,室间隔切除(箭),左室流出道(LVOT)梗阻和二尖瓣反流解除。

状长期消除。外科心肌切除术的益处已经归因于 LVOT 梗阻的消除、心肌缺血减少、舒张功能改善及 MR 的减轻。另外,一些研究术后随访期 10~25 年表明了极高的长期存活率。而且,在梅奥诊所的一项研究中,心肌切除患者(n=289)的存活率与一般美国人口的个人预期存活率类似(10 年时 83% vs 88%, P =0.02;图 13-9)[14]。这些心肌切除术患者的存活率也优于 LVOT 梗阻未行手术的患者。虽然本研究中治疗并未随机化,但这些数据说明选择恰当的患者行外科肌切除术后可以正常生活。

室间隔酒精消融

1995 年,室间隔酒精消融被引入作为缓解 LVOT 梗阻外科心肌切除术的替代治疗[15]。此治疗的目标是使室间隔近端局部心肌梗死,因而使收缩期室间隔增厚及凸向 LVOT 减轻。酒精室间隔消融过程中,通过标准造影导管和预成形的导引导丝将造影球囊置于间隔支动脉(图 13-10)。应用对比超声心动图确定间隔支供应的区域,定位与 LVOT 梗阻发展密切相关的心肌面积。定位完成后,沿球囊导管缓慢注入 1~3mL 无水酒精至间隔支动脉。推荐应用酒精是因为此药可迅速引起心肌坏死。其他经皮方法(如血管圈、置入覆膜支架)由于间隔侧支循环形成而不易导致治疗性的心肌梗死。酒精室间隔消融通常可致 8%~10% 左室质量的心肌梗死。

行酒精室间隔消融的患者 80%~85% 可快速成功缓解 LVOT 压力梯度[16]。此成功率低于开胸手术的原因是依赖于间隔支动脉的解剖。需要注意的是,手术失败最常见的原因是缺乏合适的间隔支动脉,10%~20% 患者的间隔支动脉太小或迂曲致造影导管插入

不成功。由于心室重塑及室间隔基底部变薄,术后 3~6 个月 LVOT 压力梯度可进一步降低。

据报道酒精室间隔消融的死亡率为 1%~2%[2,17,18]。主要并发症是完全性房室传导阻滞致起搏器植入,多发生于有基础传导性疾病者。酒精室间隔消融可引起右束支传导阻滞(RBBB),发生率约 50%。因此,已有左束支传导阻滞(LBBB)、重度电轴左偏或 QRS 波增宽患者是永久起搏器术后植入的高危人群[19]。但是,即使心电图完全正常的患者仍约有 10% 的风险发展为完全性房室传导阻滞。因此,所有先前无起搏器的患者均应植入临时起搏装置,术后在 ICU 监护 3~4d。其他报道的酒精室间隔消融的并发症包括左前降支夹层、酒精进入侧支循环致其无血供或酒精外溢致游离壁梗死及临时起搏器植入致心肌穿孔。

总之,与外科心肌切除术相比,酒精室间隔消融早期存活率高,而纽约心脏病学会(NYHA)心功能分级和运动耐量的客观指标,如踏车时间和最大心肌氧耗(图 13-11)[20-27]明显改善的程度相同。但是年轻患者(<65 岁)预后的差异,外科心肌切除术在无严重症状生存方面具有优势(图 13-12)[16]。此差别的原因还不清楚,可能与酒精室间隔消融术后残存的压力梯度相对较高有关(约 10~15mmHg)。这些残存压力梯度在年轻及较活跃个体中能较好耐受。

大多数酒精室间隔消融研究的随访时间小于 5 年,因此有关室间隔梗死的长期效果仍存在疑问[2,28-30]。考虑到 HCM 治疗决断的复杂性,室间隔减容治疗在多学科环境中的评价和咨询是重要的。对于室间隔消融,正确选择对于手术成功是必要的。适宜的标准包括:①由于梗阻性 HCM 所致严重、药物难治性的心脏症状 (NYHA 心功能分级 III/IV 级或加拿大心脏协会心绞痛分级 III/IV 级);②由二尖瓣收缩期前移所致 LVOT 梗阻(压差≥30mmHg);③室间隔厚度≥15mm;④无明显二尖瓣疾病;⑤无合并其他心脏外科手术需要(如旁路移植、瓣膜置换);⑥患者知情同意。患者知情同意需充分理解室间隔消融术后仍缺乏长期生存率的资料、起搏器植入的风险及冠状动脉器械相关的潜在并发症。虽然年轻患者不是酒精消融的绝对禁忌证,但因为长期存活率资料有限及观察到的在小于 65 岁患者中外科肌切除术较好的预后,其通常作为老年患者的选择。

非梗阻性 HCM

对于有症状而无 LVOT 梗阻证据的患者,主要病

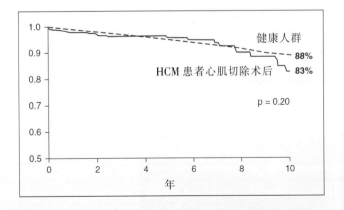

图 13-9　一般人群预期生成率与外科肌切除术后观察生存率对比。预期存活率是应用公开的美国人群死亡率计算的。
引自: Reprinted with permission 14.

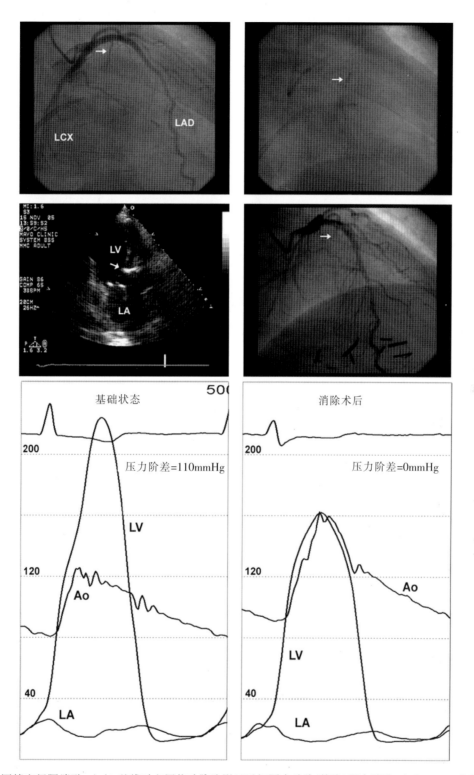

图 13-10　经皮酒精室间隔消融。上左：基线时左冠状动脉造影显示间隔支动脉（箭头）用来消融。上右：OTW 球囊在间隔支动脉膨胀，随即通过球囊注入造影剂。中左：通过球囊注入超声造影剂，超声心动图同步显影。中右：酒精注射后间隔动脉（箭头）消失。下左：间隔消融前，左室流出道（LVOT）压力梯度为 110mmHg。下右：间隔消融后，无 LVOT 压力梯度。

理生理原因是舒张功能障碍。正如此前述，负性肌力及变时性药物是这些患者的主要治疗。减轻心肌缺血也是有益处的，但可能很难达到，是因为没有明显的结构病变可以矫正。对收缩功能衰竭的 HCM 患者，需

应用血管扩张剂、利尿剂、β 受体阻断剂及其他常规药物及器械治疗。

对心尖肥厚型 HCM 患者，梅奥诊所已开展了新兴的左室心尖心肌切除术[31]。外科医生经心尖入路直

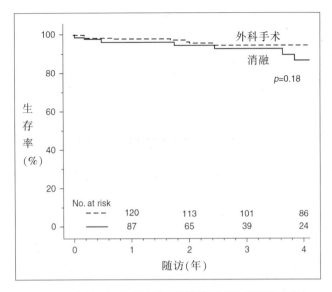

图 13-11　外科肌切除术及室间隔酒精消融生存率的对比。引自: Reprinted with permission 16.

接切去左室心尖部、远端室间隔及乳头肌处肥厚的心肌,目标是扩大左心室腔,提高心搏量。一项 44 例行心尖心肌切除术患者的报道中,左室舒张压、舒张末期容积及心搏量均明显改善(分别为 28±9 至 24±7mmHg,55±17 至 68±18mL,56±17 至 63±19mL)。随访 2.6 年后,74%患者为 NYHA 心功能分级 I 或 II 级。对于严重症状而未行手术的患者,心脏移植是唯一的治疗选择。

猝死的危险分层

猝死是 HCM 严重的并发症,既往报道发生率较高,未选择的 HCM 患者的年发病率大约为 1%[2,32]。这对识别和治疗猝死高危风险的 HCM 患者提出了严峻的挑战,包括相当多的疾病异质性、不同患者(或家庭)风险耐受性、相对低的猝死风险发生率、不同的危险因素的定义及装置植入的潜在并发症。

HCM 猝死危险分层是对患者初始评估的一部分,危险分层主要是用来决定患者是否需要 ICD 植入,需要在随访期内定期重复评价(每 12~24 个月)。注意的是每一个危险因素有较低的阳性预测值 (约 10%~20%)。因此,大多数合并危险因素的患者并无猝死经历。HCM 患者是否需要植入 ICD 应该根据患者意愿、年龄、类型、存在的危险因素数量以及终身 ICD 植入风险来个体化。

既往有心脏骤停、室颤或持续性室速病史的患者复发风险高(每年约 10%),应将植入 ICD 作为二

级预防治疗的一部分[33]。其他已知猝死的危险因素包括极度心肌肥厚(≥30mm)、HCM 猝死的家族史、不明原因的晕厥、对运动的异常血压反应及非持续性室速。

注意的是,部分研究中,LVOT 梗阻也是猝死风险的危险因素[12]。但 LVOT 梗阻与猝死风险缺乏强烈相关,可能原因包括:梗阻的血流动力学差异、药物治疗或手术后病情的变化及目前缺乏大样本的研究。有一研究观察了植入 ICD 后因症状性 LVOT 梗阻行外科肌切除术的 HCM 患者[34]。该研究中,手术后 ICD 的放电率仅为 0.2%。目前,严重 LVOT 梗阻仍不是独立危险因素,但当考虑到其他猝死危险因素来权衡 ICD 植入危险及获益时可以将其考虑在

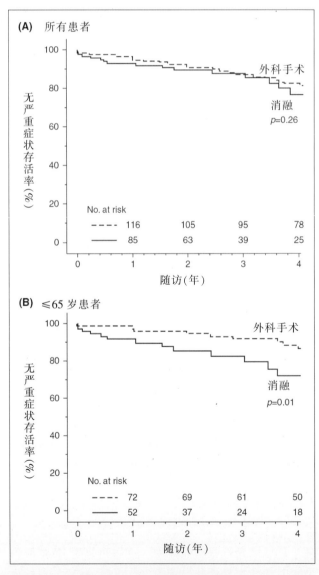

图 13-12　外科肌切除术后与酒精室间隔消融后去除死亡及严重症状的存活率对比。(A)所有患者。(B)年龄≤65 岁的患者。引自: Reprinted with permission 16.

内。在行室间隔减容治疗手术的患者应考虑到 LVOT
梗阻血流变化的性质及特点。

小结及要点

　　1.HCM 患者 LVOT 梗阻对心室负荷及收缩力极
其敏感。

　　2.在症状性 HCM 患者,应行激发试验评价有无
LVOT 梗阻,确定有无室间隔减薄治疗的适应证。

　　3.外科肌切除术是症状性 HCM 患者的标准治疗,
有经验的中心报道症状缓解及手术成功率大于 90%,
外科死亡率小于 1%。

　　4.酒精室间隔消融是症状性 HCM 患者的另一种
有效治疗。患者选择及术者经验是操作成功的主要因
素,主要并发症是永久起搏器植入。

参考文献

1. Maron BJ. Hypertrophic cardiomyopathy: A systematic review. *JAMA*. 2002;287(10):1308–1320.

2. Gersh BJ, Maron BJ, Bonow RO, et al. 2011 ACCF/AHA guideline forthe diagnosis and treatment of hypertrophic cardiomyopathy: a report of the American College of Cardiology Foundation/American Heart AssociationTask Force on Practice Guidelines.*J Am Coll Cardiol*. November 2, 2011. [Epub].

3. Maron MS, Olivotto I, Zenovich AG, et al. Hypertrophic cardiomyopathy is predominantly a disease of left ventricular outflow tract obstruction. *Circulation*. 2006;114(21):2232–2239.

4. Kizilbash AM, Heinle SK, Grayburn PA. Spontaneous variability of left ventricular outflow tract gradient in hypertrophic obstructive cardiomyopathy. *Circulation*. 1998;97(5):461–466.

5. Geske J, Sorajja P, Nishimura RA, et al. Left ventricular outflow tract gradient variability in patients with hypertrophic cardiomyopathy. *Clin Cardiol*. 2009;32(7):397–402.

6. Maron MS, Maron BJ, Harrigan C, et al. Hypertrophic cardiomyopathy phenotype revisited after 50 years with cardiovascular magnetic resonance. *J Am Coll Cardiol*. 2009;54(3):220–228.

7. Klues HG, Schiffers A, Maron BJ. Phenotypic spectrum and patterns of left ventricular hypertrophy in hypertrophic cardiomyopathy: morphologic observations and significance as assessed by two-dimensional echocardiography in 600 patients. *J Am Coll Cardiol*. 1995;26(7):1699–1708.

8. Geske JB, Sorajja P, Nishimura RA, et al.Evaluation of left ventricular filling pressures by Doppler echocardiography in patients with hypertrophic cardiomyopathy: correlation with direct left atrial pressure measurement at cardiac catheterization. *Circulation*. 2007;116(23):2702–2708.

9. Elesber A, Nishimura RA, Rihal CS, et al. Utility of isoproterenol to provoke outflow tract gradients in patients with hypertrophic cardiomyopathy. *Am J Cardiol*. 2008;101(4):516–520.

10. Sorajja P, Ommen SR, Nishimura RA, et al. Adverse prognosis of patients with hypertrophic cardiomyopathy and epicardial coronary artery disease. *Circulation*. 2003;108(19):2342–2348.

11. Matsubara H, Nakatani S, Nagata S, et al. Salutary effect of disopyramide on left ventricular diastolic function in hypertrophic obstructive cardiomyopathy. *J Am Coll Cardiol*. 1995;26(3): 768–775.

12. Maron MS, Olivotto I, Zenovich AG, et al. Effect of left ventricular outflow tract obstruction on clinical outcome in hypertrophic cardiomyopathy. *N Engl J Med*. 2003;348(4):295–303.

13. Sorajja P, Nishimura RA, Gersh BJ, et al. Outcome of mildly symptomatic or asymptomatic obstructive hypertrophic cardiomyopathy: a long-term follow-up study. *J Am Coll Cardiol*. 2009;54(3):234–241.

14. Ommen SR, Maron BJ, Olivotto I, et al. Long-term effects of surgical septal myectomy on survival in patients with obstructive hypertrophic cardiomyopathy. *J Am Coll Cardiol*. 2005;46(3): 470–476

15. Sigwart U. Non-surgical myocardial reduction for hypertrophic obstructive cardiomyopathy. *Lancet*. 1995;346(8969):211–214.

16. Sorajja P, Valeti U, Nishimura RA, et al. Outcome of alcohol septal ablation for obstructive hypertrophic cardiomyopathy. *Circulation*. 2008;118(2):131–139.

17. Leonardi RA, Kransdorf EP, Simel DL, et al. Meta-analyses of septal reduction therapies for obstructive hypertrophic cardiomyopathy: comparative rates of overall mortality and sudden cardiac death after treatment. *Circ Cardiovasc Interv*. 2010;3(2):97–104.

18. Agarwal S, Tuzcu EM, Desai MY, et al. Updated meta-analysis of septal alcohol ablation versus myectomy for hypertrophic cardiomyopathy. *J Am Coll Cardiol*. 2010;55(8):823–834.

19. Talreja DR, Nishimura RA, Edwards WD, et al. Alcohol septal ablation versus surgical septal myectomy: comparison of effects on atrioventricular conduction tissue. *J Am Coll Cardiol*. 2004;44(12):2329–2332.

20. Firoozi S, Elliott PM, Sharma S, et al. Septal myotomy-myectomy and transcoronary septal alcohol ablation in hypertrophic obstructive cardiomyopathy: a comparison of clinical, haemodynamic and exercise outcomes. *Eur Heart J*. 2002;23(20):1617–1624.

21. Ralph-Edwards A, Woo A, McCrindle BW, et al. Hypertrophic obstructive cardiomyopathy: comparison of outcomes after myectomy or alcohol ablation adjusted by propensity score. *J Thorac Cardiovasc Surg*. 2005;129(2):351–358.

22. Firoozi S, Elliott PM, Sharma S, et al. Septal myotomy-myectomy and transcoronary septal alcohol ablation in hypertrophic obstructive cardiomyopathy: a comparison of clinical, hemodynamic and exercise outcomes. *Eur Heart J*. 2002;23(20):1617–1624.

23. Qin JX, Shiota T, Lever HM, et al. Outcome of patients with hypertrophic obstructive cardiomyopathy after percutaneous transluminal septal myocardial ablation and septal myectomy surgery. *J Am Coll Cardiol*. 2001;38(7):1994–2000.

24. Van der Lee C, ten Cate FJ, Geleijnse ML, et al. Percutaneous versus surgical treatment for patients with hypertrophic obstructive cardiomyopathy and enlarged anterior mitral valve leaflets. *Circulation*. 2005;112(4):482–488.

25. Ralph-Edwards A, Woo A, McCrindle BW, et al. Hypertrophic obstructive cardiomyopathy: comparison of outcomes after myectomy or alcohol ablation adjusted by propensity score. *J Thor Cardiovasc Surg*. 2005;129(2):351–358.

26. Nagueh S, Ommen SR, Lakkis NM, et al. Comparison of ethanol septal reduction therapy with surgical myectomy for the treatment of hypertrophic obstructive cardiomyopathy. *J Am Coll Cardiol*. 2001;38(6):1701–1706.

27. Faber L, Welge D, Fassbender D, et al. One-year follow-up of percutaenous septal ablation for symptomatic hypertrophic obstructive cardiomyopathy in 312 patients: predictors of hemodynamic and clinical response. *Clin Res Cardiol*. 2007;96(12):864–873.

28. Fernandes VL, Nielsen C, Nagueh SF, et al. Follow-up of alcohol septal ablation for symptomatic hypertrophic obstructive cardiomyopathy: the Baylor and Medical University of South Carolina experience 1996 to 2007. *J Am Coll Cardiol Intv*. 2008;1(5):561–570.

29. Jensen MK, Almaas VM, Jaobsson L, et al. Long-term outcome of percutaneous transluminal septal myocardial ablation in hypertrophic obstructive cardiomyopathy: a Scandinavian multicenter study. *Circ Cardiovasc Interv.* 2011;4(3):256–265.

30. ten Cate FJ, Soliman OII, Michels M, et al. Long-term outcome of alcohol septal ablation in patients with obstructive hypertrophic cardiomyopathy: a word of caution. *Circulation.* 2010;3(3):362–369.

31. Schaff HV, Brown ML, Dearani JA, et al. Apical myectomy: a new surgical technique for management of severely symptomatic patients with apical hypertrophic cardiomyopathy. *J Thorac Cardiovasc Surg.* 2010;139(3):634–640.

32. Spirito P, Chiarella F, Carratino L, et al. Clinical course and prognosis of hypertrophic cardiomyopathy in an outpatient population. *N Engl J Med.* 1989;320(12):749–755.

33. Maron BJ, Spirito P, Shen WK, et al. Implantable cardioverter-defibrillators and prevention of sudden cardiac death in hypertrophic cardiomyopathy. *JAMA.* 2007;298(4):405–412.

34. McLeod CJ, Ommen SR, Ackerman MJ, et al. Surgical septal myectomy decreases the risk for appropriate implantable cardioverter defibrillator discharge in obstructive hypertrophic cardiomyopathy. *Eur Heart J.* 2007;28(21):2583–2588.

第 **4** 篇

心力衰竭相关的其他系统疾病

第 14 章

心力衰竭患者合并慢性阻塞性肺疾病

SALMAN ALLANA，WALTER KAO

病例报告

患者 70 岁，老年男性，既往因缺血性心肌病出现左室重度收缩功能障碍，近两周在运动、劳累时出现进行性呼吸困难。1 周前出现下肢水肿，否认发热、畏寒、胸部不适、心悸及晕厥等症状，偶发轻度头痛，尤其在体位快速变动时明显，但这是自限性的，偶有干咳。以前睡觉时只需垫两个枕头，近 3 周需垫 3 个枕头才觉舒适，但未出现夜间阵发性呼吸困难(PND)。

患者有慢性高血压史，8 年前因急性前壁心肌梗死(MI)行经皮血运重建术，在 MI 恢复期植入双腔心脏转复除颤仪，此后间断发作心房颤动，有时伴有症状。患者有 50 年吸烟史，每天一包，心梗期间仍是如此，医生建议戒烟，最后减量至 5~10 支/天，但是不能完全戒烟。无饮酒史。心脏情况稳定后，进行肺部评估，胸片提示轻度肺气肿，肺功能提示阻塞性肺疾病及氧气弥散功能障碍。现在，患者尽可能地适应低盐、低脂饮食。

目前药物治疗包括：卡维地洛 25mg bid，依那普利 10mg bid，螺内酯 25mg qd，呋塞米 20mg qd，阿司匹林 325mg qd，普伐他汀 40mg qd，吸入性沙美特罗-氟替卡松 1 支 bid，吸入性的异丙托溴铵 2 支 qid。除以上用药外，每 1~2d 使用吸入性沙丁胺醇 1 次（近 2 周使用量增加），偶用经鼻家庭氧疗 2L/min 以辅助呼吸、促进睡眠。

体格检查：对答完整，但伴轻度呼吸困难；血压 122/79mmHg，心率 88/分（偶有早搏），呼吸 20/分。高 5 英尺 10 英寸，重 185 英镑，比 6 个月前重了 8 英镑。吸氧条件下经皮氧饱和度 90%。巩膜苍白，口腔黏膜湿润，双肺呼吸音减低，未闻及哮鸣音及干湿啰音，斜卧位 45° 可见颈静脉搏动，颈动脉搏动减弱，无杂音，心尖冲动点不明显。S1 和 S2 较柔和，P2 相对亢进。在左侧胸骨下可听及 2/6 的全收缩期杂音，向胸骨上及腋窝处传导。右侧肋骨下 5cm 处可触及肝缘，光滑、质韧、稍柔软，随脉搏而搏动。双侧下肢轻度水肿（延及胫骨），按之凹陷，无苍白、青紫等。双侧足背动脉搏动明显，但幅度减小。皮肤干燥、温暖。

后前位和侧位胸片提示心脏中度扩大、肺动脉段凸出、肺气肿，肺部无炎症浸润、胸膜液性渗出。12 导联心电图显示窦性心律，偶发室性期前收缩。生化检查提示电解质、肾功能、白细胞计数、血红蛋白/红细胞计数均正常。

临床评估

伴有慢性阻塞性肺疾病(COPD)的心衰患者的数量正在增加，心脏病医生在对其诊断及治疗方面面临着挑战。在 COPD 合并心衰患者中，就血流动力学方面来讲，COPD 的症状和体征可与心衰相似或是被掩盖，尤其是心脏情况长期存在者，这也是上述病例的特殊之处。

通常可以对慢性心衰患者进行精确的血流动力学评估，尤其是症状急剧加重者。除了存在争议的情况外，通常不考虑直接介入性检查。最常见的情况是左室收缩功能障碍，而左室前负荷(左房或肺静脉压)对治疗有重要的指导作用。不采用介入性检查时，医生通常用其他检查代替，如反应肺静脉淤血的症状(呼吸困难、端坐呼吸、PND)、体格检查(左室充盈音、心音、肺部听诊音)、肺水肿/充血的胸片检查。然而，这些结果大多数会受到并发症COPD的影响。伴有慢性心衰的COPD患者，典型症状是呼吸困难和乏力，这通常又与咳嗽有关。在患者通气障碍时，端坐呼吸及PND也会发生。COPD中肺气肿表现明显时，肺组织和肺血管受损会使肺血管阻力增加，影响右心室输出量。其他因素，如内皮功能受损、低氧致血管重构、持续的炎症反应、过度通气等都会使血管阻力增加[1]。右室后负荷增加会影响右室输出量，而使右室充血。反之，减少右室输出量可减轻肺毛细血管负荷，减轻慢性心衰患者左室负荷。因此，对单纯左心衰患者可以此防止疾病进展。因左室超负荷、肺充血/水肿依据右室输出量进行检测，COPD、左室收缩功能障碍患者通常检查右室压力负荷、和(或)右室容量负荷(通过系统性全身水肿、颈静脉压升高、右室肥大、肺动脉及三尖瓣反流来表现)。最后提到的也是最相关的是三尖瓣，三尖瓣的结构及功能与右室大小有关，可随右室充盈压改变而快速变化。因此，右室前向输出量发生改变会影响三尖瓣的功能及结构，导致临床状态改变。

通过以上讨论发现，中心静脉压升高(颈静脉压升高和肝充血)会致右室肥大和三尖瓣反流。右室收缩产生明显的肺动脉瓣关闭音(P2亢进)说明右室仍能形成升高的压力，导致肺动脉舒张性高血压，这是此例中一项可靠的体征。尽管这名患者有明显的慢性左室收缩功能障碍，但仍未知这是否能引起左室充盈增加。许多伴或不伴肺部疾病的慢性左室收缩功能障碍患者，虽然有左室充盈增加，但体格检查、胸片可能提示相对正常。肺部听诊，通常用于充血性心力衰竭病情恶化时，尤其是出现肺水肿者的诊断(假定是心源性的)。肺毛细血管压快速升高，而淋巴管不能快速回流，所以肺毛细血管压升至18mmHg时会出现肺水肿。反之，伴有慢性心衰的患者肺毛细血管压持续升高，淋巴回流能力也逐步提高，不会引起肺水肿，直到肺毛细血管压显著升高，超出淋巴回流时，才引起水肿。因此，心衰患者即使处于失代偿状态，也可能无明显的听诊异常。所以，未发现肺充血者，不考虑减轻左室后负荷的治疗，

尤其是血压良好者。一项肺血管疾病的研究发现，在左室充盈压升高时，是否需要增加血管舒张药物仍不清楚，因为左室充盈压低会引起低血压。

心衰急性恶化和COPD都可表现为典型的急性呼吸困难。发生并发症时，一种情况可引发另一种情况。在大多数情况下，疾病史和体格检查都能应用于诊断。当诊断困难时，可检查血清利钠肽(BNP)作为辅助诊断[2]。因为心室充盈压增加时，会有额外的BNP释放。大多数有呼吸困难的心衰患者BNP都高于400pg/mL，而中到高度左心室收缩功能障碍的心衰患者或肾脏疾病者，其本身BNP水平也会逐步高于400pg/mL。因此出现急性呼吸困难时，BNP测定用于血流动力学失代偿评估的价值降低。但BNP低于100pg/mL可排除心源性肺水肿引起的呼吸困难[3]。

因慢性肺疾病患者，左室血流动力学评估具有不确定性，经右心导管插入测定的中心血流动力学准确性较高，且对此类患者有重要的指导作用。在急救护理及心脏病学文献中，经肺动脉球囊导管的使用仍存在争议，插入导管时必须小心谨慎[4]。然而，有选择地对患者的左心室充盈及心脏输出量进行精确、准确的评估可以指导治疗，介入性检查对标准评估方法有重要的补充作用。对有经验的操作者，行肺动脉导管检查时，患者发生不适症状或出现危险的可能性很低。相比于血流动力学测定和药物干预治疗，介入性检查的时间更短，几分钟至几小时，而不是几天，这减少了感染、出血、血管受损的发生。但是介入检查的利弊仍存在争议，目前导管使用在减少。这就减少了实习生动手学习这些必需的临床技能知识(正确、安全使用这些器械评估血流动力学)的机会。

值得注意的是，COPD可通过增加肺血管阻力而引起肺动脉高压，其中肺血管阻力增加的机制包括低氧引起肺动脉重构、炎症反应及内皮功能障碍[1]。伴有心衰的COPD患者中，行右心导管插入检查，以评估引起肺动脉高压的原因是有必要的。这些患者可能肺动脉直径较宽，要获得精确的、有帮助的测量结果将面临挑战，所以在探寻其原因时要予以重视。为了精确测量肺动脉收缩或舒张压，导管可能插入到右室或肺动脉近心端，但这可能使心输出量的测定不精确。经颈内或锁骨下路径行中心静脉穿刺也可能面临挑战，因为肺过度通气时，穿刺会有引起气胸的风险。

治疗

对于伴有慢性肺疾病的心衰患者，标准的管理指

导是很有效的。收缩性心衰患者的药物治疗以神经激素类为主,而其中又以 β 受体阻滞剂和肾素-血管紧张素-醛固酮系统的抑制剂为治疗基石。相反,急性失代偿心衰患者的治疗则以血流动力学情况为依据,决定采取继续治疗还是优化药物治疗。COPD 患者的每种治疗都面临不同的挑战。

保守治疗

左室收缩功能障碍患者,提高心功能的治疗可降低左室充盈压、减少肺充血,故对合并 COPD 患者来说,最佳的通气设备和氧合功能极为重要。目前,大多数心衰的治疗在大规模临床试验中已进行研究。但是,其中伴有 COPD 的患者基本被排除或是只占了很少的比例。然而,令人欣慰的是,目前大多数机构在存在肺部疾病的情况下, 仍专注于心衰结果的研究。ACEI 和 ARB 类药物可快速减轻心脏负担,改善血流动力学情况,尽管其效应会随时间而减弱[5,6]。直接的血管扩张药物,如肼屈嗪和硝酸盐类,在改善血流动力学情况有着更好的效应,尽管降低死亡率方面的作用较低[7]。地高辛和利尿剂,以往在慢性心衰治疗中起主导作用,在目前治疗中,其作用相对下降,但在改善症状、血流动力学及减低死亡率方面仍发挥作用[8]。因其有降低肺充血的作用,所以利尿剂减少前负荷的作用及地高辛的强心作用都对改善肺功能有效。在慢性心衰和缺血性心肌病患者中,醛固酮拮抗剂如螺内酯和依普利酮可降低死亡率,但在改善血流动力学方面作用较弱[9,10]。

β 受体阻滞剂

β 受体阻滞剂,尤其是比索洛尔、琥珀酸美托洛尔和卡维地洛,对改善慢性心衰患者的心功能、症状及死亡率都是有益的[11-13]。考虑到 β 受体阻滞剂可加剧呼吸道危害,故传统上这些药物避免用于 COPD 患者,尤其是存在气道高反应性疾病的患者。实际上,所有检测 β 受体阻滞剂用于心衰疗效的大规模安慰剂对照实验中,COPD/哮喘患者都被排除在外。只有 MERIT-HF 实验中纳入了少数(占总数的 5.3%)COPD 患者,且亚组中琥珀酸美托洛尔的效果也不明确。总体来讲, 实验中明显强调了选择性 β-1 受体阻滞剂——琥珀酸美托洛尔降低死亡率的疗效,且在实验组和对照组中,肺部并发症无明显差异。其他心衰实验中纳入的 COPD 患者也有使用 β 受体阻滞剂治疗[6]。

选择偏倚也可能是作为 COPD 患者不能纳入实验因素之一。然而,不能否认伴 COPD 的心衰患者在实验中所获得的良好疗效。心衰患者中使用选择性 β-1 受体阻滞剂时,肺的耐受情况仍是未知的。心衰治疗的有效剂量,即使是选择性 β 受体阻滞剂,如琥珀酸美托洛尔 200mg/d 也可产生与 β-2 受体阻滞剂类似的强效作用,所以使选择性与非选择性 β 受体阻滞剂的界限变得模糊。

肺部治疗

COPD 患者应用长效 β 受体激动剂时,其中口服 β 受体激动剂会增加心衰的发生率,而吸入性 β 受体激动剂较好[14-17]。纳入 7 个 RCT 实验进行总体分析,在长达 24 周的观察中,吸入剂——沙美特罗未增加心血管的副作用[18]。另一个病例对照实验发现吸入性 β 受体激动剂与缺血性心肌病的发生无关[19]。而 ACQUIP 实验中显示使用吸入性 β 受体激动剂可使心衰患者增加一年住院时间[20]。在心衰患者中,目前尚缺乏关于吸入性 β 受体激动剂的长期随机对照实验。因此,是否将吸入性 β 受体激动剂应用于心衰治疗仍未知。相反,长效的支气管舒张剂——赛托溴铵对 COPD 和哮喘有效,且不引起心血管副作用[21,22]。因此,在伴有心衰的 COPD 患者中使用长效 β 受体激动剂时,应当考虑到上述情况及副作用。

心衰急性恶化的治疗

无论是收缩性还是舒张性心衰,急性恶化的治疗都应以血流动力学为中心,包括获得最佳的心脏充盈压、心输出量及终末器官血流充盈良好的治疗。无论是否伴有 COPD,其治疗都是相同的,包括注射利尿剂获得最佳的血管内容量, 口服或注射血管扩张剂(许多情况下使用变性肌力药)获得最佳的负荷状态。如果并存的 COPD 状况恶化或存在气道高反应性疾病时,β-2 受体激动剂和皮脂类固醇药物在治疗中起重要作用。而激素可通过激活盐皮质激素受体,可使血管内容量增加。所以,在接受激素治疗的患者中要密切监测血容量。β-2 受体激动剂可通过对支气管作用而发挥效果。然而,也存在许多心脏的副作用,如心动过速、高钾、长 QT 间期综合征、自律性紊乱,还可能引起心肌缺血和心律失常。吸入性 β 受体激动剂尚未在失代偿的心衰患者中进行研究。在血流动力学方面,它们发挥了短效作用,如增加心脏输出量、减少外周血管阻力[23]。与标准的吸入剂相比,雾状剂型使患者暴露于更大剂量的药物中,而 β 受体激动剂发挥作用是与剂量有关的,所以在紧急情况下要谨慎用药。需要提及的是,合并 COPD 患者病情急性恶化时,不能大量减少β-2 受体阻滞剂的量, 因这可能会导致过多的儿茶酚胺作用于心肌,引起心肌缺血和心律失常。

在许多急性恶化情况时,需要暂时的机械通气支持。对有潜在的心脏功能障碍,尤其是有右室功能障碍的患者, 通气支持治疗可明显改善血流动力学状态。右室与左室相比,对负荷的急性变化更加敏感,通气改善使右室后负荷增加,可能会明显的影响右室输出量,进而减轻左室充盈。左室前负荷过大时(心源性肺水肿与之相关联),给予机械通气支持也是有益的,可以增加血氧含量,通过氧合作用减少左房、左室舒张压。双室功能障碍的患者,增加右室后负荷可明显减少右室血液流出,导致全身性水肿加重,甚至出现终末器官障碍。因此,伴有心脏功能障碍,尤其是右室收缩功能障碍者,对其血流动力学进行评估时必须考虑是否进行机械通气支持治疗。

小结

同时伴有肺部疾病和心衰的患者,是心脏内科医生治疗的挑战。肺脏作为循环器官,其重要性是不容被忽视的。在疾病诊断时,还必须仔细区别患者所表现的症状、体征是由原发性肺疾病还是由心脏/血流动力学失代偿所引起。如果严格、仔细的体格检查也不能做出诊断,还需更进一步的检查,如介入性的血流动力学监测,来帮助正确诊断及治疗治疗。

一旦确认心脏失代偿情况发生,则需采用标准的治疗方法。而同时有肺部失代偿情况发生时,治疗则需谨慎小心,因为一些改善肺部情况的操作可能会引发心脏副作用。

参考文献

1. Wrobel JP, Thompson BR, Williams TJ. Mechanisms of pulmonary hypertension in chronic obstructive pulmonary disease: a pathophysiologic review. *J Heart Lung Transplant*. 2012;31(6):557–564.

2. Mueller C, Scholer A, Laule-Kilian K, et al. Use of B-type natriuretic peptide in the evaluation and management of acute dyspnea. *N Engl J Med*. 2004;350(7):647–654.

3. Maisel AS, Krishnaswamy P, Nowak RM, et al.; Breathing Not Properly Multinational Study Investigators. Rapid measurement of B-type natriuretic peptide in the emergency diagnosis of heart failure. *N Engl J Med*. 2002;347(3):161–167.

4. Binanay C, Califf RM, Hasselblad V, et al.; ESCAPE Investigators and ESCAPE Study Coordinators. Evaluation study of congestive heart failure and pulmonary artery catheterization effectiveness: the ESCAPE trial. *JAMA*. 2005;294(13):1625–1633.

5. Cohn JN, Johnson G, Ziesche S, et al. A comparison of enalapril with hydralazine-isosorbide dinitrate in the treatment of chronic congestive heart failure. *N Engl J Med*. 1991;325(5):303–310.

6. Cohn JN, Tognoni G; Valsartan Heart Failure Trial Investigators. A randomized trial of the angiotensin-receptor blocker valsartan in chronic heart failure. *N Engl J Med*. 2001;345(23):1667–1675.

7. Cohn JN, Archibald DG, Ziesche S, et al. Effect of vasodilator therapy on mortality in chronic congestive heart failure. Results of a Veterans Administration Cooperative Study. *N Engl J Med*. 1986;314(24):1547–1552.

8. The DIG Investigation Group. The effect of digoxin on mortality and morbidity in patients with heart failure. *N Eng J Med*. 1997;336:525–533.

9. Pitt B, Zannad F, Remme WJ, et al. The effect of spironolactone on morbidity and mortality in patients with severe heart failure. Randomized Aldactone Evaluation Study Investigators. *N Engl J Med*. 1999;341(10):709–717.

10. Pitt B, Remme W, Zannad F, et al.; Eplerenone Post-Acute Myocardial Infarction Heart Failure Efficacy and Survival Study Investigators. Eplerenone, a selective aldosterone blocker, in patients with left ventricular dysfunction after myocardial infarction. *N Engl J Med*. 2003;348(14):1309–1321.

11. Packer M, Bristow MR, Cohn JN, et al. The effect of carvedilol on morbidity and mortality in patients with chronic heart failure. U.S. Carvedilol Heart Failure Study Group. *N Engl J Med*. 1996;334(21):1349–1355.

12. MERIT-HF Study Group. Effect of metoprolol CR/XL in chronic heart failure: Metoprolol CR/XL Randomised Intervention Trial in Congestive Heart Failure (MERIT-HF). *Lancet*. 1999;353:2001–2007.

13. CIBIS-II Investigators and Committees. The Cardiac Insufficiency Bisoprolol Study II (CIBIS-II): a randomised trial. *Lancet*. 1999;353:9–13.

14. Mettauer B, Rouleau JL, Burgess JH. Detrimental arrhythmogenic and sustained beneficial hemodynamic effects of oral salbutamol in patients with chronic congestive heart failure. *Am Heart J*. 1985;109(4):840–847.

15. Martin RM, Dunn NR, Freemantle SN, Mann RD. Risk of nonfatal cardiac failure and ischaemic heart disease with long acting beta 2 agonists. *Thorax*. 1998;53(7):558–562.

16. Coughlin SS, Metayer C, McCarthy EP, et al. Respiratory illness, beta-agonists, and risk of idiopathic dilated cardiomyopathy. The Washington, DC, Dilated Cardiomyopathy Study. *Am J Epidemiol*. 1995;142(4):395–403.

17. The Xamoterol in Severe Heart Failure Study Group. Xamoterol in severe heart failure. *Lancet*. 1990;336:1–6.

18. Ferguson GT, Funck-Brentano C, Fischer T, Darken P, Reisner C. Cardiovascular safety of salmeterol in COPD. *Chest*. 2003;123(6):1817–1824.

19. Sengstock DM, Obeidat O, Pasnoori V, Mehra P, Sandberg KR, McCullough PA. Asthma, beta-agonists, and development of congestive heart failure: results of the ABCHF study. *J Card Fail*. 2002;8(4):232–238.

20. Au DH, Udris EM, Curtis JR, McDonell MB, Fihn SD; ACQUIP Investigators. Association between chronic heart failure and inhaled beta-2-adrenoceptor agonists. *Am Heart J*. 2004;148(5):915–920.

21. Michele TM, Pinheiro S, Iyasu S. The safety of tiotropium–the FDA's conclusions. *N Engl J Med*. 2010;363(12):1097–1099.

22. Vogelmeier C, Hederer B, Glaab T, et al.; POET-COPD Investigators. Tiotropium versus salmeterol for the prevention of exacerbations of COPD. *N Engl J Med*. 2011;364(12):1093–1103.

23. Maak CA, Tabas JA, McClintock DE. Should acute treatment with inhaled beta agonists be withheld from patients with dyspnea who may have heart failure? *J Emerg Med*. 2011;40(2):135–145.

第 15 章

抗癌治疗的心脏毒性

STECEN M. EWER，KARI B. WISINSKI

引言

据统计学调查显示，癌症和心肌病的发生率逐年增加，这些患者共同的危险因素是高龄及吸烟。当两种疾病同时存在时，治疗一种疾病会使另一种疾病的治疗更加复杂化。传统的化疗治疗窗比较窄，且有许多不良反应，包括潜在的严重的心脏毒性。既往文献报道一些化疗药物可以引起左室功能下降和心力衰竭，增加了额外的发病率与死亡率，这一点限制了癌症的治疗。当化疗作为主要的治疗手段用于确诊癌症并期待有较长生存期的患者时，这些不良反应显得尤为重要。蒽环类药物的心脏毒性是一个最典型的例子。本章节绝大部分将讨论这个话题。其他引起心脏毒性的化疗药物也具有多种多样的临床特征，已逐渐为人们所认识。最后，还会简单地讨论抗癌治疗过程对心脏的其他影响，包括新型靶向治疗药物、放疗及潜在的癌症相关的心脏影响。

病例报告：第 1 部分

患者 45 岁，围绝经期妇女，既往高血压病史，应用氨氯地平和氢氯塞嗪治疗，轻度肥胖（体重指数 BMI 32kg/m²），常规体检时发现左侧乳腺上有一个明显的肿块和腋窝淋巴结肿大。乳腺 X 线及超声心动图检查提示可疑乳腺癌病灶。活检病理检查

提示为 II 级乳腺浸润性导管癌伴淋巴结转移，同时雌激素、孕激素及人类表皮生长因子 2 (HER2)阳性。无明显远处转移灶。对患者行左侧乳腺切除及腋窝淋巴结清扫术。腋窝淋巴结可见癌转移(4/15)。肿瘤科医生推荐的治疗方案是：术后给予 8 个周期的 AC-T 方案(4 周期 AC 序贯 4 周期 T)化疗联合曲妥珠单抗靶向治疗 1 年，多柔比星和环磷酰胺为辅助化疗（计划使用多柔比星的总剂量为 240mg/m²）。同时推荐术后对左侧胸壁组织淋巴结引流区进行放疗以及他莫昔芬内分泌治疗 5 年。患者化疗前的心脏评估：血压 150/94mmHg，心率 72 次/分，心脏听诊正常，无容量负荷过重的表现。超声心动图提示射血分数 60%，左室厚度为临界值，轻度收缩功能障碍。患者长期服用氨氯地平和氢氯噻嗪治疗高血压。

蒽环类药物的心脏毒性

蒽环类药物心脏毒性是癌症治疗中最常见的，也是研究最清楚的心脏不良反应之一。上述案例引起临床医生的许多思考，包括蒽环类药物独特的临床特征、危险因素、心脏监护、预防以及治疗。蒽环类药物是一种广泛应用的化疗药物，其中包括多柔比星、依达比星、柔红霉素及表柔比星。这些药物目前应用于乳腺癌、白血病、淋巴瘤及肉瘤等恶性肿瘤的治疗中。蒽环类药物结构中的米托蒽醌与心脏毒性存在相关

性。此类药物的抗肿瘤机制包括嵌入到 DNA 双链间、抑制拓扑异构酶 II 及干扰癌细胞 DNA、RNA 的合成[1]。

蒽环类药物引起心肌毒性具有剂量依赖性，可引起潜在的心力衰竭或需要心脏移植，甚至死亡，这一点极其重要，限制了其临床应用。产生心脏毒性的主要机制与抗癌症治疗不同，它能引起铁依赖性氧自由基的产生并破坏细胞膜，最终导致心肌细胞死亡[2]。除此之外，文献中也提到其他机制。蒽环类药物引起心脏毒性患者的心内膜活检标本在电子显微镜下显示有液泡的形成、肌原纤维紊乱及坏死[3]。这是因为与其他器官相比，心脏相对缺乏自由基清除因子及没有再生能力。

有研究显示，蒽环类药物有明显的剂量-效应关系，随剂量增加发生心力衰竭的风险也随之增加，这也是其心脏毒性主要的临床特征之一（图 15-1）[4]。一般认为蒽环类药物累积剂量为 450mg/m² 时就会缩短生存期，而且在这个剂量有 5% 的心力衰竭风险。但心

衰的发生因人而异，例如是否存在发生心肌病的潜在风险、因癌症死亡的风险、癌症治疗的选择及以蒽环类药物为基础治愈癌症的可能性。对患者来说，如果其他的危险因素不存在，那么累积剂量为 240mg/m² 时，与发生心脏风险的相关性可以忽略不计（约 1% 的心力衰竭风险）[4]。蒽环类药物心脏毒性的危险因素除了既往应用蒽环类药物外，还包括高龄、高血压、冠状动脉疾病（CAD）、心脏放射接触及既往有结构性心肌病（表 15-1）[5]。既往有心肌病的患者，即使处于代偿期，也是应用蒽环类药物的绝对禁忌证。仅存在高血压对蒽环类药物心脏毒性的风险比为 1.6。由此可知，该报道患者发生心脏毒性的风险较低。

尽管在心脏毒性方面，蒽环类药物的临床表现与柔红霉素相似，二者具有不同累积剂量的限制。有数据显示，表柔比星与多柔比星相比有较小的心脏毒性，但二者的骨髓抑制水平相同，尽管 META 分析发现了表柔比星的治疗效果，但是两者没有统计学意义[6]。多柔比星通过形成脂质体改变了其药代动力学（减少

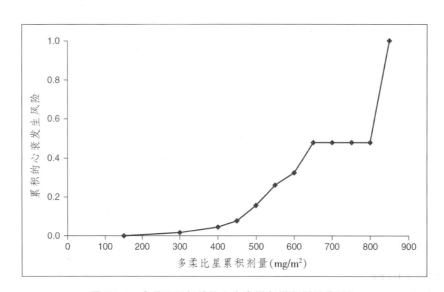

图 15-1　多柔比星相关性心力衰竭与累积剂量关系[4]。

表 15-1　蒽环类药物心脏毒性的危险因素

危险因素	风险比	参考文献
既往应用蒽环类药物（累积剂量）	无	Von Hoff et al (51)
年龄>65 岁	2.25	Swain et al (4)
高血压	1.58	Hershman et al (5)
冠状动脉疾病	2.21	Hershman et al (5)
其他心脏疾病	1.53	Hershman et al (5)
心脏辐射	无	Steinherz et al (52)

引自：Adapted from reference 10.

血药峰浓度），使其易于传递到无丰富血流的组织中，从而明显减轻心脏毒性[7]。但是，不同药物抗癌治疗适应证及疗效不同，目前并不认为这些药物可以互相代替。

蒽环类药物心脏毒性的一些临床特征在治疗中逐渐出现，包括胸部不适、呼吸困难、心律失常及肌钙蛋白升高。尽管在这一临床阶段患者的左室功能可能正常，但或许代表着蒽环类药物对心脏的急性损害。有数据显示早期肌钙蛋白升高能够很好地预测左室功能异常[8]，但是还未推荐将其作为预测指标。尽管临床中没有常规影像学检查用于评估，但心内膜心肌活检可提示左室功能异常的进程，可在完成蒽环类药物治疗后 4 个月，通过超声心动图和心脏放射性核素扫描（MUGA 扫描）评价左室功能[9]。在临床表现及体格检查中，最晚被发现的是失代偿期心力衰竭。

考虑到心脏毒性的危险，在蒽环类药物治疗中运用监测量表评估左室功能，尤其在计划使用较大累积剂量药物时显得尤为重要。出现左室功能异常后，续贯蒽环类药物的周期治疗会明显增加患者的死亡率及发病率，因此监测的目的是为了尽可能地避免其发生。早期诊断早期治疗是人们所期待的，尽管目前还没有标准的监测指南，但是已经提出了许多合理的监测方案[10]。通过超声心动图及 MUGA 扫描测量左室射血分数（LVEF）的基线水平。依据个体危险因素及计划累积剂量来决定是否需要其他的影像学检查。两种影像学检查的结果不应互相代替。对患者来说，应该定期进行影像学检查。选择超声心动图还是 MUGA 扫描取决于费用、当地医疗设备、影像学检查室条件及是否需要避免射线（这与 MUGA 扫描相关）。

当柔红比星累积剂量为（或相当于）300mg/m² 时，如果存在危险因素并且需要给予其他的蒽环类药物治疗，通常需要测量基线 LVEF。在这之后需要更加频繁地测量 LVEF（每 1~2 个周期）。LVEF 显著下降的定义为 LVEF 绝对下降 ≥15% 或者下降 10% 并导致 LVEF 小于正常值下限。需要指出的是，LVEF 受影像学检查方法、容量状态、贫血、循环中儿茶酚胺水平、后负荷等的影响，并不能以此完全评估是否出现心脏毒性。LVEF 的细小改变不需调整治疗，否则会导致必要治疗的终止。

心肌标志物尤其是肌钙蛋白及 BNP 被应用于危险分层及蒽环类药物相关性心脏毒性的监测。心肌标志物具有适用性广、低风险、低成本的优点，使其成为心脏影像学检查很好的补充。一项研究显示监测蒽环类药物治疗 72h 内及 1 个月时的肌钙蛋白 I 水平，可

以预测 LVEF 的下降及复合心脏终点事件[8]。尽管 BNP 水平与左室收缩功能、舒张功能及临床心力衰竭相关，但显著的个体差异使将其用于建立有用的临床节点变得尤为困难。在将心肌标志物常规应用于蒽环类药物心脏毒性监测前，仍需要进一步的研究。

一些方案被认为能够减轻蒽环类药物的心脏毒性。使用蒽环类药物之前应该注意血流动力学参数，如收缩压、容量状态、心房颤动、心率等，这些因素可以增加左室壁压力，进一步加重心肌细胞毒性损害。考虑到心脏毒性与累积剂量相关（如表 15-1），那么限制蒽环类药物累积剂量成为一种最简捷的降低风险的方法。有时选择一种较低毒性的蒽环类药物（如表柔比星）或者其脂质体形式或许是合适的。有研究显示，与快速注射药物相比，延长注射时间（最长达 72h）有明显的心脏保护作用，原因是降低了血药峰浓度[11]。尽管因为费用、经济及抗癌的疗效而很少使用蒽环类药物，但次治疗必须使用，也可考虑将其应用于高风险的患者。

尽管有研究显示铁螯合剂右雷佐生，能够明显减少蒽环类药物心脏毒性的风险，但因其抗癌疗效有限而限制了它的广泛使用[12,13]。美国 FAD 允许将其应用于转移性乳腺癌患者，既使患者已经接受了 300mg/m² 的多柔比星的治疗。早期数据显示，在蒽环类药物治疗过程中应用依那普利[14]和卡维地洛[15]能够防止左室功能正常患者出现左室功能下降，从而很好地降低心脏毒性风险。但广泛应用这种方法之前，必须进行 Ⅲ 期临床证实。

蒽环类药物引起的心肌病与其他病因引起心肌病的治疗策略相似[16]。尽管在这些人群中没有明确的证据，但是循证医学证据支持收缩性心力衰竭有着共同的病理生理机制。有研究显示，在完成蒽环类药物治疗后的前 6 个月进行心肌病的治疗能够部分逆转左室功能异常[9]，但是人们普遍认为心肌损害是永久的。目前还没有关于合适的治疗时机的证据。治疗的目标是逆转左室重构及减轻心力衰竭症状。一旦出现明显的心力衰竭症状，继续应用蒽环类药物治疗就成为禁忌证。

对于本章提及的患者来说，蒽环类药物心脏毒性的唯一危险因素是高血压。如果计划接受的累积多柔比星剂量为 240mg/m²，预测出现临床心力衰竭的风险是非常低的。患者的基础 LVEF 正常为 60%。如果治疗中计划使用曲妥珠单抗，在完成 4 个周期的阿霉素和环磷酰胺治疗时应复查其影像学检查。应用蒽环类药物治疗前及治疗中控制高血压很重要。优先使用血

管紧张素转换酶抑制剂(ACEI)和(或)卡维地洛、氢氯噻嗪是合理的,原因在于这些药物在左室收缩功能异常时可能存在保护作用。

病例报告:第 2 部分

经过 4 个周期的阿霉素和环磷酰胺治疗后,患者主诉轻度乏力,但没有心力衰竭症状。在开始行曲妥珠单抗治疗前复查超声心动图提示 LVEF 为55%,低于正常值。3 个月的紫杉醇和曲妥珠单抗治疗之后,患者开始出现劳力性呼吸困难,血压142/88mmHg,心率 96 次/分。复查超声心动图提示左室轻度扩大、严重的收缩功能障碍、LVEF 为30%及中度的舒张功能障碍。停用曲妥珠单抗、氨氯地平和氢氯噻嗪,给予卡维地洛和赖诺普利。一个月后患者症状消失,LVEF 改善至 50%。患者目前正在进行左胸壁组织的放疗,并继续应用曲妥珠单抗。再次复查超声心动图提示没有进一步的左室功能下降,那么曲妥珠单抗可以用于接下来的计划治疗之中。另外,计划进行 5 年的他莫昔芬治疗。

除了蒽环类药物及米托蒽醌外,其他的抗肿瘤药物与左室功能下降及心力衰竭也有相关性。这些药物包括传统的化疗药物(如环磷酰胺)及靶向治疗药物(如曲妥珠单抗、舒尼替尼、伊马替尼及拉帕替尼)。但总的来说,这些药物的心脏毒性机制和相关的临床特征不同于蒽环类药物。重视蒽环类药物使用的原因是它是一种研究较为透彻且具有明确的临床特征的药物。

曲妥珠单抗是抗 HER2 的单克隆抗体。在乳腺癌的治疗中,通过过度表达这种抗体来达到较高的临床疗效。大约 20%的乳腺癌患者为 HER2 阳性。曲妥珠单抗作为辅助治疗应用于乳腺癌时能够降低将近35%的死亡率[17,18]。HER2 也可以表达于心脏,关于曲妥珠单抗的临床研究显示干扰代谢途径对心肌细胞的存活及压力适应非常重要[19,20]。实际上,一项早期研

究已经发现如果转移性乳腺癌患者同时接受曲妥珠单抗和蒽环类药物治疗,有非常高的心力衰竭发生率[21]。在几项大型试验亚组分析中,对曲妥珠单抗和蒽环类药物引起的心肌病做了详细鉴别。

曲妥珠单抗作为辅助治疗应用于非转移性乳腺癌妇女中发现,尽管左室功能下降的发生率较高,但是相对于蒽环类药物心脏毒性来说,患者的临床表现较好。关于曲妥珠单抗引起心力衰竭,NYHA 心功能分级 Ⅲ 或 Ⅳ 级的发生率为 2.5%,LVEF 下降>10%的发生率为 11%[22]。尽管左室功能下降有较高的发生率,但是还没有研究显示可以明显增加心脏死亡事件风险及发展至终末期心力衰竭的进程。通过停用曲妥珠单抗及合理的治疗左室功能下降后,心脏功能能够得到明显改善甚至恢复正常。初期应用曲妥珠单抗出现左室功能下降后,如果左室功能恢复,有时是能够耐受长期曲妥珠单抗治疗的。与蒽环类药物心脏毒性不同,曲妥珠单抗没有明显的累积剂量相关性。对曲妥珠单抗相关性左室功能下降的患者进行病理学检查时也提示良性表现[23]。这些发现让人们有了一个概念,即区别 Ⅰ 型(蒽环类药物)和 Ⅱ 型(曲妥珠单抗)化疗相关的心脏功能下降(表 15-2)[24]。

在曲妥珠单抗相关性心脏病研究中,往往 HER2阳性的乳腺癌患者首选蒽环类药物来治疗,与上面提到的病例相似,这给鉴别增加了困难。蒽环类药物心脏毒性引起的临床表现常在用药数月后出现,很难区分两者的不良反应。而且,蒽环类药物与曲妥珠单抗之间可能有协同效应,可能是由于曲妥珠单抗干扰了心脏对蒽环类药物的适应能力。应用蒽环类药物后短时间内或者使用中给予曲妥珠单抗治疗,似乎心力衰竭的发生率比较高,这意味着两种药物的使用时机非常关键。有趣的是,在蒽环类药物应用前或者不应用蒽环类药物时给予曲妥珠单抗治疗,心脏毒性明显减轻[25,26]。

曲妥珠单抗相关左室功能下降发生的危险因素包括高龄、肥胖、抗高血压治疗、曲妥珠单抗治疗前LVEF 较低、同时使用蒽环类药物(使用多柔比星是禁

表 15-2　对比Ⅰ型和Ⅱ型化疗相关性心脏功能障碍

药物类型	典型药物	心内膜心肌活检结果 (在电子显微镜下)	累积剂量的关系	可逆性	增加心血管 疾病死亡率
Ⅰ 型	多柔比星	空泡形成肌节断裂坏死	是	否(早期治疗可能会)	是
Ⅱ 型	曲妥珠单抗	超微结构良性外观	否	是,在多数病例中	否

引自: Adapted from reference 10.

忌证,但是使用表柔比星或许是安全的)以及蒽环类药物的累积剂量[27-29]。尽管目前没有关于应用曲妥珠单抗时心脏监测的循证指导,但在辅助治疗的方案中,应常规评价基础 LVEF 并每 3 个月复查一次。对治疗周期较长的患者来说(如转移性乳腺癌),尤其是没有根治的治疗目标时,心脏监测受到质疑。介绍病例时应该对心力衰竭的症状进行全面的评估。何时停用曲妥珠单抗应依据个体危险因素及获益情况进行评估。

其他具有Ⅱ型心脏功能损害特征的药物是舒尼替尼和拉帕替尼。舒尼替尼是一种多酪氨酸酶抑制剂,被应用于肾癌及胃肠道间质瘤中,发生心力衰竭的风险为 8%,LVEF 下降>10% 的风险为 28%[30]。文献报道了许多此药物心脏毒性的可逆现象,且没有明显的累积剂量相关性。拉帕替尼是酪氨酸激酶抑制剂,对 HER2 及 EGFR 有高度特异性,较少发生左心室功能下降及心力衰竭,这恰好证明了其可逆性及与累积剂量无关[31]。而环磷酰胺会引起心肌细胞独特的出血性坏死,尤其是在使用较高剂量时[32]。由于环磷酰胺的固有损害,将其被归为Ⅰ类药物。

本章中提到的患者在使用过多柔比星治疗后 LVEF 轻度下降,推测这意味着多柔比星的固有损害。开始曲妥珠单抗治疗后患者病情加重的原因与心力衰竭有关。没有完全控制高血压可能是一个促进因素。而暂停曲妥珠单抗治疗,患者开始恢复左室功能,合适的治疗使得 LVEF 几乎完全恢复到曲妥珠单抗治疗前的水平。由于曲妥珠单抗能够明显降低乳腺癌的死亡率,再次尝试应用也是合理的。在多数患者中,再次应用曲妥珠单抗效果较好。

病例报告:第 3 部分

患者在确诊后第 5 年,出现持续的咳嗽,同时发现肺及肝脏转移。肝脏活检发现腺癌的孕激素受体、雌激素受体及 HER2 阳性。给予紫杉醇联合曲妥珠单抗的治疗方案,6 个月后患者疾病进一步进展,开始给予卡培他滨和拉帕替尼治疗。2 周后出现不稳定型心绞痛症状,心电图提示前侧壁 ST 段压低,被转到胸痛重症监护病房。行冠脉造影术,结果提示非阻塞性冠状动脉疾病,考虑冠脉痉挛。开始应用长效的硝酸酯类药物。此后在患者能耐受的情况下再次应用卡培他滨。患者未再出现心绞痛症状。此后的 1 年时间,患者病情稳定,但因进行性加

重的呼吸困难再次就诊急诊室。就诊时血压低,心电图提示心房颤动伴快速心室率。胸部 CT 显示肺栓塞阴性,但有重度心包积液。超声心动图提示心包填塞。细胞学检查提示存在转移性腺癌。

除了潜在的左室功能下降及收缩性心力衰竭外,癌症的治疗及潜在恶性肿瘤的进展也在其他许多方面会影响心血管系统。在这里将会进行简单的回顾。

心肌缺血

如上所述,5-氟尿嘧啶及其前体口服药物卡培他滨和冠状动脉疾病具有相关性。发生率约 4%,潜在的冠状动脉疾病是一个重要的危险因素[33]。典型表现包括心绞痛及心电图上 ST 段改变,也可能出现心肌梗死及室性心律失常。硝酸酯类及钙离子通道阻滞剂能缓解冠脉痉挛,可长期应用于癌症治疗中。贝伐珠单抗与之不同,是一种血管内皮生长因子 A(VEGF-A)的单克隆抗体,与动脉血栓事件相关(包括冠脉血管,发生率约为 1%)[34]。贝伐珠单抗被普遍应用于晚期肺癌、结直肠癌及肾癌。

芳香化酶抑制剂包括阿那曲唑、来曲唑及依西美坦,是替代他莫昔芬的一种内分泌治疗,可用于激素受体阳性的绝经后女性患者。这些药物与潜在的血脂异常有关,一些研究也显示其可使复合心血管事件的相对风险增加 30%[35,36]。尽管其增加心血管事件的绝对风险较低,但对个别患者进行内分泌治疗时也是值得考虑的,尤其是同时存在冠状动脉疾病危险因素时。与之相反的是,他莫昔芬能够降低冠状动脉疾病的风险[37]。

高血压

明显的血压升高被认为与抗血管生成制剂舒尼替尼、索拉非尼有关。其机制包括抑制 VEGF 通路减少血管内皮细胞 NO 的产生,从而导致血压升高,发生率高达 45%,甚至可引起高血压急症及颅内出血[38]。既往高血压病史是一个危险因素。在使用 VEGF 抑制剂之前及使用中严格控制血压是非常必要的。对一些顽固性高血压患者中断癌症治疗可能是必需的。应用某些药物如舒尼替尼等情况下,会导致左室功能下降,优先选择 ACEI 及 β 受体阻滞剂来控制高血压是合理的,尽管这还没有被证实。

血栓性疾病

恶性肿瘤患者的血液处于高凝状态,在手术后或长期静脉留置导管的患者中更为常见。已有文献记载,部分抗癌药物可以增加静脉血栓形成风险,如他莫昔芬、雷洛昔芬、1-门冬酰胺酶及顺铂。目前资料较少,推测其可能的机制为蛋白 C、蛋白 S、抗凝血酶合成减少以及获得性血管性血友病因子异常。一些研究显示,他莫昔芬可能使血栓事件发生增加 2~3 倍,与化疗同时使用时,血栓事件的发生率会更高。对既往有血栓性疾病的乳腺癌患者,应用芳香化酶抑制剂时常常首选他莫昔芬。本章中的患者接受他莫昔芬辅助治疗 5 年,因此在一定程度上增加了血栓事件的风险。

在多发性骨髓瘤的治疗方案中,沙利度胺和来那度胺与皮质类固醇激素或多柔比星联合使用时更易出现血栓事件,发生率为 20%~25%。由于这些患者有非常高的血栓事件发生率,人们认为依据危险分层来决定是否需要预防性的应用阿司匹林或低分子肝素是恰当的[39]。另外,他莫昔芬和雷洛昔芬还能轻度增加卒中的发生[40]。上文已经提到,贝伐珠单抗与动脉血栓事件相关[34]。

心律失常

癌症患者往往接受多种药物治疗,因此获得性长 QT 间期综合征是一种常见的心律失常。药物引起 QT 间期延长增加了尖端扭转型室性心动过速(TdP)的发生,TdP 是多形性室性心动过速的一种,可引起晕厥及猝死。及时认识这种现象能够避免不必要的死亡。有些特定的抗癌药物能够延长 QT 间期,如三氧化二砷、凡德他尼、艾日布林、拉帕替尼、尼洛替尼、舒尼替尼及他莫昔芬[41]。其他常见的引起 QT 间期延长的药物包括美沙酮、止吐药、抗生素(尤其是大环内酯类、喹诺酮类)和几种抗抑郁药、抗精神病药物。接受延长 QT 间期的药物尤其是包含多种时,应该监测经心率校正后的 QT 间期。

放射性心脏疾病

作为治疗的一部分,患者接受了左胸壁组织的放疗。因其也在一定程度上影响心脏,那么它的心脏风险将是多少呢?

在治疗区域中,放射性疗法可波及心脏,引起多种心脏表现,包括心包疾病、限制性心肌病、冠状动脉疾病、瓣膜性心脏病、传导系统异常以及继发性心脏肿瘤(罕见)。胸部恶性肿瘤的治疗,如淋巴瘤、食管癌、左侧乳腺癌会导致心脏暴露于放射线下。放射性心脏病的风险与射线总量(约 15Gy 时风险开始增加)、累及心脏范围、患者年龄(推测年轻患者的风险较高)有关[42]。应用具有心脏毒性的化疗药物也会进一步增加风险性。放射性心脏毒性的机制在于破坏微血管、直接损伤细胞,最终出现纤维变性[43]。

研究放射性心脏病的流行病学具有挑战性,原因在于临床表现常出现在受到辐射后的几年或者几十年。此外,放疗方案及技术的重大改善可使放射性心脏疾病发生率减低。与肺癌、食管癌相比,乳腺癌及霍奇金淋巴瘤的患者可能有较长的生存期,并且中位年龄较小,更可能受到放射线的影响。特殊的是,乳腺癌分为左侧和右侧两种,因此右侧乳腺癌放疗时心脏暴露于放射线下的范围极小。来自 SEER 数据库的分析研究显示,1980 年以前,对左侧乳腺癌的患者放疗后心脏事件的发生较右侧明显增加,但 1980 年以后两者无明显差异[44,45]。很难确定这种情况是因随时间推移放疗技术改善及随访时间短引起。

放射线引起心包损害的临床表现包括急慢性心包炎、心包积液及限制性心包炎。与其他病因不同,放射线引起的限制性改变通常为非钙化性的[46]。限制性心包疾病的治疗非常具有挑战性,外科切除被辐射的心包有极高的死亡风险[46]。心肌受到辐射会导致舒张功能下降、心力衰竭和限制性心肌病,而这种心肌病很难与限制性心包炎相区别,尤其患者同时存在这两种疾病时,这种病例非常常见。与辐射相关的瓣膜性疾病通常包括反流性损害,其中以主动脉瓣关闭不全最常见[47],但也有关于主动脉瓣狭窄的报道。病理检查可见心内膜增厚、弹力纤维增生。放射线可促进血管内膜增生,加快动脉粥样硬化进展,从而导致冠状动脉疾病[48]。应该特别关注存在冠心病危险因素及既往有心脏辐射接触史的癌症幸存者。因血管位置关系,左前降支更容易受累[49]。

转移性疾病与心脏

在病例报告最后,患者出现了其他的心脏问题(心律失常和有症状的心包积液),但这并不是治疗的结果,而是癌症进展引起的。心脏转移瘤可以发生在心内膜或者心肌,以心包转移最为常见[50]。侵入途径包括直接蔓延（更常见的是肺和食管癌）、淋巴转移（乳腺癌和肺癌）、血液转移（白血病、淋巴瘤和黑色素瘤）。恶性心包疾病能够出现心包综合征的所有表现。另外，心包积液的原因可能是引流心脏的淋巴管阻塞。心脏转移瘤与心房颤动、室性心律失常和传导系统疾病相关，这由肿瘤位置决定。与心脏相邻的原发肿瘤（如肺癌和食管癌）的炎症反应也会导致心房颤动。与治疗相关的心脏毒性的鉴别诊断中，防止癌症本身的并发症是极其重要的，这是因为充分的认识会改变治疗策略，从而改善患者预后。

小结

表 15-3 总结了主要的和抗癌治疗相关的心脏毒性药物。本章中患者一些并发症的形成来源于乳腺癌的治疗，其中包括多柔比星和曲妥珠单抗相关的心脏毒性及卡培他滨引起冠脉痉挛所致的心绞痛。患者的整个治疗过程也增加了心肌病危险因素，其中包括环磷酰胺、拉帕替尼、他莫昔芬和胸壁的辐射。尽管患者的心脏并发症仅表现为收缩性心力衰竭和不稳定型心绞痛，期间暂时中断曲妥珠单抗治疗，但是这并没有影响患者的主要癌症治疗策略。如果患者生存期较长，可能会有轻度左室功能下降，这能使患者更好的耐受以后出现的心脏损害。因为患者最初的治疗以治愈为目的，因此费用是合理的。在计划进行有潜在心脏毒性的治疗之前，仔细权衡风险与获益是非常重要的，这有时需要在心脏病专家的帮助下完成。专家之间的充分沟通对选择最佳治疗方案是极其重要的。目前，专业的肿瘤心脏病学教程正在欧洲和美洲广泛传播，目的是去解决那些日益复杂的疑难病例。

参考文献

1. Chaires JB. Biophysical chemistry of the daunomycin-DNA interaction. *Biophys Chem*. 1990;35(2–3):191–202.
2. Doroshow JH. Effect of anthracycline antibiotics on oxygen radical formation in rat heart. *Cancer Res*. 1983;43(2):460–472.
3. Billingham ME, Mason JW, Bristow MR, Daniels JR. Anthracycline cardiomyopathy monitored by morphologic changes. *Cancer Treat Rep*. 1978;62(6):865–872.
4. Swain SM, Whaley FS, Ewer MS. Congestive heart failure in patients treated with doxorubicin: a retrospective analysis of three trials. *Cancer*. 2003;97(11):2869–2879.
5. Hershman DL, McBride RB, Eisenberger A, Tsai WY, Grann VR, Jacobson JS. Doxorubicin, cardiac risk factors, and cardiac toxicity in elderly patients with diffuse B-cell non-Hodgkin's lymphoma. *J Clin Oncol*. 2008;26(19):3159–3165.
6. van Dalen EC, Michiels EM, Caron HN, Kremer LC. Different anthracycline derivates for reducing cardiotoxicity in cancer patients. *Cochrane Database Syst Rev*. 2006;4:CD005006.
7. Balazsovits JA, Mayer LD, Bally MB, et al. Analysis of the effect of liposome encapsulation on the vesicant properties, acute and cardiac toxicities, and antitumor efficacy of doxorubicin. *Cancer Chemother Pharmacol*. 1989;23(2):81–86.
8. Cardinale D, Sandri MT, Colombo A, et al. Prognostic value of troponin I in cardiac risk stratification of cancer patients undergoing high-dose chemotherapy. *Circulation*. 2004;109(22):2749–2754.
9. Cardinale D, Colombo A, Lamantia G, et al. Anthracycline-induced cardiomyopathy: clinical relevance and response to pharmacologic therapy. *J Am Coll Cardiol*. 2010;55(3):213–220.
10. Ewer MS, Ewer SM. Cardiotoxicity of anticancer treatments: what the cardiologist needs to know. *Nat Rev Cardiol*. 2010;7(10):564–575.
11. Legha SS, Benjamin RS, Mackay B, et al. Reduction of doxorubicin cardiotoxicity by prolonged continuous intravenous infusion. *Ann Intern Med*. 1982;96(2):133–139.
12. Swain SM, Whaley FS, Gerber MC, Ewer MS, Bianchine JR, Gams RA. Delayed administration of dexrazoxane provides cardioprotection for patients with advanced breast cancer treated with doxorubicin-containing therapy. *J Clin Oncol*. 1997;15(4):1333–1340.
13. Swain SM, Whaley FS, Gerber MC, et al. Cardioprotection with dexrazoxane for doxorubicin-containing therapy in advanced breast cancer. *J Clin Oncol*. 1997;15(4):1318–1332.
14. Cardinale D, Colombo A, Sandri MT, et al. Prevention of high-dose chemotherapy-induced cardiotoxicity in high-risk patients by angiotensin-converting enzyme inhibition. *Circulation*. 2006;114(23):2474–2481.
15. Kalay N, Basar E, Ozdogru I, et al. Protective effects of carvedilol against anthracycline-induced cardiomyopathy. *J Am Coll Cardiol*. 2006;48(11):2258–2262.
16. Hunt SA, Abraham WT, Chin MH, et al.; American College of Cardiology Foundation; American Heart Association. 2009 Focused update incorporated into the ACC/AHA 2005 Guidelines for the Diagnosis and Management of Heart Failure in Adults A Report of the American College of Cardiology Foundation/American Heart Association Task Force on Practice Guidelines Developed in Collaboration With the International Society for Heart and Lung Transplantation. *J Am Coll Cardiol*. 2009;53(15):e1–e90.
17. Piccart-Gebhart MJ, Procter M, Leyland-Jones B, et al.; Herceptin Adjuvant (HERA) Trial Study Team. Trastuzumab after adju-

表 15-3　与心脏毒性相关的抗癌药物

心肌病

　Ⅰ 型

　　阿霉素、柔红霉素、表柔比星、伊达比星、米托蒽醌、环磷酰胺

　Ⅱ 型

　　曲妥珠单抗、舒尼替尼、拉帕替尼

冠脉痉挛

　5- 氟尿嘧啶、卡培他滨

血栓性疾病

　贝伐单抗、顺铂、沙利度胺、来那度胺、他莫昔芬、雷洛昔芬、L- 门冬酰胺酶

高血压

　舒尼替尼、索拉非尼、贝伐单抗

延长 QT 间期

　三氧化二砷、尼洛替尼

vant chemotherapy in HER2-positive breast cancer. *N Engl J Med.* 2005;353(16):1659–1672.

18. Romond EH, Perez EA, Bryant J, et al. Trastuzumab plus adjuvant chemotherapy for operable HER2-positive breast cancer. *N Engl J Med.* 2005;353(16):1673–1684.

19. Zhao YY, Sawyer DR, Baliga RR, et al. Neuregulins promote survival and growth of cardiac myocytes. Persistence of ErbB2 and ErbB4 expression in neonatal and adult ventricular myocytes. *J Biol Chem.* 1998;273(17):10261–10269.

20. Crone SA, Zhao YY, Fan L, et al. ErbB2 is essential in the prevention of dilated cardiomyopathy. *Nat Med.* 2002;8(5):459–465.

21. Slamon DJ, Leyland-Jones B, Shak S, et al. Use of chemotherapy plus a monoclonal antibody against HER2 for metastatic breast cancer that overexpresses HER2. *N Engl J Med.* 2001;344(11):783–792.

22. Moja L, Tagliabue L, Balduzzi S, et al. Trastuzumab containing regimens for early breast cancer. *Cochrane Database Syst Rev.* 2012;4:CD006243.

23. Ewer MS, Vooletich MT, Durand JB, et al. Reversibility of trastuzumab-related cardiotoxicity: new insights based on clinical course and response to medical treatment. *J Clin Oncol.* 2005;23(31):7820–7826.

24. Ewer MS, Lippman SM. Type II chemotherapy-related cardiac dysfunction: time to recognize a new entity. *J Clin Oncol.* 2005;23(13):2900–2902.

25. Slamon D, Eiermann W, Robert N, et al.; Breast Cancer International Research Group. Adjuvant trastuzumab in HER2-positive breast cancer. *N Engl J Med.* 2011;365(14):1273–1283.

26. Joensuu H, Bono P, Kataja V, et al. Fluorouracil, epirubicin, and cyclophosphamide with either docetaxel or vinorelbine, with or without trastuzumab, as adjuvant treatments of breast cancer: final results of the FinHer Trial. *J Clin Oncol.* 2009;27(34): 5685–5692.

27. Slamon DJ, Leyland-Jones B, Shak S, et al. Use of chemotherapy plus a monoclonal antibody against HER2 for metastatic breast cancer that overexpresses HER2. *N Engl J Med.* 2001;344(11): 783–792.

28. Romond EH, Jeong JH, Rastogi P, et al. Seven-year follow-up assessment of cardiac function in NSABP B-31, a randomized trial comparing doxorubicin and cyclophosphamide followed by paclitaxel (ACP) with ACP plus trastuzumab as adjuvant therapy for patients with node-positive, human epidermal growth factor receptor 2-positive breast cancer. *J Clin Oncol.* 2012;30(31):3792–3799.

29. Suter TM, Procter M, van Veldhuisen DJ, et al. Trastuzumab-associated cardiac adverse effects in the herceptin adjuvant trial. *J Clin Oncol.* 2007;25(25):3859–3865.

30. Chu TF, Rupnick MA, Kerkela R, et al. Cardiotoxicity associated with tyrosine kinase inhibitor sunitinib. *Lancet.* 2007;370(9604):2011–2019.

31. Perez EA, Koehler M, Byrne J, Preston AJ, Rappold E, Ewer MS. Cardiac safety of lapatinib: pooled analysis of 3689 patients enrolled in clinical trials. *Mayo Clin Proc.* 2008;83(6):679–686.

32. Braverman AC, Antin JH, Plappert MT, Cook EF, Lee RT. Cyclophosphamide cardiotoxicity in bone marrow transplantation: a prospective evaluation of new dosing regimens. *J Clin Oncol.* 1991;9(7):1215–1223.

33. Kosmas C, Kallistratos MS, Kopterides P, et al. Cardiotoxicity of fluoropyrimidines in different schedules of administration: a prospective study. *J Cancer Res Clin Oncol.* 2008;134(1):75–82.

34. Sugrue MM, Yi J, Purdie D, et al. Serious arterial thromboembolic events (sATE) in patients (pts) with metastatic colorectal cancer (mCRC) treated with bevacizumab (BV): results from the BRiTE registry [Abstract 4136]. *J Clin Oncol.* 2007;25(Suppl. 18): 4136.

35. Cuppone F, Bria E, Verma S, et al. Do adjuvant aromatase inhibitors increase the cardiovascular risk in postmenopausal women with early breast cancer? Meta-analysis of randomized trials. *Cancer.* 2008;112(2):260–267.

36. Amir E, Seruga B, Niraula S, Carlsson L, Ocaña A. Toxicity of adjuvant endocrine therapy in postmenopausal breast cancer patients: a systematic review and meta-analysis. *J Natl Cancer Inst.* 2011;103(17):1299–1309.

37. Davies C, Pan H, Godwin J. Long-term effects of continuing adjuvant tamoxifen to 10 years versus stopping at 5 years after diagnosis of oestrogen receptor-positive breast cancer: ATLAS, a randomised trial. *Lancet.* 2013;381(9869):805–816.

38. Shord SS, Bressler LR, Tierney LA, Cuellar S, George A. Understanding and managing the possible adverse effects associated with bevacizumab. *Am J Health Syst Pharm.* 2009;66(11): 999–1013.

39. Palumbo A, Rajkumar SV, Dimopoulos MA, et al.; International Myeloma Working Group. Prevention of thalidomide- and lenalidomide-associated thrombosis in myeloma. *Leukemia.* 2008;22(2):414–423.

40. Bushnell CD, Goldstein LB. Risk of ischemic stroke with tamoxifen treatment for breast cancer: a meta-analysis. *Neurology.* 2004;63(7):1230–1233.

41. University of Arizona Center for Education and Research on Therapeutics. Available at: www.azcert.org. Accessed September 7, 2012.

42. Tukenova M, Guibout C, Oberlin O, et al. Role of cancer treatment in long-term overall and cardiovascular mortality after childhood cancer. *J Clin Oncol.* 2010;28(8):1308–1315.

43. Schultz-Hector S. Radiation-induced heart disease: review of experimental data on dose response and pathogenesis. *Int J Radiat Biol.* 1992;61(2):149–160.

44. Darby SC, McGale P, Taylor CW, Peto R. Long-term mortality from heart disease and lung cancer after radiotherapy for early breast cancer: prospective cohort study of about 300,000 women in US SEER cancer registries. *Lancet Oncol.* 2005;6(8):557–565.

45. Giordano SH, Kuo YF, Freeman JL, Buchholz TA, Hortobagyi GN, Goodwin JS. Risk of cardiac death after adjuvant radiotherapy for breast cancer. *J Natl Cancer Inst.* 2005;97(6):419–424.

46. Maisch B, Seferovic PM, Ristic AD, et al.; Task Force on the Diagnosis and Management of Pricardial Diseases of the European Society of Cardiology. Guidelines on the diagnosis and management of pericardial diseases executive summary; The Task force on the diagnosis and management of pericardial diseases of the European society of cardiology. *Eur Heart J.* 2004;25(7):587–610.

47. Adams MJ, Lipsitz SR, Colan SD, et al. Cardiovascular status in long-term survivors of Hodgkin's disease treated with chest radiotherapy. *J Clin Oncol.* 2004;22(15):3139–3148.

48. Brosius FC 3rd, Waller BF, Roberts WC. Radiation heart disease. Analysis of 16 young (aged 15 to 33 years) necropsy patients who received over 3,500 rads to the heart. *Am J Med.* 1981;70(3):519–530.

49. McEniery PT, Dorosti K, Schiavone WA, Pedrick TJ, Sheldon WC. Clinical and angiographic features of coronary artery disease after chest irradiation. *Am J Cardiol.* 1987;60(13):1020–1024.

50. Kralstein J, Frishman W. Malignant pericardial diseases: diagnosis and treatment. *Am Heart J.* 1987;113(3):785–790.

51. Von Hoff DD, Layard MW, Basa P, et al. Risk factors for doxorubicin-induced congestive heart failure. *Ann Intern Med.* 1979;91(5):710–717.

52. Steinherz LJ, Steinherz PG, Tan CT, Heller G, Murphy ML. Cardiac toxicity 4 to 20 years after completing anthracycline therapy. *JAMA.* 1991;266(12):1672–1677.

第 16 章

心肌淀粉样变性

RYAN KIPP,PETER S. RAHKO

病例报告

患者,男性,55 岁,既往有明确冠心病病史并接受三支冠状动脉旁路移植术。主诉为进行性乏力,有高血压、高血脂病史。6 个月前,患者能够轻松完成 5 英里跑步,每周 5 次。之后发现难以完成 5 英里跑步,最近由于运动耐量下降停止跑步。否认有心绞痛症状。患者记录每日静息时脉搏,显示从 6 月前每分钟 40 多次逐步增加至近期 70 次左右。现在步行上 1 层楼梯感到困难。

患者还发现双腿肿胀,近 1 月明显,否认端坐呼吸。夜间睡眠时可因咳嗽被憋醒,在床边端坐 30min 缓解。过去 1 年体重下降 10 英镑,但患者自认为是由于更健康的饮食所致。早期出现饱腹感。否认晕厥史。当被问及出血或挫伤时,患者诉过去 1 年偶有黑眼圈,但否认在此之前有过任何创伤。

体格检查:患者发育良好,面色轻度苍白。脉律规整,82 次/分。血压 105/70mmHg。右眼附近有淤斑,已消退。颈静脉充盈压约 14cmH$_2$O。吸气时,颈静脉充盈增加。颈动脉搏动减低,无杂音。心音节律规整,可闻及单一的 S1、S2,无 S3、S4。也可闻及 2~4/6 级全收缩期杂音,于左侧胸骨旁下段听诊最为显著。无右室扩大。心尖冲动点位于第五肋间锁骨中线。两肺底呼吸音减低,右侧显著,伴有叩诊浊音,无湿啰音。腹部轻度膨隆,伴有移动性浊音。肝脏边缘坚硬有搏动感,触诊位于肋缘下 2cm。肝颈静脉回流征阳性。肢体温暖,双下肢凹陷性水肿 2+。神经系统检查无阳性发现。

病史及体格检查

本患者多种临床表现提示进行性心力衰竭。重要的病史特征是短时间内症状以及运动耐量受限。患者出现活动受限且其静息心率在很大程度上增加,提示进行性的心搏出量下降,需要通过增加心率维持心输出量。其病情同心输出量不足且无法短期内增加或自主神经功能受损相一致。尽管有高血压病史,但患者却表现为低血压也支持自主神经功能障碍。患者主诉夜间咳嗽,在床边端坐可缓解。这种咳嗽可能源于体液再分布导致的肺充血。

体格检查有多项指标提示心功能不全。患者颈静脉压力增高,约 14cmH$_2$O,伴有双下肢水肿及静脉淤血,提示右心衰竭。同时可触及移动性浊音以及肝脏增大、触痛、搏动感,提示肝淤血,也支持心功能衰竭的诊断。患者早期饱腹感及消瘦提示小肠水肿及营养吸收不良,并由此所致蛋白性营养不良(心源性恶病质)进而引起低白蛋白血症,使血管内张力降低从而加重水肿。

肺底呼吸音消失提示胸腔积液,未闻及啰音,可能是因为无肺静脉淤血。然而,长期持续肺静脉淤血的患者可能导致淋巴回流增多从而清除肺间质的液体,因此患者肺静脉压力增高但肺部可无啰音。但是,这样的查体结果并不能明确地排除左心衰竭。另外心源性恶病质引起的低白蛋白血症也可以促进胸腔积液的加重。

综上所述,患者的病史及查体符合心功能衰竭。在美国,导致心功能衰竭最常见的原因是缺血性心肌病。前面所述患者有冠心病病史,更增加了其发展为缺血性心肌病的可能。然而,有些细小但重要的临床指征也提示存在其他病因。

首先,存在 Kussmaul 征(吸气时颈静脉充盈增加)。Kussmaul 征出现,表明右室舒张受限且无法适应因吸气导致的静脉回流增多。可引起这种表现的心血管疾病包括缩窄性心包炎、限制性心肌病、右心梗死或衰竭以及三尖瓣狭窄。部分三尖瓣反流也可能引起类似表现,但可通过静脉充盈波形进行鉴别(在 Kussmaul 征静脉充盈随着吸气增加,而重度三尖瓣反流者的静脉充盈随着心肌收缩而增加,V 波显著),这是一个重要的鉴别诊断指征,因为 Kussmaul 征在典型缺血性心肌病患者中并不出现。第二个提示非扩张型心肌病的体格检查指征是心尖冲动位置正常,提示无左室扩大。

有眶周紫癜病史却无晕厥病史是可疑的,提示可

能为淀粉样变性。这是导致限制性心肌病的病因。

总而言之,患者病史及查体符合恶化的失代偿性心功能衰竭,多种检查结果提示缩窄性心包炎或限制性心肌病(Kussmaul 征阳性,心尖冲动点正常),一项查体指征提示淀粉样变性。

病例报告(续)

12 导联心电图显示窦性心律,肢导及胸前导联低电压。前间壁及下壁导联可疑 Q 波。同患者 3 年前心电图比较,肢导及胸前导联电压明显减低(图 16-1)。

经胸超声心动图显示左室大小正常,室间隔肥厚 20mm;左室后壁肥厚 20mm。右室室壁也增厚。心肌可见闪烁的颗粒状回声(图 16-2A-C)。左室射血分数(LVEF)轻度减低至 50%,无节段性室壁运动异常。左右房中度增大伴心房壁增厚(图 16-2D)。可见轻度三尖瓣反流,无二尖瓣及主动脉瓣功能异常。同患者搭桥术后超声心动图对比,左室室壁厚度明显增加。

经二尖瓣脉冲多普勒显示 E 波增加,减速时间缩短。A 波仍然存在,但是 E/A 比值升高至 2.22

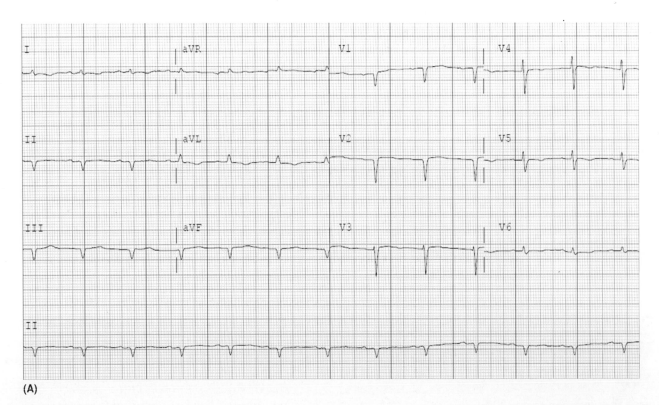

图 16-1 (A)12 导联心电图显示窦性心律,房室传导正常。前间壁及下壁导联可疑 Q 波,肢体(QRS 电压<5mm)及胸前(QRS 电压<10mm)导联低电压。(待续)

一年以前　　　　　　　现在

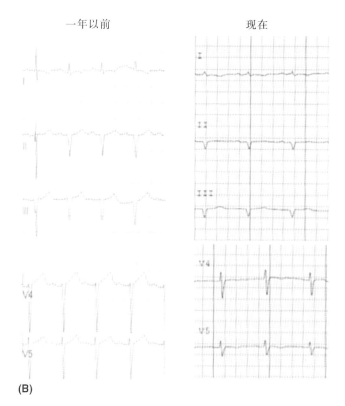

(B)

图 16-1(续)　(B)同一年前心电图比较,肢导及胸前导联电压明显减低。

(图 16-2E)。组织多普勒显示 e'下降,E/e'为 11.3 (图 16-2F)。肺静脉流入口 S 波显示收缩期变钝,同升高的左房压力以及倒置 A 波缺失相一致 (图 16-2G)。以上表现提示重度舒张功能不全(4 级)以及左房压力增高。

　　心包轻度增厚,少量心包积液。吸气相室间隔移动幅度无增大,吸气时经二尖瓣或主动脉瓣多普勒血流速率无增大(<18%)。

心电图及超声心动图

　　心电图(ECG)以及超声心动图是用来评价心肌病潜在病因的设备。上述患者的经胸超声心动图仅发现轻度左室收缩功能减低,未见节段性室壁运动异常,无原发性瓣膜疾病。但可见严重舒张功能不全以及左房压力增高表现。

　　因此,本患者为收缩功能正常的心衰,或称之为舒张性心衰。为了进一步治疗,需要确定舒张性心衰的病因。应当考虑的独立舒张功能障碍疾病有两大类:缩窄性或限制性。缩窄性通常由非顺应性心包影

响心肌舒张功能所致,而限制性通常是原发的心肌舒张功能衰竭。另外限制性通常源于导致左室肥厚的疾病,如原发性心肌病(肥厚性心肌病)或高血压(同时引起心肌的肥厚及纤维化),或心肌内浸润性病变。

　　上述患者的经胸超声心动图结果多项符合限制性心肌病特点,与缩窄性心包炎无相符的指征。首先,可见左右室壁增厚以及室间隔肥厚,心肌可见高亮颗粒样表现。这种表现符合心肌浸润,尤其是淀粉样变性。而淀粉样变性严重时可引起限制性心肌病。应当指出的是, 现代超声系统目前应用二次谐波成像,对淀粉样疾病的颗粒散射模式,不如上一代基本系统一次谐波可靠。另外,还有多种严重左室舒张功能障碍的指征可显示心脏左右两侧的高充盈压。其中包括 E/e' 比值增高,高 E 波速度伴随短 E 波减速时间 (代表了高左房压力驱动的快速而短暂的左室充盈), 收缩期肺静脉流入变钝 (同样符合左房压力增高),以及 E/A 比值增加。需要明确两个重要鉴别点以进一步区分限制性与缩窄性。首先,e'绝对速度是低的,高度符合肌肉舒张减慢、功能减弱,而不是限制性的。确定室间隔及后壁 e'速度是十分重要的。在限制性心肌病,以上部位速度均下降。在缩窄性心肌病中,室间隔 e'速度通常正常或增高并且高于后壁速度。第二,尽管下降,A 波速度仍然可以部分保留(图 16-2F,16-2G)。这在缩窄性心包炎中较少见。总之,这些结果同限制性心肌病十分相符。

　　为了进一步区分心肌病的类型,超声心动图及心电图应当一起进行评估。继发于高血压或肥厚性心肌病且心室肌细胞肥大的心室肌肥厚患者,其心电图通常符合心室肥厚诊断标准。前面所述患者存在心室肥厚及低电压,提示超声心动图显示的心肌数量同心电图显示的电信号严重不匹配。而且,这种电压丢失发生于过去 1 年间。事实上,在患者室壁增厚的同时,其心电图电压却在下降。虽然既往没有心梗病史,心电图却存在 Q 波。这种组合结果提示浸润性心肌病,例如:

　　·结节病(非干酪样肉芽肿系统沉积)
　　·血色素沉着症(铁超载并系统沉积)
　　·淀粉样变性(源于普通血浆蛋白中的低分子蛋白亚基的细胞外原纤维的沉积, 原纤维发生逆 β- 折叠,产生系统性沉积及神经损伤)

　　除经胸超声心动图提示的心脏体积增大外,浸润性疾病导致心电图的低电压还与浸润物质的低导电性有关。因此,尽管经胸超声心动图存在左室肥厚表现,却不符合心电图左室肥厚的标准。Q 波形成是由

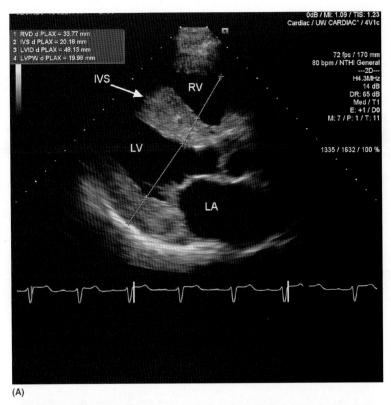

(A)

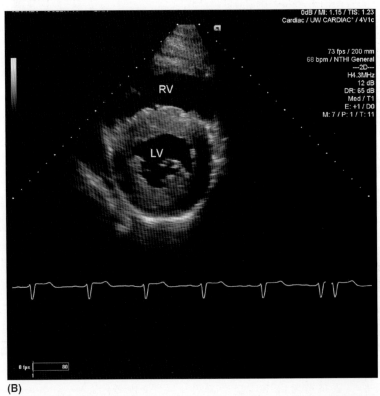

(B)

图 16-2　经胸超声心动图。(A) 胸骨旁左室长轴切面室间隔和左室后壁增厚，提示心肌浸润性改变。心肌肥厚处可见颗粒状回声是淀粉样心肌病的特征表现。二尖瓣瓣叶增厚也可见于淀粉样心肌病。(B)胸骨旁左室短轴切面二尖瓣水平左室心肌肥厚，可见颗粒状回声，提示淀粉样变浸润心肌。观看视频 16-1A、16-1B，请登录 http://www.demosmeicaldpub.com/video/?vid=827 和 http://www.demosmeical.com/video/?vid=828.(待续)

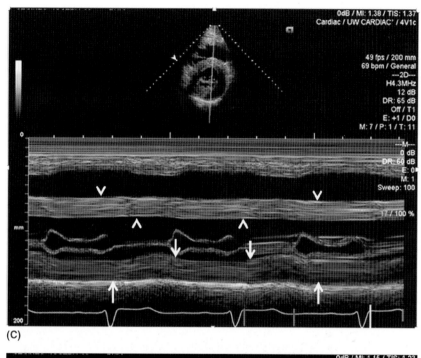

(C)

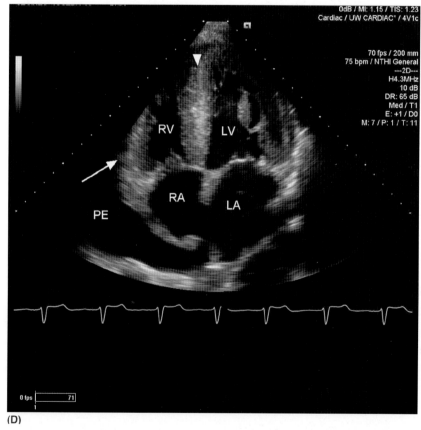

(D)

图 16-2(续)　(C)胸骨旁短轴切面二尖瓣水平的 M 型超声心动图证实室间隔(箭头)和左室后壁(箭)增厚。(D) 心尖四腔心切面右室游离壁增厚(箭),提示右室淀粉样浸润。左房中度扩大,直径(前后径)5.2cm,提示左室灌注压明显升高。心房壁增厚提示心房淀粉样浸润。箭头指向增厚的室间隔。(待续)

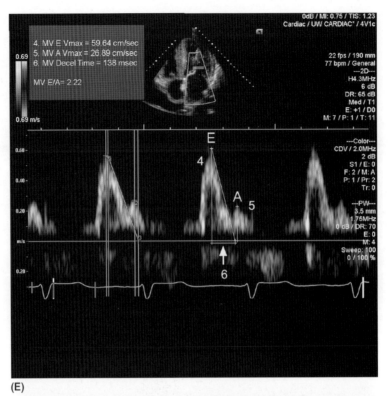

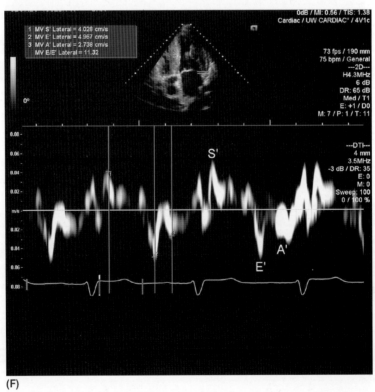

图 16-2(续)　(E) 经二尖瓣脉冲多普勒显示 E 波减速时间缩短,E/A 比值升高。(F)组织多普勒显示 e' 明显变钝下降,E/e' 升高。(待续,见彩图)

于浸润物质无电活动引起,它形成心肌的低电活动区域,同心肌梗死相似,导致电传导背离这一区域即 Q 波(称为伪梗死)。

　　比较心肌肥厚程度与 QRS 电压有助于鉴别淀粉样变性同其他限制性心肌病或高血压心脏病。室间隔大于 1.98cm 以及 QRS 肢导低电压(QRS 电压<5mm)或胸前导联低电压(QRS 电压<10mm)诊断淀粉样变性的敏感性及特异性分别为 72% 和 91%[1]。

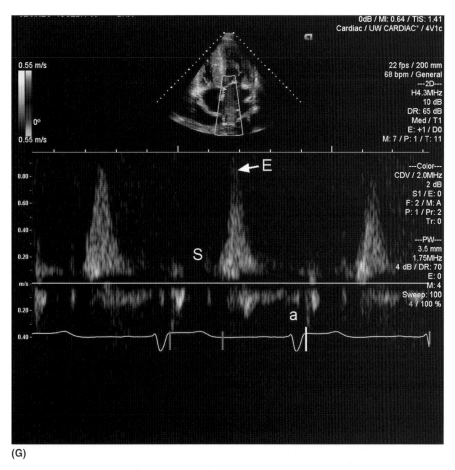

图 16-2（续）　（G）脉冲多普勒示右上肺静脉流入口 S 波严重变钝，仅在心脏舒张期（E 波）向前射血。A 波几乎消失，提示失去了心房收缩功能，可能是因为心房淀粉样变性。这些表现与严重的、不可逆的左室舒展功能障碍和左房压力升高相一致。（见彩图）
注：IVS = 室间隔；LA = 左心房；LV = 左心室；PE = 胸腔积液；RA = 右心房；RV = 右心室。

　　该患者超声心动图特点符合限制性心肌病，当与心电图及体格检查相结合时更像心肌淀粉样变性。这些发现同典型高血压心脏病相反，其对比见表 16-1。

心脏 CT 及心脏 MR

　　心脏 CT 可以辅助诊断缩窄性心包疾病，其影像可见心包增厚以及极小量的心包钙化。然而，这些发现既不敏感也不特异。电影式图像采集有助于评价室间隔运动，但此种发现在缩窄性心包炎诊断中同样敏感性不高。

　　目前正在评估心脏 MR 在诊断限制性心肌病及缩窄性心包炎中的价值。同超声心动图一样，因淀粉沉积所致的左右室增厚在 MR 成像中可很好地显示（图 16-3A）。心脏淀粉样变同样可导致钆增强模式下弥散的心内膜下延迟（图 16-3B）[2]。心脏 MR 中钆延迟增强可早于左室肥厚并且同超声心动图相比可更早诊断淀粉样变性[3]。同样，心包炎患者由于心包炎症的存在也可见局限于心包的钆增强延迟，这有助于区分缩窄性心包炎及限制性心肌病。最后，通过心脏 CT 电影式图像采集，可评价舒张期室间隔运动以鉴别缩窄性心包炎。

　　尽管心脏 CT 及 MR 可辅助诊断限制性心肌病，但这些检查对心肌淀粉样变治疗及预后的临床实用性仍未确定。

病例报告（续）

　　美国人群中心肌病最常见的病因是冠心病。尽管有证据提示本患者为浸润性心肌病，由于存在 LVEF 下降及冠心病病史，依旧对患者实施了心脏导管检查以除外进展性冠心病。冠状动脉造影示三根静脉桥血管均通畅且患者自身冠状动脉无明显进展。为了提供更多数据以帮助鉴别诊断缩窄性心包及限制性心肌病，实施了左右心同步导管检查。

表16-1　心肌淀粉样变性、继发于高血压的肥厚性心肌病以及缩窄性心包炎鉴别特点

	限制性心肌病		缩窄性心包炎
	淀粉样变	高血压	
巨舌症及眶周紫癜	可能表现	无	无
直立性低血压	经常表现	无	可能表现
腕管征病史	经常表现	无	无
库氏征	可能表现	无	表现
右心衰表现	表现	无	表现
心电图表现	QRS 低电压，通常位于肢导	QRS 电压增高符合左室肥厚标准	QRS 电压正常
经胸超声左室肥厚	增加	增加	正常
心肌总量同 QRS 电压不匹配	表现	无	无
经胸超声心肌颗粒样表现	表现	无	无
经胸超声心包表现	正常可能伴有少量积液	正常	增厚,钙化
多普勒二尖瓣流速显著减低	随着浸润严重而进展	无,终末期除外	表现
经胸组织多普勒成像舒张期瓣环流速减低	表现并且随着浸润严重而进展	严重时表现	表现
二尖瓣环舒张期流速≥8 cm/经胸超声	无	无	表现(诊断缩窄性心包炎敏感性95%,特异性96%)
经胸超声跨二尖瓣 E 波流速随呼吸改变	无	无	表现 (诊断缩窄性心包炎,变化>18%敏感性及特异性分别 79%,91%)
右心导管"方根征"	表现	严重病例可能表现	表现
舒张末 RA,RVEDP,PCWP,和 LVEDP 相等	无	无	表现
心室压力曲线不同步(收缩面积指数大于 1.1)	无	无	表现
MR 钆延迟增强	心内膜下	无	心包,尤其伴有局部炎症

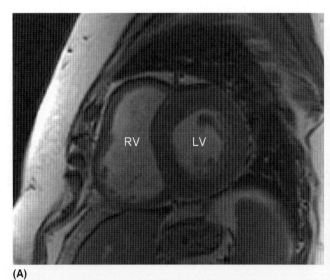

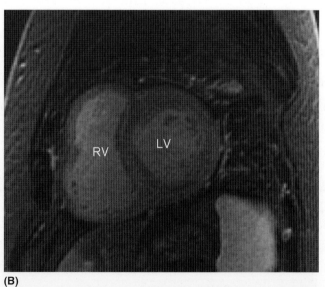

图 16-3　一例心肌淀粉样变性患者心脏短轴 MR 成像。(A)增厚的左右心室。(B)左右心室心内膜下广泛钆延迟增强提示淀粉样物质浸润。

注: LV = 左心室;MR = 磁共振成像;RV =右心室。

引自: Images courtesy of Drs. Scott Reader and Christopher Francois.

导管检查结果：

右房压力	19mmHg
右室压力	42/15mmHg
肺毛细血管楔压	23mmHg
左室压力	120/22mmHg

右房、右室压力均增高。右室压力曲线显示舒张末期压力升高伴有"方根征"(图16-4A)。肺毛细血管楔压及左室舒张末压同样增高。在舒张末期无压力均衡。在正常呼吸周期，收缩面积指数是一致的(图16-4B)。

血流动力学

超声心动图有助于鉴别缩窄性心包炎与限制性心肌病；然而，可能有患者出现两者混合的现象。存在下列任何病史均可增加诊断的准确性，包括：胸部辐照史，结节病或系统性炎症。此患者存在一项病史特点可能促使其进展为缩窄性心包炎，即冠状动脉搭桥病史。左右心同步导管检查有助于鉴别限制性心肌病及缩窄性心包炎。仅仅行右心导管检查评价

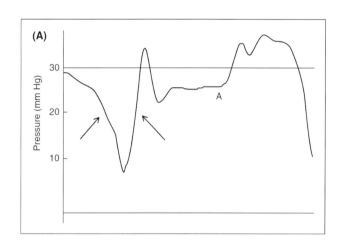

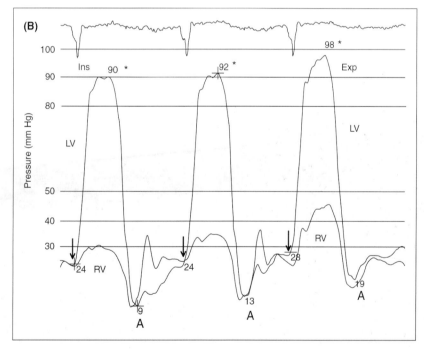

图16-4　(A)右心室压力曲线在舒张期呈现"方根征"(箭头)符合限制性心肌病或缩窄性心包炎。也存在舒张末压力增高表现(A处)。(B)左右心室同步压力曲线。收缩面积指数[(RVarea/LVarea ins)/(RVarea/LVarea exp)]小于1.1提示同步。通过整个吸气过程左右心室收缩压同步增加，压力曲线中可观察到同步现象。同步特点符合限制性心肌病表现。左心室收缩(*)，舒张(A)，以及舒张末(箭)压力均被标记。左右心室舒张末压力增高。

注：Exp =呼气；Ins =吸气；LV =左心室；RV =右心室。

充盈压升高是不充分的,因为在淀粉样变性(限制性)心脏病中有最高达 20% 的患者充盈压正常[4]。另外,限制性及梗阻性疾病均可导致压力曲线呈现为典型的右室"方根征"(图 16-4A),这一表现的原因是右室舒张早期快速充盈及心肌舒张受损所致右房及心室早期压力平衡。

在限制性心肌病,例如淀粉样变性,由于舒张功能受损其左右室充盈受限。由于心包并未缩窄,没有产生心室内对心包囊内容量的依赖。另外,正常的心包囊允许胸腔内压力向心脏传导。左右室容量及压力会随着吸气和呼吸同等程度的增加而减少。这就是所谓的同步性。这同缩窄性心包炎所见到的压力曲线是相反的,缩窄性心包炎显示为非同步性。右室及左室压力在吸气及呼气时的变化呈反向运动,因为缩窄的心包囊产生了混合的心包内容量,进而增加了心室内容量的依赖性[5]。

为了评估同步性及非同步性,观察了左右室同步压力曲线。在每个心动周期心室压力曲线下面积均可计算,因而可计算收缩面积比:在吸气末及呼气末 RV_{area}/LV_{area}(图 16-4B)。吸气时收缩面积比被呼气时收缩面积比相除被称为收缩面积指数。收缩面积指数大于 1.1 提示非同步性,并且在鉴别限制性心肌病及缩窄性心包炎有 97% 的敏感性和 100% 的特异性[6]。计算收缩面积指数是鉴别这两种疾病血流动力学的金标准。

病例报告(续)

左右室压力呈同步性,与限制性心肌病一致。基于心脏导管检查结果,实施了右室心内膜活检。苏木精及苏丹红染色显示正常肌纤维结构被破坏,伴有嗜酸性粒细胞细胞外蛋白沉积。当用刚果红染色并在偏振光下观察细胞外蛋白时,可见绿色双折射现象,符合心脏淀粉样变性(图 16-5)。电子显微镜可见随机分布的平均直径 9.17nm 的细纤维,同样与心脏淀粉样变性相符(图 16-6)。

心脏淀粉样变性的分级

对淀粉样变性结论性的诊断需要找到系统性淀粉样物质沉积的证据。这可以通过组织活检以及淀粉样物质沉积证据来诊断,通常采用刚果红染色并于偏振光下观察,淀粉样物质沉积呈现绿色双折射。电子显微镜同样可直接观察淀粉样物质沉积。

对怀疑心脏淀粉样变性患者,由于其心内膜弥散性浸润,心内膜活检在诊断中具有最大价值,其敏感性为 90%~100%[7,8]。其他可能的活检部位包括腹部脂肪、直肠或骨髓,但这些部位的敏感性显著偏低[9]。既往诊断过淀粉样变性并且血流动力学检查提示心脏淀粉样物质浸润的患者,不需要行

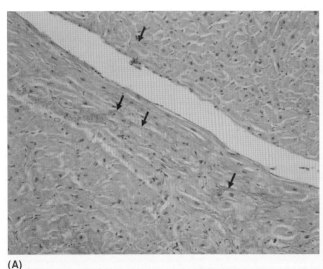 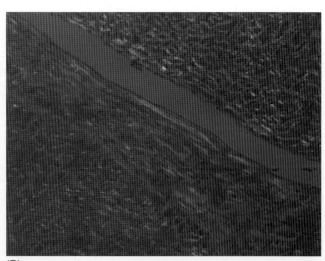

(A)　　　　(B)

图 16-5　光学显微镜心内膜活检。(A)标准 HE 染色示心肌细胞间嗜酸性物质沉积。(B)刚果红组织染色偏振光下可见细胞外物质绿色双折射,符合心肌淀粉样变性。(见彩图)
引自:Images courtesy of Drs. Jose Torrealba and Ryan Gertz.

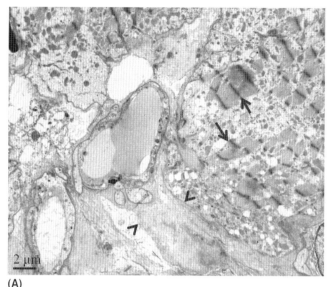

(A)

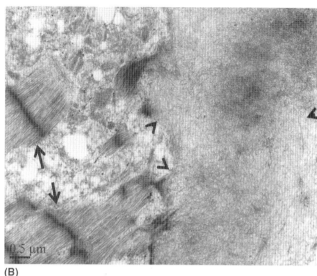

(B)

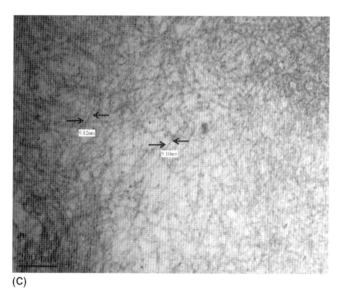

(C)

图 16-6　电子显微镜心内膜活检。低(A)中等(B)强度扫描示细胞外蛋白沉积(箭头)导致心肌淀粉样变性特征性的心肌纤维(箭)紊乱。高强度(C)扫描示细纤维分布紊乱、无序。无分支纤维(由箭标记)直径 9.17nm，为淀粉样变性特点。淀粉样变性纤维其直径通常位于 7.5~10nm 之间。
引自：Images courtesy of Dr Jose Torrealba.

心内膜活检以明确诊断，但由于心脏受累必须接受治疗。

　　淀粉样变性通过不溶性纤维蛋白沉积造成多脏器浸润。其严重程度及临床表现类型取决于受累脏器。仅表现为心脏受累的患者并不常见(尤其是轻链蛋白致淀粉样变性)，一旦确诊心脏淀粉样变性，需立即进行必要的检查以明确有无其他脏器受累及其他脏器受累程度，预后以及选择何种治疗取决于淀粉样变性的类型。淀粉样变性伴随心脏受累通常有 4 种情况：

　　1. 轻链蛋白致淀粉样变性，心脏受累可达 50%[10]。这是公认最常见的心脏淀粉样变性的病因。

　　2. 家族性淀粉样变性，心脏受累情况的不同取决于蛋白类型及突变的存在。

　　3. 老年性淀粉样变性，几乎每个 80 岁以上患者均有老年性心脏淀粉样变性。除非有大量的沉积导致临床心衰，此种变性多数无明显症状。

　　4. 继发性淀粉样变性，心脏受累小于 5%[11]。

　　可通过以下方法确定淀粉样变性类型：

　　1. 彻底的体格检查及实验室检查评估脏器受累及损伤(表 16-2)。

　　2. 询问家族史以明确有无遗传情况。

　　3. 行活检组织的免疫组化染色以评估单克隆轻链蛋白。

　　4. 行血浆及尿蛋白免疫或血浆游离轻链检测以评估单克隆免疫球蛋白，尤其是评价 kappa：lambda 轻链蛋白比值。比值大于 1.65 或小于 0.26 可确诊 kappa 及 lambda 轻链蛋白过多。

　　5. 行骨髓活检评估单克隆浆细胞百分比，并评价多发性骨髓瘤。

表16-2　淀粉样变性体格检查及实验室检查

全身性水肿[a]

肝脏肿大[a]

巨舌症[a]

腹泻

消瘦

蛋白性营养不良[a]

恶心

胃食管反流

腹痛

外周神经病变包括腕管征

自主功能紊乱包括尿潴留或尿失禁(由于神经病变);直立性低血压(由于肾上腺浸润及神经病变)[a]

凝血功能障碍伴有眶周紫癜[a]

蛋白尿与肾病综合征[a]

注:上述任何表现均依赖于淀粉样变性的类型及累及的终末器官。不可能单独通过体格检查明确淀粉样变性的类型。

[a] 常见于 AL 淀粉样变性。

6. 行 DNA 检测评估家族性淀粉样变性。

系统地进行这些检测可明确淀粉样变性的类型(图 16-7)。

病例报告(续)

心内膜活检免疫组化染色支持轻链蛋白致淀粉样变性诊断。血浆游离轻链检测 kappa:lambda 比值 1.9,进一步确定上述诊断。骨髓活检提示产生 kappa 轻链的克隆浆细胞阳性。肌钙蛋白 I 及 N 端 B 型钠尿肽 (NT-proBNP) 水平分别为 0.05ug/L 及 550ng/L。

生物标志物

心脏淀粉样变性患者心肌损伤及应激的标志物可能阳性,支持是否存在心脏淀粉样变性[12]。另外,这些标志物可帮助预测患者预后。肌钙蛋白 I 水平 ≥0.1μg/L 及 NT-proBNP 水平 ≥332ng/L 均与预后不良相关。基于这些标志物,已建立了一套分级系统用来帮助评价即将接受外周造血干细胞移植患者的预后(表 16-3)[13]。然而,这套分级系统不可单独用于决定治疗。

病例报告(续)

为了控制心衰症状,患者持续使用利尿剂并强化了水钠限制。尽管既往诊断高血压,但患者不服用 ARB 时其血压仍控制良好。由于淀粉样变性的进展性及不良预后,尤其是合并充血性心衰时,患者立即被转诊至血液病专科并开始化疗。

轻链蛋白致淀粉样变性的诊断及治疗

轻链蛋白致淀粉样变性为最常见导致心肌淀粉样变性的病因,高达 50% 患者伴心脏浸润。当浆细胞异常增生导致单克隆轻链蛋白产生过多时可导致疾病的发生,引起 β 折叠面系统性轻链蛋白沉积及脏器损伤。

诊断轻链蛋白沉积致淀粉样变性需符合四项标准[14]:

1. 存在系统性淀粉样物质沉积(如肾脏、肝脏、心脏、胃肠道、外周神经系统等)。

2. 任何组织苏丹红染色淀粉样物质阳性。

3. 通过直接淀粉样物质沉积检测,证实有淀粉样物质为轻链蛋白的相关证据。

4. 血浆、尿液或骨髓活检浆细胞检测通过单克隆蛋白群表达单克隆浆细胞增生的证据。

轻链蛋白致淀粉样变性心脏沉积发生于心脏细胞外,导致心肌壁增厚及舒张功能受损。有证据表明轻链蛋白沉积事实上损伤心肌收缩功能,导致射血分数轻度下降。通过治疗可改善此种情况。沉积也可损坏传导系统并导致传导延迟及完全性心脏传导阻滞。淀粉样物质沉积同样可阻断冠脉内血流并导致心绞痛及心肌梗死。但心外膜动脉很少受累。因沉积于瓣叶导致瓣膜功能障碍少见,但可有瓣叶增厚。

轻链蛋白致淀粉样变性伴心衰患者的治疗包括积极改善舒张性心衰症状,以耐受改善淀粉样变性的治疗。心衰症状的严重程度同多因素有关,包括右室充盈压增高,肾病综合征导致低蛋白以及心源性恶病质,胃肠道水肿导致利尿剂吸收不良。限制水钠摄入维持理想体液平衡,同时使用大剂量利尿剂,是心衰治疗的基石。ACEI 及 β 受体阻滞剂应谨慎使用以避免严重低血压。由于自主神经功能障碍,淀粉样变性患者通常依赖血管紧张素维持血压。阻断 ACE 可限

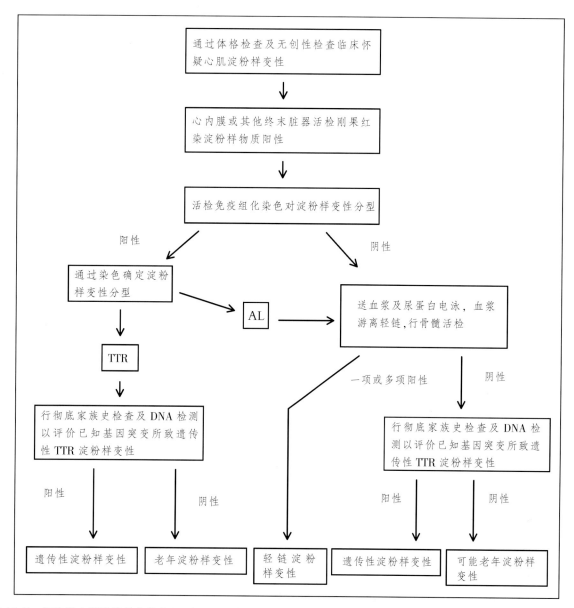

图 16-7　新诊断心肌淀粉样变性流程。在既往诊断淀粉样变性患者,新出现限制性心肌病提示心脏受累,无需心内膜活检。
引自: Adapted from reference 30.

表16-3　淀粉样变性体格检查及实验

分期	中位生存时间(月)
Ⅰ	27.2
Ⅱ	11.1
Ⅲ	4.1

注:Ⅰ期与肌钙蛋白Ⅰ及 NT-proBNP 均无关。
Ⅱ期肌钙蛋白Ⅰ或 NT-proBNP 升高。Ⅲ期两种生物标志物均升高[13]。
NT-proBNP = N 端 B 型利钠肽。

制患者维持血压的代偿机制。同样,淀粉样变患者因出现心脏射血量下降,依赖提高心率以维持心输出量。β受体阻滞剂的使用会降低心输出量,导致低血压。因为地高辛及钙拮抗剂可同淀粉样纤维结合导致心肌紧张度增加,因此不常规使用[15,16]。

　　如果出现低血压,可能是继发于外周神经病变、自主神经调节功能障碍、低心输出量或外周血管阻力受损。同样,既往高血压自动改善十分常见。如果出现症状性自主神经功能障碍,甲氧安福林治疗可能有效。

淀粉样变性患者有血栓栓塞风险，源于心房淀粉样物质浸润导致的功能障碍及排空减少。超声心动图心房静态显示二尖瓣充盈 A 波消失，二尖瓣环形 A 波消失及心房静脉血流回波急剧减少或消失，即便患者为窦性节律，仍需口服抗凝药物[17,18]。

轻链蛋白致淀粉样变性治疗需要进行针对诊断浆细胞增殖的化疗。目前，高剂量美发仑治疗之后进行自体干细胞移植，10 年生存率 25%。不幸的是，由于其临床表现出现较晚且为进展性疾病，故轻链蛋白致淀粉样变性患者只有 20%~25% 适合干细胞治疗。有心脏淀粉样变性患者对干细胞移植反应较差。对无法进行干细胞移植患者，替代治疗为美法仑联合地塞米松[19,20]。其他正在研究的药物包括沙利度胺、来那度胺、硼替佐米[21]。

病例报告（续）

诊断为心脏淀粉样变性并接受美法仑及地塞米松治疗 6 个月后，患者再次就诊行超声心动图检查。尽管左右室壁仍然增厚，但左室功能轻度改善至 55%。12 导联心电图显示进展性 PR 间期延长伴 QRS 增宽，新出现完全性右束支传导阻滞及偶发 Ⅱ 度 Ⅰ 型房室传导阻滞。患者否认晕厥先兆症状。建议植入无除颤功能的心脏起搏器。

治疗选择

心脏轻链蛋白致淀粉样变性患者有心源性猝死风险，然而大部分死亡是由于传导系统浸润及电机械分离而导致收缩障碍及心脏传导阻滞，并不是室速或室颤[22]。除非有相应的指征才给予预防性植入心脏转复除颤仪，如确切的室性心律失常。

伴有快速进展性传导阻滞的患者有高度风险进展为完全性心脏传导阻滞。

病例报告（续）

尽管植入起搏器并接受化疗，患者临床状况仍持续恶化，伴难治性心衰及进展性神经病变伴自主神经功能障碍。由于胸腔内浸润淀粉样物质，且快速增多，易出现难治性胸腔积液并需要反复抽液。3 个月后，患者被收住院，并于几周后去世。

终末期心衰治疗

轻链蛋白致淀粉样变性伴心脏受累的患者预后不良，4 年死亡率 80%[23]。有心衰表现的患者预后更差，中位生存时间仅 5 个月[24]。尽管这些数据资料源于 20 年前尚未引入化疗时的患者。猝死的预测因素包括室间隔大于 13mm 以及 Holter 存在成对室早[25]。更多现代研究表明心脏淀粉样变性且不能接受干细胞治疗患者中位生存时间为 10.5 个月[26]。

左右室辅助装置支持治疗可缓解限制性心肌病及心功能衰竭患者的症状，但是否改善生存率尚不明确[27,28]。

与不接受心脏移植的患者相比，心脏移植治疗可提高心脏轻链蛋白致淀粉样变性患者的生存率，尽管这一领域的研究仍较有限。目前，淀粉样变性局限于心脏且无其他脏器功能障碍及营养不良的患者可考虑接受心脏移植（所有轻链蛋白致淀粉样变性患者中不足 5%[10,11]）。化疗及自体干细胞移植应在心脏移植后 6 个月至 1 年内实施，以避免进一步加重系统淀粉样物质沉积或沉积于移植后心脏[29]。由于接受手术患者数量有限，因此可从心脏移植中获益的患者特点仍不明确。

参考文献

1. Rahman JE, Helou EF, Gelzer-Bell R, et al. Noninvasive diagnosis of biopsy-proven cardiac amyloidosis. *J Am Coll Cardiol*. 2004;43(3):410–415.

2. Maceira AM, Joshi J, Prasad SK, et al. Cardiovascular magnetic resonance in cardiac amyloidosis. *Circulation*. 2005;111(2):186–193.

3. Syed IS, Glockner JF, Feng D, et al. Role of cardiac magnetic resonance imaging in the detection of cardiac amyloidosis. *JACC Cardiovasc Imaging*. 2010;3(2):155–164.

4. Rapezzi C, Merlini G, Quarta CC, et al. Systemic cardiac amyloidoses: disease profiles and clinical courses of the 3 main types. *Circulation*. 2009;120(13):1203–1212.

5. Hurrell DG, Nishimura RA, Higano ST, et al. Value of dynamic respiratory changes in left and right ventricular pressures for the diagnosis of constrictive pericarditis. *Circulation*. 1996;93(11):2007–2013.

6. Talreja DR, Nishimura RA, Oh JK, Holmes DR. Constrictive pericarditis in the modern era: novel criteria for diagnosis in the cardiac catheterization laboratory. *J Am Coll Cardiol*. 2008;51(3):315–319.

7. Arbustini E, Merlini G, Gavazzi A, et al. Cardiac immunocyte-derived (AL) amyloidosis: an endomyocardial biopsy study in 11 patients. *Am Heart J*. 1995;130(3 Pt 1):528–536.

8. Pellikka PA, Holmes DR Jr, Edwards WD, Nishimura RA, Tajik AJ, Kyle RA. Endomyocardial biopsy in 30 patients with primary amyloidosis and suspected cardiac involvement. *Arch Intern Med*. 1988;148(3):662–666.

9. Shah KB, Inoue Y, Mehra MR. Amyloidosis and the heart: a comprehensive review. *Arch Intern Med*. 2006;166(17):1805–1813.

10. Dubrey SW, Cha K, Anderson J, et al. The clinical features of immunoglobulin light-chain (AL) amyloidosis with heart involvement. *QJM*. 1998;91(2):141–157.

11. Dubrey SW, Cha K, Simms RW, Skinner M, Falk RH. Electrocardiography and Doppler echocardiography in secondary (AA) amyloidosis. *Am J Cardiol*. 1996;77(4):313–315.

12. Palladini G, Campana C, Klersy C, et al. Serum N-terminal pro-brain natriuretic peptide is a sensitive marker of myocardial dysfunction in AL amyloidosis. *Circulation*. 2003;107(19): 2440–2445.

13. Dispenzieri A, Gertz MA, Kyle RA, et al. Prognostication of survival using cardiac troponins and N-terminal pro-brain natriuretic peptide in patients with primary systemic amyloidosis undergoing peripheral blood stem cell transplantation. *Blood*. 2004;104(6):1881–1887.

14. Kyle RA, Rajkumar SV. Criteria for diagnosis, staging, risk stratification and response assessment of multiple myeloma. *Leukemia*. 2009;23(1):3–9.

15. Pollak A, Falk RH. Left ventricular systolic dysfunction precipitated by verapamil in cardiac amyloidosis. *Chest*. 1993;104(2):618–620.

16. Rubinow A, Skinner M, Cohen AS. Digoxin sensitivity in amyloid cardiomyopathy. *Circulation*. 1981;63(6):1285–1288.

17. Dubrey S, Pollak A, Skinner M, Falk RH. Atrial thrombi occurring during sinus rhythm in cardiac amyloidosis: evidence for atrial electromechanical dissociation. *Br Heart J*. 1995;74(5): 541–544.

18. Feng D, Syed IS, Martinez M, et al. Intracardiac thrombosis and anticoagulation therapy in cardiac amyloidosis. *Circulation*. 2009;119(18):2490–2497.

19. Gertz MA. Immunoglobulin light chain amyloidosis: 2011 update on diagnosis, risk-stratification, and management. *Am J Hematol*. 2011;86(2):180–186.

20. Jaccard A, Moreau P, Leblond V, et al.; Myélome Autogreffe (MAG) and Intergroupe Francophone du Myélome (IFM) Intergroup. High-dose melphalan versus melphalan plus dexamethasone for AL amyloidosis. *N Engl J Med*. 2007;357(11):1083–1093.

21. Cohen AD, Comenzo RL. Systemic light-chain amyloidosis: advances in diagnosis, prognosis, and therapy. *Hematology Am Soc Hematol Educ Program*. 2010;2010:287–294.

22. Kristen AV, Dengler TJ, Hegenbart U, et al. Prophylactic implantation of cardioverter-defibrillator in patients with severe cardiac amyloidosis and high risk for sudden cardiac death. *Heart Rhythm*. 2008;5(2):235–240.

23. Felker GM, Thompson RE, Hare JM, et al. Underlying causes and long-term survival in patients with initially unexplained cardiomyopathy. *N Engl J Med*. 2000;342(15):1077–1084.

24. Kyle RA, Gertz MA, Greipp PR, et al. A trial of three regimens for primary amyloidosis: colchicine alone, melphalan and prednisone, and melphalan, prednisone, and colchicine. *N Engl J Med*. 1997;336(17):1202–1207.

25. Palladini G, Malamani G, Cò F, et al. Holter monitoring in AL amyloidosis: prognostic implications. *Pacing Clin Electrophysiol*. 2001;24(8 Pt 1):1228–1233.

26. Lebovic D, Hoffman J, Levine BM, et al. Predictors of survival in patients with systemic light-chain amyloidosis and cardiac involvement initially ineligible for stem cell transplantation and treated with oral melphalan and dexamethasone. *Br J Haematol*. 2008;143(3):369–373.

27. Siegenthaler MP, Westaby S, Frazier OH, et al. Advanced heart failure: feasibility study of long-term continuous axial flow pump support. *Eur Heart J*. 2005;26(10):1031–1038.

28. Krabatsch T, Potapov E, Stepanenko A, et al. Biventricular circulatory support with two miniaturized implantable assist devices. *Circulation*. 2011;124(11 Suppl):S179–S186.

29. Kristen AV, Sack FU, Schonland SO, et al. Staged heart transplantation and chemotherapy as a treatment option in patients with severe cardiac light-chain amyloidosis. *Eur J Heart Fail*. 2009;11(10):1014–1020.

30. Falk RH. Diagnosis and management of the cardiac amyloidoses. *Circulation*. 2005;112(13):2047–2060.

31. Ha JW, Ommen SR, Tajik AJ, et al. Differentiation of constrictive pericarditis from restrictive cardiomyopathy using mitral annular velocity by tissue Doppler echocardiography. *Am J Cardiol*. 2004;94(3):316–319.

32. Rajagopalan N, Garcia MJ, Rodriguez L, et al. Comparison of new Doppler echocardiographic methods to differentiate constrictive pericardial heart disease and restrictive cardiomyopathy. *Am J Cardiol*. 2001;87(1):86–94.

第17章

左室功能障碍合并相关性肾功能不全：心肾综合征

DAVID MURRAY

引言

以下病例报告所描述的是针对充血性心力衰竭合并肾功能不全。对利尿剂反应不佳的患者，如何减轻容量负荷。目前，对于心肾综合征及肾功能恶化的确切机制尚不清楚，但通常认为肾脏本身疾病、血流动力学紊乱、中心静脉压增高、腹压增高及神经内分泌系统过度活跃均参与其发病过程[1-6]。

目前认为导致慢性肾病的3个重要原因是：糖尿病肾病、高血压肾病及动脉粥样硬化性肾病[4]。本文所选的病例无糖尿病及高血压病史，尿液分析显示无蛋白尿，并基本排除肾小球肾炎和肾小管坏死。肾脏超声未提示有肾盂积水、梗阻或肾皮质变薄、严重的缺血性损伤和(或)肾实质性肾脏疾病。因此作者认为该患者肾功能很有可能得到恢复，血流动力学能够得到有效改善。

病例报告

患者男性，47岁，于2000年、2004年行多支冠状动脉搭桥术(CABG)，目前为严重的缺血性扩张型心肌病。尽管常规口服β受体阻滞剂(卡维地洛12.5mg bid)并进行了外科血管重建术，但是患者左室收缩功能仍然很差(左室射血分数LVEF<15%)。由于反复发生阵发性心房颤动，多次行心脏直流电转

复，最终进行了房室结消融并植入了埋藏式双腔复律除颤仪(ICD)，口服胺碘酮维持窦性心律。口服多种利尿剂如袢利尿剂（托拉噻米100mg qd），噻嗪类利尿剂(美托拉宗2.5mg，3次/周)及保钾利尿剂(螺内酯25mg qd)后，容量负荷仍然很重，对利尿剂的低反应考虑与消化道吸收障碍及肾功能不全(Cr 2.5mg/dL)有关。患者终因慢性心衰急性加重入院。

患者于2007-5-17住院时病情加重，每天都有阵发性夜间呼吸困难、干咳、活动后呼吸困难及全身乏力，伴躁动和焦虑，夜间只能端坐在椅子上入眠。白天行走不到20m就被迫停下来休息。食欲差，深受腹胀和饱胀感折磨。但无恶心、呕吐。

体格检查：极度消瘦（恶病质）、慢性病容，面色灰白，端坐呼吸仍有气短。血压117/82mmHg，脉搏70次/分。巩膜无黄染，结膜成粉红色。肺部检查：肺底部呼吸音消失，叩诊呈浊音，胸腔后上1/3可闻及爆裂音。心脏检查：心率70次/分，节律规整，S1正常，P2亢进，可闻及奔马律。胸骨左侧可闻及3/6级收缩期杂音，吸气时增强。心尖部可闻及3/6级全收缩期杂音。颈静脉波形显示明显的V波，估测右房压>20mmHg，Kussmaul征阳性，肝-颈回流征阳性。由于有大量腹水，患者腹部膨隆，可见液体波动。肝大，质硬，无结节，腹壁水肿。双下肢明显张力性水肿，蔓延至大腿。

心电图提示房室顺序起搏，频率72次/分。胸

部 X 线检查:心脏明显扩大,肺门饱满,肺血管再分布,间质水肿,双侧少量胸腔积液。实验室检查:低钠(121mmol/L)、低钾(3.6 mmol/L),代谢性碱中毒(CO_2 结合力 32 mmol/L),肾功能不全(BUN 48mg/dL,Cr 2.6mg/dL)。同时存在正细胞正色素性贫血(血红蛋白 12.1g/L)、血小板减少症(122K)。肝酶正常,胆红素轻度增高(1.3mg/dL),白蛋白 4.3g/dL,前白蛋白 32.8g/dL。BNP 显著升高为 5224pg/mL,尿液分析无特殊。INR 升高达 5.1,反映出肝淤血时肝代谢受损,华法林抗凝效果加倍。TSH 增高为 12.59uIU/mL,FT41.1ng/dL,FT356ng/dL。左甲状腺素片剂量从 25ug qd 增加到 50ug qd。

　　由上可知,患者因严重左室收缩功能不全加上重度的二、三尖瓣反流引起明显的全心衰。表现为重度下肢水肿、重度腹水、间质性肺水肿。外周灌注明显受损。

病例报告(续)

　　以标准抗失代偿性心衰治疗方案开始治疗,患者出现低钠后每日摄入水量限制在 500mL(每天总摄入液体量 1.5L)。由于患者体内总钠量实际上是超标的,所以每日饮食摄入钠量限制在 2g/d。第一天给予冲击量的呋塞米 100mg 静脉注射,紧接着以相对较低的剂量 5mg/h 持续静脉泵入。

利尿治疗

　　对于急性失代偿性心力衰竭(ADHF)造成的容量负荷过重,静脉注射袢利尿剂是主要的治疗方法[7]。袢利尿剂可以减轻呼吸困难、肺淤血、降低左室充盈压。还可能通过利尿降低静脉压及腹部充血,从而改善肾功能[1,3,7]。而且有效地排除潴留的液体可降低左室室壁张力、改善心内膜血液灌注、减轻房室瓣反流,使心功能得到改善,心排出量增加。心排出量增加时,肾血流量(RBF)增加,肾小球滤过率(GFR)得到提高(图 17-1)[1,3,6-8]。

　　有观点认为:利尿治疗可导致一些患者的肾功能恶化。遗憾的是,目前没有临床或实验室指标可以预测利尿治疗是改善还是损伤肾功能。一般来说,强化利尿使血容量下降(动脉充盈不良),导致低血压、全身血管收缩、心输出量减少、GFR 下降,肾功能进一步

损伤[2,3,7]。这些副反应也会发生在常规药物治疗时(如应用 ACEI、ARB,以及血管扩张药)。而且利尿剂本身可激活神经内分泌反应[8,9];容量减少会刺激肾小球旁细胞分泌肾素,同时通过主动脉弓和颈动脉窦的压力感受器激活交感神经系统(SNS);心房、心室张力下降可抑制钠肽的释放。此外,袢利尿剂还通过与容量无关的两个机制增加肾素分泌:①抑制致密斑对氯化钠的吸收,直接刺激肾素释放[10];②肾脏通过产生前列环素增加,促进肾素分泌[3]。可见,利尿治疗一定要考虑到平衡效应,即应用的利尿剂剂量要保证既不产生生理性副反应又能够有效排除多余的液体。

　　利尿剂(尤其是大剂量)与心衰患者死亡率增加有关。在左心室收缩功能障碍研究(SOLVD)试验中,心衰加重的患者,接受非保钾利尿剂者住院或死亡的危险明显高于未使用利尿剂者(RR 1.31;95% CI 1.09-1.57;$P=0.0004$)[11]。在氨氯地平前瞻性生存评估试验(PRAISE 试验)中,大剂量使用利尿剂与总死亡率(HR 1.37;$P=0.042$)、猝死(危险比率 1.39;$P=0.034$)、泵衰竭性死亡(HR 1.51;$P=.034$)相关[12]。无论是严重的心力衰竭需要大剂量利尿剂,还是大剂量袢利尿剂加重心力衰竭,都可能与利尿剂引起的电解质紊乱(低钠、低钾、低镁)和(或)神经内分泌激活有关,但确切机制目前仍未明确。

　　袢利尿剂包括呋塞米、布美他尼、托拉塞米,作用机制是通过可逆结合或抑制 $Na^+-K^+-2CL^-$ 协同转运蛋白,阻止亨氏袢升支粗段排钠(图 17-2)。袢利尿剂通过抑制髓质间质内溶质的浓缩,而降低集合管重吸收水的动力,甚至在有抗利尿激素存在的情况下,该作用依然存在。随着 Na^+ 和水更多地运输到远端肾单位,钾的分泌也明显增强,尤其在醛固酮水平增高时更明显。袢利尿剂与血浆蛋白结合非常紧密,所以将其通过滤过运输到肾小管是受限的。为了能够到达肾小管管腔 $Na^+-K^+-2CL^-$ 转运蛋白上的结合位点,药物先在近端小管通过有机酸的运输系统分泌出来,再到达 $Na^+-K^+-2CL^-$ 转运蛋白上的管腔结合位点发挥作用。因此袢利尿剂的利尿作用主要依赖充足的肾血流量及近端小管的分泌作用,从而将药物运送到能够发挥作用的位点[14]。

　　虽然袢利尿剂常常以间断静脉冲击量方式给药,但持续的静脉注射可能更有益。理论上认为将利尿剂持续地运送到肾小管能够减少使用利尿剂后钠潴留的反弹,并且促进排尿。另外,这种给药方式使动脉腔内容量减少的速度减慢,可防止低血压、交感神经系

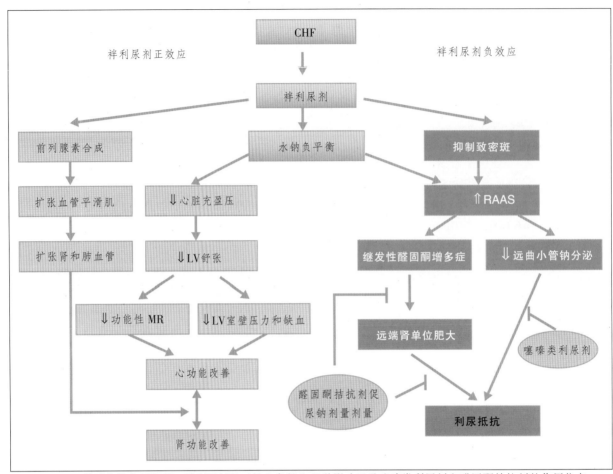

图 17-1　利尿药物作用机制。袢利尿剂的正性和负性生理学影响以及噻嗪类利尿剂和醛固酮拮抗剂的作用位点。
注:CHF=充血性心力衰竭;LV=左心室;MR=二尖瓣反流;RAAS=肾素-血管紧张素-醛固酮系统。
引自:Reprinted from Felker and Mentz 16 and adapted from Schrier 8 with permission from Elsevier.

统激活、肾功能恶化。荟萃分析表明持续输注袢利尿剂明显优于静脉冲击量给药方式,因为前者具有更有效的利尿效果、更短的住院日、更小的肾损伤和更低的死亡率[15]。然而这一发现在最近发表的利尿剂优化策略评估(DOSE)试验中未得到证实[16]。

DOSE 试验意图是明确袢利尿剂给药的剂量和方式是否影响患者的症状、血容量的减少以及肾功能。将 308 名急性失代偿心衰住院患者随机分为低剂量组(总静脉注射呋塞米的量等同于原口服呋塞米的量)和高剂量组(总静脉注射呋塞米的量是原口服呋塞米量的 2.5 倍)。每一组再随机分为两个亚组:一组采用静脉冲击量注射呋塞米,每 12h 一次;另一组则给予持续静脉泵入呋塞米。患者接受何种治疗是未知的,且治疗持续 72h。

与静脉冲击量注射呋塞米比较,持续静脉泵入呋塞米的治疗方案,从疗效终点(呼吸困难的减轻、肺充血的缓解、体重变化、液体的丢失)和安全性终点(心衰恶化、Cr 升高 0.03mg/dL 以上、死亡)来看,并没有

提供额外的益处。低剂量方案和高剂量方案比较,不管从整体症状的各终点,还是 72h 后血 Cr 水平的变化均无显著性差异。不过,在高剂量组呼吸困难减轻和体重减少更明显,尽管该组 Cr 升高大于 0.3mg/dL 者比例高于低剂量组(高剂量组 23%,低剂量组 14%,P=0.04),说明高剂量组短期内肾功能恶化概率可能更大,但并未导致 60d 时临床预后(死亡、再住院、急诊就诊)恶化。因此,ADHF 合并中度肾功能不全患者采用哪种利尿方案(静脉冲击量或连续静脉泵入),对容量负荷疗效及肾功能的影响并无差异。而高剂量静脉使用袢利尿剂或许能够更有效地减轻呼吸困难症状及容量负荷,但存在潜在的短暂的肾功能恶化问题[16]。

患者存在严重低钠。为治疗电解质紊乱,告知患者严格限水,并予使用袢利尿剂消除多余水。不可避免,患者血循环中精氨酸加压素(AVP)及抗利尿激素(ADH)明显上升。低渗时,AVP 受到抑制。心衰时,即使在低钠的情况下,AVP 分泌也会显著

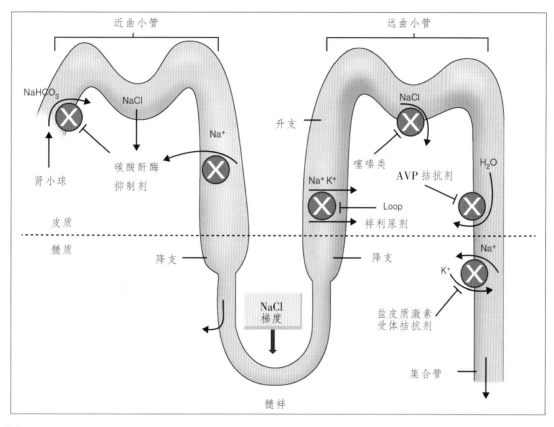

图 17-2　肾脏中利尿剂的作用点。(见彩图)

注:AVP=精氨酸血管加压素。
引自: Reprinted from Mann 14 with permission from Elsevier.

增加。这一反应为继发于非渗透压性压力感受器介导所致[2]。AVP 刺激血管平滑肌 V1a 受体,引起动静脉收缩。另外,AVP 活化集合管细胞基底侧的 V2 感受器(图 17-2),促进水通道蛋白的表达,并朝向细胞表面,使水被重吸收[2]。由于血容量增加和静脉收缩,AVP 引起心脏前负荷增加,自然增加心输出量和肾脏灌注。另外,由于 AVP 介导的动脉血管收缩,使整个心脏的后负荷增加,又会导致每搏量下降。AVP 对心脏前后负荷的影响会进一步影响心肌重构。

选择性 V1a 拮抗剂可阻断 AVP 的血管收缩效应,V2 拮抗剂如托伐普坦能够降低集合管重吸收水的功能,防止稀释性低钠血症的发生。托伐普坦能增加水的排除,从而增加血浆渗透压、减轻体重、改善肺充血症状、适当增加血清钠的浓度。然而,托伐普坦的压力拮抗作用对心衰患者预后的影响的研究(EVEREST)证实,住院的 ADHF 患者,在标准的静脉利尿治疗基础上,加用口服托伐普坦 30mg qd,对于心血管死亡或因心衰住院的复合终点没有明显改善[17]。由此可知,该药可能增加患者血钠浓度,但是并未影响重要的临床预后。

病例报告(续)

为减轻左室前负荷,给予奈西利肽静脉注射[0.01μg/(kg·min)]。同时继续患者在院外的心衰相关治疗 (卡维地洛 12.5mg bid,胺碘酮 150mg qd,螺内酯 25mg qd)。由于存在肾脏疾病在院外时一直未使用 ACEI 或 ARB 类药物。住院后第一天,临床状况无太多改善,给予静脉 100mg 呋塞米的冲击量,然后持续静脉点滴,剂量增加到 10mg/h。奈西利肽增加到 0.02μg/(kg·min)。住院后大约 48h,患者临床状况仍无改善。统计出入量显示,已减少 4L 液体,但体重实际增加 0.8kg。症状及体格检查无变化。低钠功能不全(BUN/Cr 45/2.5)仍存在,遂停用奈西利肽。

奈西利肽治疗

血管扩张剂奈西利肽可减轻心室的前后负荷,从而减轻房室瓣反流量、增加心输出量、改善肾脏灌注[18]。奈西利肽也是一种弱的排钠利尿剂[18]。在严重心衰患者,出现特征性变化:肾血管阻力明显升高(神经内分泌激活所致)、肾血流量明显减少、GFR 急剧下降不伴有滤过分数进一步升高[1]。如果患者肾功能不全是继发于心输出量降低和过度的血管收缩,该药应该促进肾功能改善并出现利尿反应。但是在本病例中即使使用较高剂量的奈西利肽,患者也未改善,遂停用。

奈西利肽因为能够减轻急性心衰患者早期的呼吸困难,而被 FDA 允许使用。然而,小型的荟萃分析提示该药可能加重肾功能恶化并增加死亡率[19,20]。基于这些研究结果,进行了奈西利肽在失代偿性心衰患者的临床治疗效果的研究 (ASCENDHF),该研究随机入选 7141 例 ADHF 患者。入选者除标准治疗外,一组接受奈西利肽,一组予安慰剂治疗 24~168h[21]。结果显示:奈西利肽在治疗 6~24h 后,无明显的呼吸困难减轻。30d 时任何原因导致的死亡或再住院率,两组均无显著性差异。奈西利肽与肾功能恶化不相关,但与低血压发生率相关[21]。基于这些研究结果(患者住院后 4 年发表),奈西利肽不被建议用于大规模的急性心衰患者的常规治疗。该研究未指出奈西利肽在肾功能受损的患者中使用是否安全、有效(ASCEND-HF 研究中患者平均血 Cr 水平为 1.2mg/dL)。

对这种患者,我们可以选择其他血管扩张剂,如:静脉应用硝酸甘油、口服硝酸酯类、肼屈嗪、ACEI、ARB。之所以早期未使用口服血管扩张剂(硝酸酯类、肼屈嗪),是因为考虑到患者肠道水肿可能会影响药物的有效吸收或造成持续低血压。静脉注射血管扩张剂如奈西利肽和硝酸甘油作用时间短,而且能够滴定给药,引起血流动力学的危险更少。为了避免发生 GFR 下降,在利尿困难和已有肾功能不全的患者,避免使用阻断合成的药物(ACEI)和具有生物效应的药物(ARB)。

病例报告(续)

Mr.R 开始以 0.25μg/(kg·min)使用米力农。静脉用氢氯噻嗪增加到 250mg bid。一天后,患者出入量基本平衡,体重又增加 0.4kg。

米力农治疗

可想而知,因为心脏储备不足,奈西利肽治疗失败。因为存在动脉血管扩张反应,心输出量增加可能不足以改善肾灌注。下一个方案是使用变力扩血管治疗,遂开始使用米力农。米力农是一种有效的磷酸二酯酶抑制剂,该药可通过阻滞心肌细胞内环磷酸腺苷(c-AMP)的降解而提高其水平。c-AMP 是蛋白激酶 A 活化的第二信使,蛋白激酶 A 是加强心肌收缩力、改善心肌舒张的钙调蛋白磷酸化的关键酶。该药也是强有力的肺动脉、体循环动脉的扩张剂。米力农不是通过 β 肾上腺能受体发挥作用,且该药能够防止 β 受体阻滞剂(比如卡维地洛)的药物学影响。如果心肌有足够的收缩储备能力,米力农能够增加心脏输出量、降低心脏充盈压、减小体循环及肺循环阻力。

从病理生理学角度看,米力农应该是有效的。一般认为,失代偿性心衰患者肾功能恶化是由于低心输出量和动脉充盈不良引起肾灌注受损所致[2,22]。心输出量约减少 25%时,肾血流量将减少 50%[22]。出球小动脉和入球小动脉具有自动调节血管张力的功能,只要肾血流量不是太低,可通过提高滤过分数维持 GFR[22]。期待米力农能够改善肾血流量和 GFR。因为袢利尿剂的药效依赖于 GFR,所以期望使用米力农后呋塞米的利尿作用能够增强。然而,该病例在使用米力农 24h 后,虽然也增加了静脉注射低剂量氢氯噻嗪,但效果仍然不佳(下面将讨论利尿策略)。

病例报告(续)

为了达到更有效的利尿作用,将卡维地洛减量至 6.25mg bid,停用米力农改为静脉多巴酚丁胺替代[5μg/(kg·min)]。停用呋塞米,代之以静脉布美他尼 3mg 冲击量,继而以 2mg/h 持续静点。静脉用氢氯噻嗪改为 1g qd。随着前述药物治疗的调整,患者开始出现有效的利尿反应。24h 后减掉 3.8kg 液体,血钠较前稍有提高(124mmol/L),BUN 从 47mg/dL 降到 41mg/dL,肌酐从 2.6mg/dL 降到 2.2mg/dL。由于血钾降到 2.7mmol/L,故停止氢氯噻嗪静脉注射,将布美他尼减量至 0.5mg/h,血钾很快回升。多巴酚丁胺以 5μg/(kg·min)的速度维持静的几天,该治疗方案显示了很好的治疗效果,患者又减掉 2.5kg 的液体,血钠上升到 126mmol/L,BUN 和 Cr 分别降到 27mg/dL 和 1.6mg/dL。由于出现尿量逐渐减少,所以又恢复静脉使用氢氯噻嗪,开始 250mg qd,后来增加到 500mg bid。两天后体重又下降 1.8kg,但是血钠又下降到 124mmol/L,BUN 和 Cr 分别上升到 30mg/dL 和 1.8mg/dL。

多巴酚丁胺/多巴胺治疗

与米力农一样,多巴酚丁胺能够加强心肌收缩力、改善舒张功能。另外该药还具有变时性,同时是一种动脉血管扩张剂。多巴酚丁胺通过结合 β 肾上腺素受体、连接 G 信号蛋白、活化腺苷酸环化酶,而增加细胞内的 c-AMP。Mr.R 对多巴酚丁胺的反应似乎优于米力农。然而,患者肾功能改善和利尿反应增强不一定归因于变力性治疗。因为患者接受多巴酚丁胺治疗的同时也接受静脉高剂量布美他尼和附加的高剂量氢氯噻嗪治疗。单独的利尿方案调整就可能引起利尿效应的改善。

虽然变力性扩血管药如多巴酚丁胺和米力农能够明显增加心输出量,但是它们对于 ADHF 患者肾脏血流动力学和尿量的影响还没有明确的研究结果[23]。有意思的是,部分但不是所有心输出量较低的患者,应用变力性药物治疗后,都表现为利尿反应改善和肾功能增强。有报道,住院的 ADHF 患者使用这些药可能会增加远期患病率及死亡率[24],因此,仅推荐这些药用于终末器官低灌注的患者[25]。

低剂量"肾剂量"的多巴胺被认为能够降低利尿难度。在 0.5~5μg/(kg·min)时,多巴胺可以降低肾血管阻力,从而增加肾血流量和 GFR。多巴胺还可以通过刺激远端肾小管、亨氏襻升支粗段、肾皮质集合管的多巴胺 α-1 和多巴胺 α-2 受体直接起到利尿排钠的作用[26]。而且,肾多巴胺能系统能够通过抑制血管紧张素–1 受体对抗血管紧张素–醛固酮系统的抗利尿排钠作用[27]。低剂量的多巴胺可以通过激活多巴胺α-2 受体,使突触前的神经末梢释放缩血管的去甲肾上腺素作用减弱,从而引起全身血管轻度扩张,使心脏后负荷减轻[28]。

多巴胺在 ADHF 患者的治疗效果还没有较大规模的研究。多巴胺在急性失代偿心力衰竭(DAD-HF)研究中,随机将 60 个 ADHF 患者分成两组,一组接受持续静脉高剂量呋塞米(20mg/h),另一组给予低剂量呋塞米(5mg/h)联合多巴胺 5μg/(kg·min)持续静脉注射[29]。治疗 8h 后终止,两组间尿量及呼吸困难的减轻

程度无显著性差异[29]。高剂量组发生肾衰竭加重(24hCr 升高 0.3mg/dL)的患者更多(30% vs 9%,P=0.04)。但两组住院天数和 60d 死亡率或再住院率无差异。低剂量呋塞米+多巴胺组肾衰竭加重少见,这归因于低剂量呋塞米和(或)多巴胺的肾脏保护作用。一些正在进行的实验将明确低剂量多巴胺在 ADHF 患者中使用的相对安全性及有效性。

病例报告(续)

尽管患者状况稍有改善,但仍存在严重负荷,表现为明显腹水。住院第九天,行腹腔穿刺术,抽出黄色液体 12.7L。术后患者尿量明显增多,16h 排尿约 8L。至第二天早晨,共减轻体重 20.4kg。患者出现低钾(2.7)。幸运的是,血钠得到改善(由 124mmol/L 上升到 128mmol/L),肾功能也得到改善(BUN 下降到 23mg/dL,Cr 下降到 1.4mg/dL)。腹水无感染征象,癌细胞阴性。血浆和腹水的白蛋白比值为 0.7,符合右心衰表现,可除外原发性肝病。停止静脉使用布美他尼(0.5mg/h)及氢氯噻嗪(500mg/12h),以便调动血管外液体向血管内流动并改善低血钾。24h 后再次静脉应用布美他尼,先给予 3mg 冲击量,继而以 0.5mg/h 的速度持续静脉滴注。

腹压(IAP)增加对肾功能的重要影响

患者临床症状改善归因于腹穿减少了大量容量负荷。排掉 12.7L 腹水后,利尿效果和肾功能均得到改善。幸运的是,患者能耐受容量负荷的大量减少,未出现血流动力学损害。医生并不想让患者在很短的时间内丢掉过多液体。可想而知,患者经历了快速的容量和电解质的变化,回头来看,在前一天晚上停止利尿是合理的。

患者肾功能的改善主要是由于腹穿后 IAP 的下降[1,30]。如果 IAP 不过度增加,一般腹壁的顺应性允许腰围有所增加。然而,一旦腹腔内容量达到一定程度,腹壁的顺应性急剧降低,随之 IAP 迅速增加。腹腔间室综合征或其他外科干预引起腹水或内脏水肿导致的 IAP 升高,可以引起肾脏损伤。IAP 增高(定义为>8mmHg)可间接引起中心静脉压(CVP)升高,或直接压迫肾组织,导致肾灌注减少、肾静脉压升高[1],出现肾滤过降低。

大部分 ADHF 患者存在腹内脏器水肿,有时有腹水。直到最近,IAP 对 ADHF 患者肾功能的影响才得到认可。Mullen 及其同事前瞻性地连续选入 40 个住到 ICU 的 ADHF 患者[31]。入选标准为左室收缩功能下降(LVEF<30%)、心充盈压升高(CVP>8mmHg)、肺毛细血管楔压 (PCWP)>18mmHg。测量 IAP 用标准的 Foley 导管连接压力传感器。观察发现,60%的患者 IAP 升高。IAP 升高者的血 Cr 水平较 IAP 正常者高(2.3±1.0mg/dL vs 1.5±0.8mg/dL)[31]。IAP 升高的患者经过治疗后发生变化,肾功能随之改变。IAP 降低,肾功能改善;IAP 升高,肾功能进一步损害[31]。这些变化不依赖心脏充盈压及心输出量的变化。综上所述,IAP 增高会引起肾滤过率降低,导致肾功能损伤。

<hr>

病例报告(续)

3d 后,患者的血钠进一步改善,达 128,BUN 降到 15mg/dL,Cr 降到 1.3mg/dL。并且又减掉 3kg 液体。为了促进进一步排水,再次静脉给予 500mg 氢氯噻嗪。因为患者存在代偿性碱中毒,给予乙酰唑胺 250mg bid。通过这个治疗方案,患者在 24h 内又减掉 4.4kg。血钠和肾功能保持稳定。停用多巴胺,并成功启用卡托普利 6.25mg tid。调整治疗后,血钠又降到 123mmol/L,BUN 升到 21mg/dL,Cr 升到 1.8mg/dL。

住院期间,患者共排掉液体 34kg,他被评估需要心脏移植并确定了一名相容性较好的候选人。最终经过植入左室辅助装置(HeartMate XVE)进行循环支持,之后成功进行了心脏移植。5 年后,他仍保持非常好的状态。

<hr>

血管紧张素转换酶抑制剂,噻嗪类利尿剂,碳酸酐酶抑制剂

患者停止静脉使用多巴胺后未出现肾功能损害。开始应用低剂量卡托普利后出现轻度 GFR 下降。Cr 轻微的反弹并不奇怪。因为 ACEI 和 ARB 使肾小球血管的自我张力调节作用破坏。这些药物可有效地减轻血管紧张素Ⅱ所致的入球小动脉收缩,引起肾小球内压力、滤过分数、GFR 下降[3]。这些效应在低血压和低肾灌注时被放大。持续的低灌注可能引起肾实质/髓质缺血或梗死。

噻嗪类利尿剂能阻断远曲小管上的 Na⁺-Cl⁻转运

蛋白(图 17-2)[14],降低肾脏对自由水的清除能力,造成低钠。噻嗪类利尿剂还可增加钙重吸收、减少镁重吸收。当同时使用袢利尿剂时,运输到远曲小管的钠增多,两种利尿剂有协同作用,同时应用可阻止过多的钠重吸收,强化排钠利尿作用。

碳酸酐酶对近端肾小管重吸收 NaHCO₃⁻、分泌 H⁺ 起着重要作用(图 17-2)[14]。在这个病例中,使用碳酸酐酶抑制剂乙酰唑胺是用来纠正同时使用袢利尿剂和噻嗪类利尿剂所引起的代谢性碱中毒。该药也有微弱的利尿作用,但反复使用会引起代谢性酸中毒和严重的低血钾症。

中心静脉压(CVP)对肾功能的重要性

腹腔穿刺并利尿后,随着患者 CVP 的下降,肾脏参数也改善了。CVP 下降本身促使 GFR 改善。越来越多的证据表明,CVP 增高是引起肾脏损伤的主要原因[32,33]。容量负荷过重的心衰患者,CVP 增高加上体循环动脉压力降低可造成肾滤过压(MAP-CVP)和 GFR 严重受损[32]。存在糖尿病、高血压、动脉粥样硬化有关的肾实质病变时,肾小球滤过率进一步降低。

以上理论支持来源于动物实验。Winton 用一独立的啮齿类动物肾脏模型证明肾静脉压升高会使肾血流、尿量、GFR 降低,NaCl 排出减少。这些异常可通过降低肾静脉压逆转[34]。动物实验证明,狗血容量过多会直接导致 GFR 下降,且不依赖于心脏指数[35,36]。短暂的肾静脉受压,可减少排钠,增加肾间质的压力,降低GFR[37,38]。单纯 CVP 增高就会对肾结构和肾功能产生不利作用,而不依赖于肾血流灌注的减少。首先,临床前实验已表明肾静脉压增高与肾间质压力有关[37,38]。过高的肾间质压力会产生不利后果。当肾间质压力超过肾小管内压力时,肾小管将会塌陷[1,39]。另外,Bowman 内肾小球的压力阶差将消失,阻碍肾脏被动滤过。其次,升高的 CVP 能激活肾素-血管紧张素-醛固酮系统(RAAS)和交感神经系统(SNS),使血流重新分配、血管收缩,最终导致 GFR 降低[39]。最后,由于处于低氧状态,增高的间质压力将引起肾小管-间质的炎性反应和纤维化[40]。

在心肾综合征的发展过程中,CVP 的重要性已被临床试验证实。Mullens 等连续评价了 145 个 ADHF 患者,这些患者以有创性肺动脉导管评估血流动力学状态作为指导,接受强化的内科治疗[41]。入院时 CVP 增高或住院期间 CVP 无明显下降,是肾功能恶化的

最强血流动力学因素[41]。相比之下，入院时心脏指数下降或经强化内科治疗后心脏指数提高对肾功能的影响是有限的[41]。体循环血压、PCWP、估测的肾灌注压方面也观测到了相似的结果[41]。总之，这些数据支持以下观点：肾静脉压增高（肾脏后负荷增高）和肾间质压力增高（肾实质受损）引起肾充血，可能是发展为心肾综合征的主要机制。

超滤

作为利尿剂的替代治疗，超滤（UF）可以直接排除过多的水。该患者虽然考虑过应用 UF，但由于其对药物治疗方案和腹腔穿刺反应较好，没有进行 UF 治疗。理论上讲，UF 优于利尿剂治疗[7]。UF 排出的液体是等渗的，而袢利尿剂产生的尿液则为低渗尿[7]。因此，在等量的排出液中，UF 比利尿剂能排除更多的钠、较少的钾，达到容量平衡下降。如果丢失液体不超过 15mL/min 的间质液体转运速率，UF 则可以维持血管内容量，从而避免利尿剂可能引发的神经-内分泌系统激活和肾脏损伤[42]。

ADHF 住院患者应用超滤与使用利尿剂疗效的比较研究（UNLOAD）是一项前瞻性的、随机、多中心的实验研究。该实验对同时存在心衰、血容量过多、轻度肾功能不全（平均 BUN32mg/dL，Cr1.5mg/dL）[43]的住院患者，比较早期进行 UF 和静脉使用利尿剂的不同疗效[43]。随机分配进利尿剂组的患者，接受呋塞米的剂量至少是院外使用呋塞米剂量的 2 倍，持续治疗最少 48h[43]；分到 UF 组的患者，第一个 48h，禁止使用利尿剂[43]。排除液体的时间和速度（最大 500mL/h）由治疗医生自行决定[43]。48h 后，UF 组体重丢失大于利尿剂组（5.0±3.1kg vs 3.1±3.5kg；P=0.001）。尽管呼吸困难评分改善相似[43]。48h 后和出院时，血 Cr 升高（0.3mg/dL）患者的百分率两组相似[43]，但住院时间长短有差异[43]。纽约心功能分级（NYHA）、存活心衰评分、6min 步行试验、整体评估得分两组的改善程度均相似[43]。90d 时，UF 组更少因心衰再住院。推测其原因可能是由于 UF 使机体排出了更多的钠[43]。钠的排出增加可促使细胞外液排出增加。而且，UF 与利尿剂不同，不会降低钠在致密斑的表达，从而避免肾素分泌。患者选择 UF 能够减少出院后使用利尿剂剂量，或许还增强其对利尿剂的反应。该研究不足之处在于缺少强化利尿治疗的对照。

在 ADHF 患者心肾治疗的研究（CARRESS-HF）中，入选 188 例 ADHF 患者，比较 UF 与药物治疗（静脉使用袢利尿剂±噻嗪类利尿剂，有些患者静脉使用血管扩张剂±正性肌力药物）的疗效[44,45]。在药物治疗组，研究者应用一种方案，使尿量保持在 3~5L/d。因心衰住院的所有患者住院 10d 后均出现肾功能恶化（血 Cr 升高最少 0.3mg/dL）[44]。对二变量终点（入组后 96h 的血 Cr 水平和体重）分析表明药物治疗组强于 UF 组。两组 Cr 升高不同（−0.04mg/dL vs 0.23 mg/dL；P=0.003）[45]，UF 组较药物治疗组血 Cr 升高更明显，UF 组出现的不良事件更多[45]。因此，CARRESS-HF 研究提示 UF 可导致肾功能恶化及持续充血，不适用于住院的 ADHF 患者。

小结

心肾综合征是一种表现为肾功能不全及心脏功能受损的多系统紊乱为特征的疾病。肾脏本身的疾病是造成排尿困难的主要原因。检查尿蛋白和（或）尿沉渣是简单但重要的手段，其检查结果可以提示肾小球或肾小管的损伤。肾脏超声可以排除肾盂积水和慢性的肾脏损伤（肾皮质变薄，肾脏体积缩小）。肾毒性药物如非甾体抗炎药，应避免使用。受损肾脏的 GFR 下降和排尿困难还可能由肾脏低灌注、CVP 增高和/或 IAP 增高引起。因此，每个患者都有必要评估可能引起肾功能不全的因素，治疗方案应依据患者已有肾脏疾病、心脏输出量、CVP 和 IAP 来选择。

参考文献

1. Tang WH, Mullens W. Cardiorenal syndrome in decompensated heart failure. *Heart.* 2010;96(4):255–260.
2. Sarraf M, Schrier RW. Cardiorenal syndrome in acute heart failure syndromes. *Int J Nephrol.* 2011;2011:293938.
3. Rastogi A, Fonarow GC. The cardiorenal connection in heart failure. *Curr Cardiol Rep.* 2008;10(3):190–197.
4. Ronco C, Cruz DN, Ronco F. Cardiorenal syndromes. *Curr Opin Crit Care.* 2009;15(5):384–391.
5. Triposkiadis F, Starling RC, Boudoulas H, Giamouzis G, Butler J. The cardiorenal syndrome in heart failure: cardiac? Renal? Syndrome? *Heart Fail Rev.* 2012;17(3):355–366.
6. Martínez-Santos P, Vilacosta I. Cardiorenal syndrome: an unsolved clinical problem. *Int J Nephrol.* 2011;2011:913029.
7. Felker GM, Mentz RJ. Diuretics and ultrafiltration in acute decompensated heart failure. *J Am Coll Cardiol.* 2012;59(24):2145–2153.
8. Schrier RW. Role of diminished renal function in cardiovascular mortality: marker or pathogenetic factor? *J Am Coll Cardiol.* 2006;47(1):1–8.

9. Bayliss J, Norell M, Canepa-Anson R, Sutton G, Poole-Wilson P. Untreated heart failure: clinical and neuroendocrine effects of introducing diuretics. *Br Heart J*. 1987;57(1):17–22.

10. He XR, Greenberg SG, Briggs JP, Schnermann J. Effects of furosemide and verapamil on the NaCl dependency of macula densa-mediated renin secretion. *Hypertension*. 1995;26(1):137–142.

11. Domanski M, Norman J, Pitt B, Haigney M, Hanlon S, Peyster E; Studies of Left Ventricular Dysfunction. Diuretic use, progressive heart failure, and death in patients in the Studies Of Left Ventricular Dysfunction (SOLVD). *J Am Coll Cardiol*. 2003;42(4):705–708.

12. Neuberg GW, Miller AB, O'Connor CM, et al. Diuretic resistance predicts mortality in patients with advanced heart failure. *Am Heart J* 2002;144 (1):31–38.

13. Cooper HA, Dries DL, Davis CE, Shen YL, Domanski MJ. Diuretics and risk of arrhythmic death in patients with left ventricular dysfunction. *Circulation*. 1999;100(12):1311–1315.

14. Mann DL. Management of Heart Failure Patients with Reduced Ejection Fraction. In: Libby P, Bonow RO, Mann DL, Zipes DP, eds. *Braunwald's Heart Disease, a Textbook of Cardiovascular Medicine*, 8th edition. Philadelphia, PA: Elsevier; 2008:611–641.

15. Salvador DR, Rey NR, Ramos GC, Punzalan FE. Continuous infusion versus bolus injection of loop diuretics in congestive heart failure. *Cochrane Database Syst Rev*. 2005;(3):CD003178.

16. Felker GM, Lee KL, Bull DA, et al.; NHLBI Heart Failure Clinical Research Network. Diuretic strategies in patients with acute decompensated heart failure. *N Engl J Med*. 2011;364(9):797–805.

17. Konstam MA, Gheorghiade M, Burnett JC Jr, et al.; Efficacy of Vasopressin Antagonism in Heart Failure Outcome Study With Tolvaptan (EVEREST) Investigators. Effects of oral tolvaptan in patients hospitalized for worsening heart failure: the EVEREST Outcome Trial. *JAMA*. 2007;297(12):1319–1331.

18. Marcus LS, Hart D, Packer M, et al. Hemodynamic and renal excretory effects of human brain natriuretic peptide infusion in patients with congestive heart failure. A double-blind, placebo-controlled, randomized crossover trial. *Circulation*. 1996;94(12):3184–3189.

19. Aaronson KD, Sackner-Bernstein J. Risk of death associated with nesiritide in patients with acutely decompensated heart failure. *JAMA*. 2006;296(12):1465–1466.

20. Sackner-Bernstein JD, Skopicki HA, Aaronson KD. Risk of worsening renal function with nesiritide in patients with acutely decompensated heart failure. *Circulation*. 2005;111(12):1487–1491.

21. O'Connor CM, Starling RC, Hernandez AF, et al. Effect of nesiritide in patients with acute decompensated heart failure. *N Engl J Med*. 2011;365(1):32–43.

22. Damman K, Voors AA, Navis G, van Veldhuisen DJ, Hillege HL. The cardiorenal syndrome in heart failure. *Prog Cardiovasc Dis*. 2011;54(2):144–153.

23. Bayram M, De Luca L, Massie MB, Gheorghiade M. Reassessment of dobutamine, dopamine, and milrinone in the management of acute heart failure syndromes. *Am J Cardiol*. 2005;96(6A): 47G–58G.

24. Abraham WT, Adams KF, Fonarow GC, et al.; ADHERE Scientific Advisory Committee and Investigators; ADHERE Study Group. In-hospital mortality in patients with acute decompensated heart failure requiring intravenous vasoactive medications: an analysis from the Acute Decompensated Heart Failure National Registry (ADHERE). *J Am Coll Cardiol*. 2005;46(1):57–64.

25. Executive summary: HFSA 2006 Comprehensive Heart Failure Practice Guideline. *J Card Fail*. 2006; 12(1), 10–38.

25. Seri I, Kone BC, Gullans SR, Aperia A, Brenner BM, Ballermann BJ. Influence of Na+ intake on dopamine-induced inhibition of renal cortical Na(+)-K(+)-ATPase. *Am J Physiol*. 1990;258(1 Pt 2):F52–F60.

27. Gildea JJ. Dopamine and angiotensin as renal counterregulatory systems controlling sodium balance. *Curr Opin Nephrol Hypertens*. 2009;18(1):28–32.

28. Goldberg LI, Rajfer SI. Dopamine receptors: applications in clinical cardiology. *Circulation*. 1985;72(2):245–248.

29. Giamouzis G, Butler J, Starling RC, et al. Impact of dopamine infusion on renal function in hospitalized heart failure patients: results of the Dopamine in Acute Decompensated Heart Failure (DAD-HF) Trial. *J Card Fail*. 2010;16(12):922–930.

30. Mullens W, Abrahams Z, Francis GS, Taylor DO, Starling RC, Tang WH. Prompt reduction in intra-abdominal pressure following large-volume mechanical fluid removal improves renal insufficiency in refractory decompensated heart failure. *J Card Fail*. 2008;14(6):508–514.

31. Mullens W, Abrahams Z, Skouri HN, et al. Elevated intra-abdominal pressure in acute decompensated heart failure: a potential contributor to worsening renal function? *J Am Coll Cardiol*. 2008;51(3):300–306.

32. Ross EA. Congestive renal failure: the pathophysiology and treatment of renal venous hypertension. *J Card Fail*. 2012;18(12):930–938.

33. Damman K, van Deursen VM, Navis G, Voors AA, van Veldhuisen DJ, Hillege HL. Increased central venous pressure is associated with impaired renal function and mortality in a broad spectrum of patients with cardiovascular disease. *J Am Coll Cardiol*. 2009;53(7):582–588.

34. Winton FR. The influence of venous pressure on the isolated mammalian kidney. *J Physiol (Lond)*. 1931;72(1):49–61.

35. Abildgaard U, Amtorp O, Agerskov K, Sjøntoft E, Christensen NJ, Henriksen O. Renal vascular adjustments to partial renal venous obstruction in dog kidney. *Circ Res*. 1987;61(2):194–202.

36. Firth JD, Raine AE, Ledingham JG. Raised venous pressure: a direct cause of renal sodium retention in oedema? *Lancet*. 1988;1(8593):1033–1035.

37. Wathen RL, Selkurt EE. Intrarenal regulatory factors of salt excretion during renal venous pressure elevation. *Am J Physiol*. 1969;216(6):1517–1524.

38. Burnett JC Jr, Knox FG. Renal interstitial pressure and sodium excretion during renal vein constriction. *Am J Physiol*. 1980;238(4):F279–F282.

39. Jessup M, Costanzo MR. The cardiorenal syndrome: do we need a change of strategy or a change of tactics? *J Am Coll Cardiol*. 2009;53(7):597–599.

40. Gottschalk CW, Mylle M. Micropuncture study of pressures in proximal tubules and peritubular capillaries of the rat kidney and their relation to ureteral and renal venous pressures. *Am J Physiol*. 1956;185(2):430–439.

41. Mullens W, Abrahams Z, Francis GS, et al. Importance of venous congestion for worsening of renal function in advanced decompensated heart failure. *J Am Coll Cardiol*. 2009;53(7):589–596.

42. Marenzi G, Grazi S, Giraldi F, et al. Interrelation of humoral factors, hemodynamics, and fluid and salt metabolism in congestive heart failure: effects of extracorporeal ultrafiltration. *Am J Med*. 1993;94(1):49–56.

43. Costanzo MR, Guglin ME, Saltzberg MT, et al.; UNLOAD Trial Investigators. Ultrafiltration versus intravenous diuretics for patients hospitalized for acute decompensated heart failure. *J Am Coll Cardiol*. 2007;49(6):675–683.

44. Bart BA, Goldsmith SR, Lee KL, et al. Cardiorenal rescue study in acute decompensated heart failure: rationale and design of CARRESS-HF, for the Heart Failure Clinical Research Network. *J Card Fail*. 2012;18(3):176–182.

45. Bart BA, Goldsmith SR, Lee KL, et al.; Heart Failure Clinical Research Network. Ultrafiltration in decompensated heart failure with cardiorenal syndrome. *N Engl J Med*. 2012;367(24): 2296–2304.

第 **5** 篇

心力衰竭特别专题

第18章

家族性扩张型心肌病的评估和诊断

ANA MORALES,RAY E. HERSHBERGER

引言

下述这个病例阐述了如何对一位诊断家族性扩张型心肌病(FDC)患者进行遗传学评估的过程。就患者而言,尽管当时遗传学检测并不是常规方法,但其快速评价心血管遗传学的作用可使诊断时间前移。当前,临床遗传诊断适用于评价临床效果的变异,或者评价虽然单个影响很小但联合起来可导致疾病的易感性变异。这个病例显示了基因突变的遗传诊断在评估显著临床效果中的作用。同时也确认更微妙的全基因组变异,甚至环境效果也可以在各种遗传性疾病中发挥作用。普遍的临床遗传原则如孟德尔疾病遗传定律及其他复杂因素,以及分析基因特异性的临床表现和临床症状发生前的特殊咨询等都将用于该病例的分析。

病例报告

患者,女性,63岁,有心律失常和心衰病史,为进行心脏移植评估就诊。患者主诉乏力和端坐呼吸(2~3个枕头高度)。一年前,动态心电图检查提示间歇性交界区心律(39次/分),PR间期300ms,阵发性心房颤动,植入双腔心脏起搏器。同时进行的冠脉造影检查结果正常,但发现中度二尖瓣反流。后因二尖瓣反流恶化,左室射血分数(LVEF)降至50%~55%,患者接受了瓣膜置换手术。术后评估提示心输出量

降低,进展性室壁运动减弱,但没有心梗的证据。随访时,患者病情已进展到NYHA心功能Ⅲ级,最大氧耗量10mLO$_2$/(kg·min)。超声心动图提示左室舒张末内径(LVIDd)57mm[1](>99百分位值,按照Framingham心脏病研究标准)LVEF20%,伴中度肺动脉高压。患者诉偶尔饮酒,否认吸烟和吸毒史。既往有高脂血症、甲状腺功能减退症、胆囊炎、胆囊切除术等病史。曾因子宫内膜异位症行子宫切除术。有明确的心血管疾病家族史(图18-1)。患者父亲63岁死于心源性猝死,母亲81岁死于不明原因的心脏病。78岁的兄长有心动过缓,植入了起搏器/ICD。另一位74岁的兄长有脑中风病史,也植入了起搏器/ICD。71岁的姐姐有心动过缓和心房颤动病史,也植入了起搏器/ICD,目前接受抗凝治疗。患者有2位30多岁的女儿,未报告有心脏病表现。基于病史和家族史,考虑诊断家族性特发性扩张型心肌病(IDC)。推荐患者的一级亲属进行心血管疾病筛查。当时扩张型心肌病(DCM)的临床遗传学检测未普遍开展。幸运的是,患者接受了基因检测。她签署了通过抽血化验进行DCM基因突变研究分析的知情同意书。医院同意患者接受心脏移植。1年后,患者成功地接受了心脏移植。心脏移植5年后,研究结果显示1个新的基因位置LMNA 1114de1G突变[2],可能是导致其患病的原因。基因检测结果由经过认证的临床遗传学检测室确诊。建议患者具有高危风险的家族成员进行LMNA突变基因的遗传学检测,但遭到拒绝。

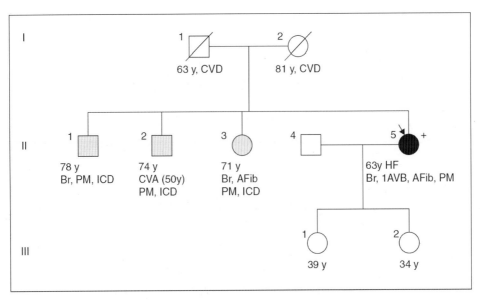

图 18-1 病例中患者的家族谱。

注：AFib=心房颤动；1AVB = I 度房室传导阻滞；Br=心动过缓；CVA=脑血管意外；CVD=心血管疾病；ICD=植入性心脏转复除颤仪；PM=起搏期；y=发病年龄。

方框代表男性，圆圈代表女性，箭头提示最先发病者。LMNA 基因突变(+)提示最先发病。填充颜色的代表存在 IDC 的患者。灰色代表另一种形式的心血管疾病。

背景

　　DCM，定义为心室扩大和收缩功能不全[3]，可导致心衰[4]。 IDC 是病因未明的 DCM，意味着缺血和其他不太常见的病因（除了遗传学病因）已经被排除（表18-1)[5,6]。估测 IDC 发病率为 36.5/100 000。然而，近期研究发现其发病率高于 1/500[53]。

　　DCM 的临床特征包括心衰、心律失常、中风或代表疾病进展的血栓栓塞。DCM 也可以多年无临床表现[8]，在 40~60 岁才出现临床症状[9]；早期[10]和晚期发病病例[11]均已有报道。传导系统疾病和心律失常是 IDC 的常见临床表现[2]，包括心源性猝死[12]，怀孕期间或妊娠后 DCM 发病也是其部分临床表现[8,13-15]。

　　接近 35% 的 IDC 患者有 FDC(2 个或更多的家庭成员患病)[16]。大多数 FDC 是常染色体显性遗传[3,17,18]，意味着每代家庭成员都有典型患病者，男性和女性的发病率几乎相同[19]。常染色体显性遗传的 FDC，有些早期即出现心脏结构和血流动力学改变，也有些人完全不患此病（其外显率随年龄增加而下降）。再者，在具有同样突变的导致疾病的家庭成员中，其发病年龄、临床表现、病程可能是不一样的。表达频率较低的 FDC 的遗传方式包括常染色体隐性、X- 连锁和线粒体方式[8,20,21]。某些 DCM 与综合征表型相关[9,20,21]。散发的和家族性 DCM 的临床表现相近，不易鉴别[22]。

表18-1　扩张型心肌病的病因[a]

缺血性
　冠状动脉疾病
结构性心脏病
　先天性
　瓣膜病
心肌毒性物质
　蒽环类药物
　伊马替尼
　酒精
　可卡因
内分泌
　甲状腺功能减退症
　库欣病
　嗜铬细胞瘤
代谢性
　营养不足
　电解质紊乱
感染性疾病
　人类免疫缺陷病毒
　寄生虫，例如南美锥虫病
浸润性
　结节病
　淀粉样变性
其他
　铁超载
　高血压病

注：[a] 这个列表并不完整，这些原因更可能在美国北部遇到。

IDC 的基因突变位置存在异质性,目前已发现>30个基因突变点,大约占 FDC 的 40%[16,23]。在多样化的功能细胞中(从肌节到 RNA 结合),已发现 DCM 基因仅在心肌细胞表达[16]。罕见的 TTN 突变缺失在已报道的 IDC 病例中占 20%,而非 IDC 中仅 3%[54]。自 IDC 的 TTN 基因突变被报道之后,又有报道称 LMNA 基因突变见于 5%~8% 未经选择的 IDC 患者和 15%~30% 同时有 IDC 和传导系统疾病的患者。突变发生在 MYBPC3,MYH7,MYH6,TNNT2 和 SCN5A 相对较常见。这些突变造成的 DCM 通常是常染色体显性遗传。

目前认为多种机制参与 DCM 发病(主要取决于所涉及的基因突变),心肌损伤是其最终结果[26]。在群体水平上,已有大量关于每一个已知基因的等位基因突变导致 DCM 的临床表现基本相同(等位基因异质性)的报道。这些基因突变,使遗传性 DCM 病理变化的因果关系变得更复杂[16,24]。

虽然早期的遗传学研究表明,FDC 符合孟德尔遗传性定律,是来源于单基因突变产生的固定遗传方式。但不断发展的研究表明,FDC 属于一种更复杂的遗传模式。LMNA 基因非隔代突变的家系已有报道[2],其中的功能性研究结果支持已发现的基因变异的因果关系[27],提出可能存在第二(可能是遗传)因素导致了家族性疾病。另外,多个基因突变的现象也见于其他心血管遗传性疾病[28-34]。事实上,扩大的多基因排序研究已经明确了部分 IDC 患者有一个以上的基因突变[24,25,35]。这些多基因变异能否修改外显率和基因表达,或者是否是 DCM 表型的一个必要条件,目前还不清楚。这些问题的答案是为患者制定全面的治疗护理方案的基础。

患者评估

随着对 DCM 遗传基础的认识,已经发布了有关心肌病遗传评估的指南[36,37],提出了早期发现 DCM 可降低其发病率和死亡率的理念[8,9,38,39]。要实现这一目标,对每一份新诊断的病例,都应该了解其家族史;应当完成对受影响个体的无症状一级亲属的筛查并考虑将患者转诊到医学中心进行遗传学评估、分子检测和遗传咨询[36]。图 18-2 总结了遗传评估流程。

家族史

进行心肌病的遗传学评估至少需要三代家族史资料[40,41]。家族谱,是用图形表示家庭关系及其病史的一种图式,有助于确定遗传模式。其次,可用于筛选高风险的家庭成员以及分子生物学研究[36,40,41]。尽管问卷调查可以高效识别受疾病影响的亲属,但不适用于评估遗传模式。调查家族病史应该是开放式的、包含多系统、综合性疾病,但查询路径必须是从战略上锚定心血管疾病(表 18-2)[40,41]。理想的情况下,应得到患者的医疗记录和相关检查结果以确认家族史信息[8]。

本章节中患者有心脏疾病和心肌病的家族史,以及植入心脏起搏器和 ICD 病史,支持 FDC 的诊断(图 18-1)。患者缺乏畸形特征和多器官疾病的特点,可排除综合征疾病。对于某一名患者,当其父母患有 DCM,那么该患者出现心衰或未知的心血管疾病是很常见的。虽然该患者 63 岁的父亲猝死可能支持该病为父系遗传的,但应该避免这种偏见。因为基因突变可能来自于母亲遗传,甚至来自于父母双方的遗传[2,36]。

可以通过排除法确定 DCM 的遗传模式。由于存在 3 个可能被影响的女性(患者,II.5,其姐妹 II.3,母亲,I.2),故该病例不可能是 X 连锁隐性遗传疾病。如果存在 X- 连锁隐性遗传,则患者的 DCM 将继承于母亲(I.2,图 18-1)。其母亲应该在 X 染色体上有一个突变位点,这一突变位点为 DCM 致病基因和功能同源的拷贝。然而,根据定义,女性 X- 连锁隐性病通常是不明显的。因为正常的 X 染色体上的等位基因来自父亲,将弥补非功能性等位基因,从而防止致病基因的表达。

使女性表现为 X- 连锁隐性遗传病的机制是由扭曲的 X 染色体失活介导的(女性携带者中正常的等位基因的优先失活),这是一个在 X- 连锁隐性遗传病的已知现象[19]。另外,这 3 个女性受到影响以及其为 X- 连锁隐性遗传病的机制可能是:父亲(subject I.1,图 18-1)患有相同的 X- 连锁隐性遗传疾病,母亲是纯合子,或因扭曲的 X 染色体失活而患有相同疾病。如果父亲受到 X- 连锁隐性遗传的影响,母亲又是同一病症的纯合子,则父亲会把他唯一的 X 染色体的突变等位基因遗传给他所有的女儿,并且他的女儿在两条 X 染色体上都有突变的等位基因。而母亲仅仅把突变传递给后代。如果母亲受到扭曲的 X 染色体失活的影响,拥有一条正常基因和一个突变的 X 连锁基因,那么她的所有后代都会受到影响。在这种情况下,父亲只能把含有突变的 X 染色体遗传给女儿。而在所有情况下,母亲都能把突变的 X- 连锁等位基因传递给女儿。一对夫妇由有相同的 X 染色体连锁疾病的两个体组成的情况是闻所未闻的、罕见的,因此不太可能出现。此外,X- 连锁 DCM 在 IDC 的实际

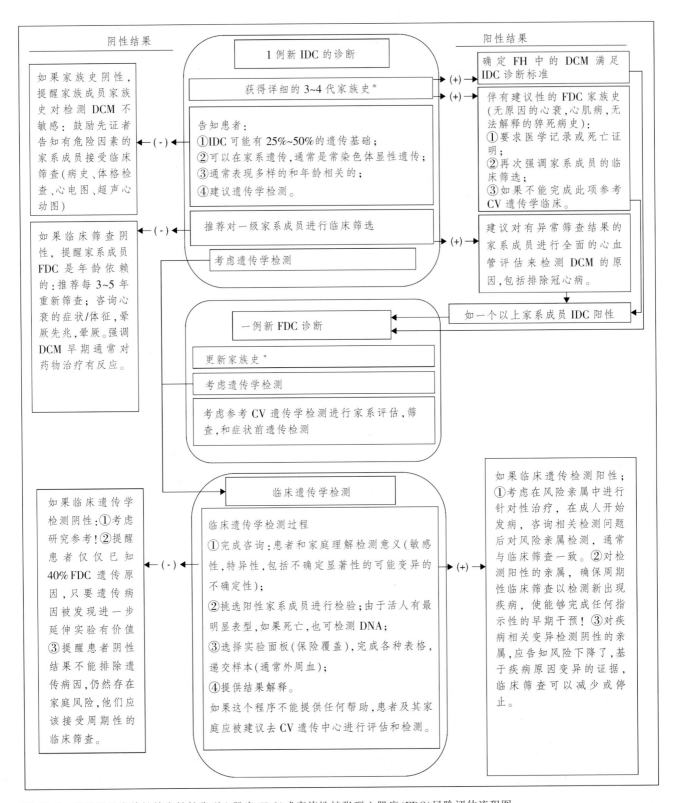

阴性结果　　　　　　　　　　　　　　　　　　　　　　阳性结果

1 例新 IDC 的诊断

获得详细的 3~4 代家族史*

告知患者：
①IDC 可能有 25%~50% 的遗传基础；
②可以在家系遗传，通常是常染色体显性遗传；
③通常表现多样的和年龄相关的；
④建议遗传学检测。

推荐对一级家系成员进行临床筛选

考虑遗传学检测

如果家族史阴性，提醒家族成员家族史对检测 DCM 不敏感：鼓励先证者告知有危险因素的家系成员接受临床筛查(病史、体格检查、心电图、超声心动图)

如果临床筛查阴性，提醒家系成员 FDC 是年龄依赖的：推荐每 3~5 年重新筛查；咨询心衰的症状/体征、晕厥先兆、晕厥。强调 DCM 早期通常对药物治疗有反应。

确定 FH 中的 DCM 满足 IDC 诊断标准

伴有建议性的 FDC 家族史(无原因的心衰，心肌病，无法解释的猝死病史)：
①要求医学记录或死亡证明；
②再次强调家系成员的临床筛选；
③如果不能完成此项参考 CV 遗传学临床。

建议对有异常筛查结果的家系成员进行全面的心血管评估来检测 DCM 的原因，包括排除冠心病。

如一个以上家系成员 IDC 阳性

一例新 FDC 诊断

更新家族史*

考虑遗传学检测

考虑参考 CV 遗传学检测进行家系评估，筛查，和症状前遗传检测

临床遗传学检测

临床遗传学检测过程
①完成咨询：患者和家庭理解检测意义(敏感性、特异性，包括不确定显著性的可能变异的不确定性)；
②挑选阳性家系成员进行检验；由于活人有最明显表型，如果死亡，也可检测 DNA；
③选择实验面板(保险覆盖)，完成各种表格，递交样本(通常外周血)；
④提供结果解释。
如果这个程序不能提供任何帮助，患者及其家庭应被建议去 CV 遗传中心进行评估和检测。

如果临床遗传学检测阴性：①考虑研究参考！②提醒患者仅仅已知 40%FDC 遗传原因，只要遗传病因被发现进一步延伸实验有价值③提醒患者阴性结果不能排除遗传病因，仍然存在家庭风险，他们应该接受周期性的临床筛查。

如果临床遗传检测阳性：①考虑在风险亲属中进行针对性治疗，在成人开始发病，咨询相关检测问题后对风险亲属检测，通常与临床筛查一致。②对检测阳性的亲属，确保周期性临床筛查以检测新出现疾病，使能够完成任何指示性的早期干预！③对疾病相关变异检测阴性的亲属，应告知风险下降了，基于疾病原因变异的证据，临床筛查可以减少或停止。

图 18-2　新诊断的家族性特发性扩张型心肌病(IDC)或家族性扩张型心肌病(FDC)风险评估流程图。
注：左右两侧分别为阴性和阳性结果的指导。中间部分为基于病史和检测结果的推荐。*病史与检测结果和临床一致，尤其是骨骼肌症状。图片的使用已经过原著允许[16]。

表18-2　针对家族性扩张型心肌病的家族史信息[a]

你的家庭有人被诊断 DCM 吗? 如果有, 何时被诊断? 有下列哪个症状、事件、医学问题出现?

心律失常(晕厥, 先兆晕厥, 心悸, 心源性猝死)

心衰(端坐呼吸, 乏力, 劳力性呼吸困难)

中风

妊娠相关性心肌病

心外疾病(听力损害, 肌病)

你的家庭有人接受过下列检查或治疗吗?

超声心动图

心电图

心导管检查

胸片

基因检测

ICD/起搏器置入术

心室辅助装置置入

心脏移植

注: [a] 上述资料应询问在受影响的个体和一级、二级、三级家庭成员。受影响的个人之间的血缘父母必须排除。有关混杂因素(表 18-1)也应要求。

比例是未知的, 但似乎是罕见的。X-连锁基因, 只有DMD 和 TAZ 两个被发现, 通常他们影响骨骼肌病和婴儿病的相关疾病[38]。

在经典的 X-连锁显性遗传中, 女性仅一个突变基因的复制即可导致其表型故被排除在外。而在男性中, X-连锁显性遗传疾病通常是致命的[19]。DCM的常染色体隐性遗传也是罕见的[42,43]。这种情况下, 唯一的可能是如果父母都是携带者, 他们的心脏问题与 DCM 无关。此外, 常染色体隐性遗传性 DCM的线索, 例如血缘关系和早发性疾病[8]是不存在的。所有的 4 个兄弟姐妹均受累的现象可能与母亲的线粒体遗传一致[19], 但是线粒体遗传是不可能的, 因为大多数线粒体遗传的 DCM 是多系统、综合征相关性疾病[9,26]。

病例报告(续)

在这种情况下, 常染色体显性遗传的可能性最大。在 FDC, 常染色体显性遗传是最常见的遗传模式, 支持证据还包括 2 代家族成员中有多例患者, 且男女患病概率相似。复杂的是患者的双亲可能都是 DCM 患者, 有近 50% 外显率、多基因遗传[2]。告知患者她的情况和临床病症的可能的遗传基础, 这包

括可能的 FDC 和受影响的个人的后代患 DCM 的风险高达 50%。

需要注意的是, 上述的评估主要基于孟德尔定律和 3 个关键假设: ①一个正确的结论通常基于最简单的解释; ②FDC 遵循孟德尔遗传模式; ③获得的信息准确(缺乏医学纪录)。在现实中, 大量的细节能够明确每一个可能的疾病。此外, 正如前面所讨论的, 认为 DCM 的遗传学逐渐超越了经典的孟德尔遗传模式。最后, DCM 能有数年的潜伏期, 即使通过医疗记录证实, 也不能根据家族史诊断所有的 FDC[38], 特别是在病史无特殊参考价值的情况下。临床心血管筛查, 是诊断 FDC 的金标准, 这将在下一节中描述。

心血管筛查

心血管筛查应当包括病史 (重点是心衰症状、心律失常、先兆晕厥、晕厥), 体格检查(重点在心肌和骨骼肌)、心电图、超声心动图。肌酸激酶(CK)水平被认为只用于初始评估以排除合并心脏和骨骼肌疾病。但必须注意的是, 进行 CK 检测时, 必须确保患者近期没有进行剧烈运动[36]。有关 DCM 年龄相关性的外显率和突变表达的筛选可以间隔进行(表 18-3)[36]。任何异常的筛查结果(无论遗传学结果)均应随访 1 年[36]。一旦确定为 IDC, 应扩大家庭进行级联筛查。有时, 当一个核心成员不愿意或不能按要求进行筛选时, 序贯性和灵活性应贯穿这一过程。如果发生上述情况, 筛查应在次级的、具有直接危险相关性人群中进行。

表18-3　对扩张型心肌病的高危家庭成员进行临床监测筛选的推荐时间间隔[a]

	阴性遗传学检测或心血管筛查	阴性遗传学检测或心血管筛查
儿童	每 3~5 年	每年
成人	每 3~5 年	每 1~3 年

注: [a] 病史、心电图和超声心动图也包括在上述间隔内进行, 或症状发生的任意时间进行。如果有突变, 筛选应该更频繁, 见参考文献[36]。

病例报告(续)

针对本章提到的患者, 建议她的两个哥哥和姐姐(可能受影响)及其女儿们尽快接受基因表型、心血管筛查检测。上述任何人一旦被确诊 IDC, 则建

议他们的一级亲属接受心血管筛查。患者接受了与高风险亲属进行沟通的重要性的健康教育，并认识到筛查心衰症状、心律失常和中风的重要性，并强调了当发生潜在威胁生命的症状如晕厥和先兆晕厥时，应立即进行医疗救护。

遗传咨询和分子评价

2009 年发布的指南推荐对 LMNA、TNNT2、MYH7 基因进行遗传学检测，但如果检测结果是阴性的，则需对额外的基因也进行检测[9]。单基因试验已被更具成本效益的大型基因板取代[26,37]。目前，供应商已可以根据患者选择多基因组合检测或特殊位点基因检测。估测高达 40% 的遗传原因已被确定，一些极少数量的变异是没有意义的。一个来自临床遗传学研究结果提示，在所有阳性结果中，病理性突变可能仅占 17.4%[55]。

收集家族史，遗传检测内容包括提供临床资料（遗传风险和生殖选项），讨论检测的益处和局限性，可能的结果提供预期指导。例如，某些基因检测板包括综合征相关的基因，检测结果不仅可以解释患者心脏问题的原因，还可以发现心脏以外疾病的风险[26]。但是，对某些人而言，检验结果的理解可能会导致其思维混乱、焦虑，或对那些逃离家系基因突变者出现幸存者内疚[39]。也应划定成本和遗传歧视的潜在问题。应该签署有关披露结果方法（面对面或电话通知）的合同，并明确告知患者知晓检测结果的预期时间。基于上述原因，有一点非常重要，那就是供应商需确保患者理解检查过程并自愿接受追踪性基因测试。再者，突变结果是风险分层的基础，供应商也必须非常明确地知道何时下结论，确定何种变异是导致疾病的原因。随着更多基因被发现，以及更大量基因检测板的应用，这一问题可成倍增长。毫无疑问，对一些病历，遗传学评估不是简单的过程，应考虑由专业的检测中心来进行[36]。这些中心，有很多从事遗传学方面的研究人员，由心血管病遗传学专家、遗传咨询员、医学遗传学家组成。

当未进行某项遗传学诊断或该诊断无价值时，推荐进行支持临床诊断证据的更高级别的检测[26]，此举可提高发现基因突变的可能性[9]。对这类人群的遗传学检测应该包括尽可能多的已知的 DCM 相关基因。如果受到影响最显著的家系成员无法接受遗传学检测，应安排其他亲属。最好受检测的是被疾病所累的个体，或有潜在 DCM 的早期症状，如单独的左室扩大[26]。

然而，这种方法有时是不可行的。有时，接受基因检测的唯一受试者是风险评估的未受累的个体。对这种不理想的候选者进行检测需要经过仔细地考虑，并且对检测结果（特别是阴性结果）进行坦诚的讨论。推荐从存储组织（如关键家庭成员已故）或 DNA 银行（重要的家庭成员在咨询时拒绝接受测试）中进行后代检测。

对患者而言，如果一个已知的可导致 IDC 的基因突变已被确定（不管临床症状如何），对其高危亲属应进行有关家系突变的目标性或特异性位点的检测。一旦确定家系突变与多基因检测板相比，推荐目标性的基因突变检测。由于导致疾病的突变基因已明确，携带突变等位基因的患者的一级亲属被遗传的风险是 50%。如果是常染色体显性遗传，他们患 DCM 的风险将显著提高，推荐进行后续筛选（表 18-3）。而那些家系突变检测结果阴性者可出院。

另一种情况是，如果一名 IDC 患者接受了遗传学检测但检测结果阴性，其遗传病因仍不能除外。因为并不是所有的遗传学病因均能够明确。如果系谱分析与常染色体显性遗传一致，则该病受累者后代的发病风险高达 50%。此时，该病受累者的一级亲属是高危人群，但他们进行测试的临床效用为零。但是，仍有理由考虑在另一名受累的家系成员进行多基因面板检测。如果该患者是第三代或更远的亲属，则效果更好。因为在这些病历中，存在导致家系突变的第二种可能性。

除了 TTN，在 IDC 发现的大多数突变是单碱基外显子替换导致的氨基酸改变（错义突变）。错义突变很难被临床干预，因为不是所有的差异蛋白一定导致表型异常。测序是对 DNA 样本实施碱基配对的检测，因此对于诊断 DCM，测序是一个好工具。这个程度的分子学检测的益处是对未知显著性变异的识别（VUS）。VUS 是临床因果关系不能成立的变异，无实用性。更复杂化的是，在遗传性 DCM 中，VUS 比在其他遗传学紊乱疾病中更易见到。额外的研究仅仅告知这是否是一个持久的固定性（反映疾病的遗传本质）或临时性的（反映一个发展领域）标志。推荐 VUS 患者定期与他们的遗传学检测供应商接洽。因为随着时间的推移，VUS 可能被再次重新分类为病理性或良性。

常用几种方法来分类变异，包括对照样本的缺失、功能分析、基于计算机的算法，以家庭为基础的分离分析[16]。分离分析，是证明在家系疾病的一种变异最好方法，要求多个家系成员的参与。所以，在预定检验之前，医生应该分析家族史信息，特别注意有价值的受累者的数量和未受累的家族成员的数量。

在该病例中除阳性家族史外，患者的传导系统疾病使其患心肌病的遗传学病因的可能性提高了。尤其是传导系统疾病的存在提高了 *LMNA* 突变的可能性[2,9,28]。目前还未发现针对 *LMNA*-心肌病的个体化治疗，这一点也支持遗传学检测。患者接受二尖瓣置换术时进行了 DCM 或 *LMNA* 的遗传学检测，但在临床应用中却没有实际价值。

其他相关的研究被证明是有价值的，从而最终发现了该患者的遗传学原因。遗传学检测可能有助于结果的获得，遗传学研究瞄准疾病深入地科学研究从而更清晰地获得对整个社会而不是某个个体的情况。再者，遗传学研究检测是免费进行的，不能提前预测复诊时间，且不能保证结果。患者表示理解这些概念并且同意注册参加遗传学研究，不期待因为参与而获得个人利益。

遗传学检测在 *LMNA* 基因的 1114 位点发现一个新的鸟嘌呤碱基缺失。尽管该病例不可能对基因变异进行隔离分析，但各种证据支持其在病因学上的作用。首先，*LMNA* 编码核纤层蛋白 A/C（在许多组织中表达的核纤层的一个组件[44]）是已知的 DCM 基因[45-50]。其次，所观察到的临床缺陷的分子本质是引起疾病的预期的类型[51]：单一碱基的缺失预测了氨基酸 372 位点的框架移位，出现 108 位氨基酸错义突变，其后紧跟一个未成熟的终止密码子，从而导致该蛋白 184 氨基酸的过早成熟。第三，传导系统疾病的个人史和家族史与 *LMNA*-*DCM* 一致[12]。

研究人员感到自信的是在该病例中是突变导致了 DCM。在美国，他们的研究结果告知患者之前，必须得到 1998 临床实验室改进修正方案（CLIA）的认证。通常认证遗传学检测需要收费，该费用可能或不被保险覆盖。在此病例，研究人员告知了患者其遗传学检测收费的账单。而该检验解释了患者家系的心脏问题。临床遗传学检测被用来肯定和获得特殊的结果。在其后的随访期间，需安排抽血化验。患者的样本被直接送到一个 CLIA 认证的临床实验室。研究实验室给临床实验室提供了必要的分子信息以明确 LMNA 突变。患者的内科医生告知了其特殊的检查结果。一旦结果被 CLIA 临床实验室认证，将被封存。推荐包括他女儿在内的家系成员进行遗传学检测，但被拒绝。

遗传性 DCM 患者的治疗和管理

指南指出，应用于 DCM 的常规治疗方法[52]适用于遗传性 DCM[36]，包括有早期 DCM 但无症状的患者早期应用 ACEI 和（或）β 受体阻滞剂。其次，某些遗传性 DCM（如来自 *LMNA* 的突变）可能有心律失常的表型而导致室性心律失常的发生，甚至心源性猝死，即使 EF 尚未低于 35%，如果在 DCM 有 SCD 家族史，或者患者有与室性心律失常相关的晕厥或先兆晕厥[36]，也建议应用 ICD。除外 ACEI 和 β 受体阻滞剂，还可应用利尿剂、心脏移植、药物或辅助装置治疗心衰。

这个病例提出了一个问题：如果在进行二尖瓣置换术前遗传学检测已明确 *LMNA* 突变，这个信息会影响医学决策吗？*LMNA* 临床遗传学检测对进行二尖瓣置换手术没有意义。然而，患者对二尖瓣置换术缺乏反应，提示这种手术或机械辅助装置对遗传学基础的 DCM 的有效性显著下降。

FDC 遗传学检测现状

近几十年 FDC 的遗传学检测得到巨大发展。6 年内，DCM 基因数从 19 增长到 34[16]。研究始于实验室，随后临床标准的单基因检测持续了几年，目前 DCM 的遗传学检测已经进入了一个大量的、多基因板时代。基于临床基础的 *LMNA* 测序有 8% 的检出率。而花费同等价钱，应用多基因板进行检测有更好的检出率。这一巨大改进来自于 DNA 测序方法的成熟。目前应用高通量方法进行的测序技术已发展成更快更有效率的第二代测序（NGS）。当前一些商业实验室应用 NGS 对患者后代进行 DCM 遗传学检测，NGS 也可用于基于研究目的的人类全部外显子（编码蛋白质的部分）或者基因组的测序[16]。

明确的是 FDC 具有遗传性，所以，应该提供遗传学检测。尽管目前不清楚是否散发的 IDC 也具有遗传性，也不清楚具有阴性家族史时，遗传学检测是否应该被推荐[24,25]。需要进一步设计更好的研究来回答上述问题。无论如何，只要进行正确的咨询，对 IDC 和阴性家族史的患者提供临床遗传学检测是合情合理的。

其他受益于遗传学检测的人群可能包括围产期孕妇、妊娠相关的心肌病患者[13-15]及儿科患者[10]。除非家族史支持严重的早期发作，不常规推荐胎儿 DCM 检测，因为很少要求晚发病例进行有创性检测。在进行检测之前,应该排除 DCM 相关的综合征疾病。一旦怀疑(例如肌营养不良、肌病、听力下降、免疫缺陷或出现其他症状),最好参考医学遗传学家的意见[39]。当前遗传学检测的检出率仅 40%,因此,一个临床遗传学检测不能发现导致疾病突变的概率是很大的。这就是为什么要同时提供临床和研究性检验是合理的原因。

遗传学检测的益处包括识别高危的家族成员、分类诊断,以提示潜在的临床管理风险(包括传导系统疾病风险)。到 2013 年,覆盖 DCM 遗传学检测的保险正稳步增加。然而,经常要求医学必要的和相关的支持性医学纪录来展示遗传学信息是怎样指导医学治疗的。如果是这样,当遗传学检测帮助分类了一个诊断,给出了一个混合的心血管表型[11],检测通常被保险覆盖。如果检测结果对家族成员有益,保险公司很少愿意 支付检测费用。除非家庭成员也适用于同样政策。一些实验室有客服机构可以帮助患者处理付费和保险事宜。如何选择正确的实验室,需要了解实验室的声誉、方法、检测率和患者的财务状况。基因检测数据库,在线 www.genetests.org,定期更新,提供了很好的开端,临床和研究实验室为 DCM 提供遗传学检测。

小结

在某些 DCM 患者基因突变是存在的。虽然 DCM 遗传学图谱尚未完成,目前的遗传学评估对临床还是有明显帮助的。这个评估包括家族史、心血管筛查、遗传学检测。在今后的几十年,这些推荐可能成为明确的附加病因,遗传信息将被整合进入 DCM 的治疗。

参考文献

1. Vasan R, Larson M, Levy D, et al. Distribution and categorization of echocardiographic measurements in relation to reference limits. The Framingham Heart Study: formulation of a height- and sex-specific classification and its prospective validation. *Circulation*. 1997;96(6):1863–1873.

2. Parks SB, Kushner JD, Nauman D, et al. Lamin A/C mutation analysis in a cohort of 324 unrelated patients with idiopathic or familial dilated cardiomyopathy. *Am Heart J*. 2008;156(1): 161–169.

3. Mestroni L, Maisch B, McKenna W, et al. Guidelines for the study of familial dilated cardiomyopathies. *Eur Heart J*. 1999;20(2):93–102.

4. Lloyd-Jones D, Adams RJ, Brown TM, et al. Heart disease and stroke statistics—2010 update: a report from the American Heart Association. *Circulation*. 2010;121(7):e46–e215.

5. Taylor MR, Carniel E, Mestroni L. Cardiomyopathy, familial dilated. *Orphanet J Rare Dis*. 2006;1(1):27.

6. Dec G, Fuster V. Idiopathic dilated cardiomyopathy. *N Engl J Med*. 1994;331:1564–1575.

7. Codd MB, Sugrue DD, Gersh BJ, et al. Epidemiology of idiopathic dilated and hypertrophic cardiomyopathy. A population-based study in Olmsted County, Minnesota, 1975–1984. *Circulation*. 1989;80(3):564–572.

8. Hanson E, Hershberger RE. Genetic counseling and screening issues in familial dilated cardiomyopathy. *J Genet Counseling*. 2001;10(5):397–415.

9. Hershberger RE, Cowan J, Morales A, et al. Progress with genetic cardiomyopathies: screening, counseling, and testing in dilated, hypertrophic, and arrhythmogenic right ventricular dysplasia/cardiomyopathy. *Circ Heart Fail*. 2009;2(3):253–261.

10. Rampersaud E, Siegfried JD, Norton N, et al. Rare variant mutations identified in pediatric patients with dilated cardiomyopathy. *Prog Pediatr Cardiol*. 2011;31(1): 39–47.

11. Morales A, Pinto JR, Siegfried J, et al. Late onset sporadic dilated cardiomyopathy caused by a cardiac troponin T mutation. *Clin Trans Sci*. 2010;3(5):219–226.

12. Hershberger RE, Cowan J, Morales A. *LMNA-Related Dilated Cardiomyopathy*. Seattle, WA: GeneTests/GeneClinics; June 17, 2008. http://www.genetests.org.

13. Morales A, Painter T, Li R, et al. Rare variant mutations in pregnancy-associated or peripartum cardiomyopathy. *Circulation*. 2010;121(20):2176–2182.

14. van Spaendonck-Zwarts KY, van Tintelen JP, van Veldhuisen DJ, et al. Peripartum cardiomyopathy as a part of familial dilated cardiomyopathy. *Circulation*. 2010;121(20):2169–2175.

15. Anderson JL, Horne BD. Birthing the genetics of peripartum cardiomyopathy. *Circulation*. 2010;121(20):2157–2159.

16. Hershberger RE, Siegfried JD. State of the Art Review. Update 2011: clinical and genetic issues in familial dilated cardiomyopathy. *J Am Coll Cardiol*. 2011;57(16):1641–1649.

17. Baig MK, Goldman JH, Caforio AP, et al. Familial dilated cardiomyopathy: cardiac abnormalities are common in asymptomatic relatives and may represent early disease. *J Am Coll Cardiol*. 1998;31(1):195–201.

18. Grunig E, Tasman JA, Kucherer H, et al. Frequency and phenotypes of familial dilated cardiomyopathy [see comments]. *J Am Coll Cardiol*. 1998;31(1):186–194.

19. Nussbaum RL, McInnes, R. R., Willard, H. F., *Thompson & Thompson Genetics in Medicine*. 6th ed. Philadelpha, PA: Elsevier; 2004.

20. Judge DP, Johnson NM. Genetic evaluation of familial cardiomyopathy. *J Cardiovasc Trans Res*. 2008;1:144–154.

21. Dellefave L, McNally EM. The genetics of dilated cardiomyopathy. *Curr Opin Cardiol*. 2010;25(3):198–204.

22. Kushner JD, Nauman D, Burgess D, et al. Clinical characteristics of 304 kindreds evaluated for familial dilated cardiomyopathy. *J Cardiac Failure*. 2006;12(6):422–429.

23. Hershberger RE, Kushner JK, Parks SP. *Dilated Cardiomyopathy Overview*. In: GeneReviews at GeneTests: Medical Genetics Information Resource [database online]. Seattle, WA: GeneTests/GeneClinics; July 27, 2007. http://www.genetests.org. Accessed July 10, 2008.

24. Hershberger RE, Norton N, Morales A, et al. Coding sequence rare variants identified in MYBPC3, MYH6, TPM1, TNNC1, and TNNI3 from 312 patients with familial or idiopathic dilated cardiomyopathy. *Circ Cardiovasc Genet*. 2010;3(2):155–161.

25. Hershberger RE, Parks SB, Kushner JD, et al. Coding sequence mutations identified in MYH7, TNNT2, SCN5A, CSRP3, LBD3, and TCAP from 313 patients with familial or idiopathic dilated cardiomyopathy. *Clin Translational Science*. 2008;1(1):21–26.

26. Hershberger RE, Morales A, Siegfried JD. Clinical and genetic issues in dilated cardiomyopathy: A review for genetics professionals. *Genetics in Medicine*. 2010;12(11): 655–667.

27. Cowan J, Li D, Gonzalez-Quintana J, et al. Morphological analysis of 13 LMNA variants identified in a cohort of 324 unrelated

patients with idiopathic or familial dilated cardiomyopathy. *Circ Cardiovasc Genet.* 2010;3(1):6–14.

28. Hershberger RE. A glimpse into multigene rare variant genetics: triple mutations in hypertrophic cardiomyopathy. *J Am Coll Cardiol.* 2010;55(14):1454–1455.

29. Richard P, Charron P, Carrier L, et al. Hypertrophic cardiomyopathy: distribution of disease genes, spectrum of mutations, and implications for a molecular diagnosis strategy. *Circulation.* 2003;107(17):2227–2232.

30. Van Driest SL, Vasile VC, Ommen SR, et al. Myosin binding protein C mutations and compound heterozygosity in hypertrophic cardiomyopathy. *J Am Coll Cardiol.* 2004;44(9):1903–1910.

31. Sen-Chowdhry S, Syrris P, Ward D, et al. Clinical and genetic characterization of families with arrhythmogenic right ventricular dysplasia/cardiomyopathy provides novel insights into patterns of disease expression. *Circulation.* 2007;115(13):1710–1720.

32. Keating MT, Sanguinetti MC. Molecular and cellular mechanisms of cardiac arrhythmias. *Cell.* 2001;104(4):569–580.

33. Westenskow P, Splawski I, Timothy KW, et al. Compound mutations: a common cause of severe long-QT syndrome. *Circulation.* 2004;109(15):1834–1841.

34. Schwartz PJ, Priori SG, Napolitano C. How really rare are rare diseases? The intriguing case of independent compound mutations in the long QT syndrome. *J Cardiovasc Electrophysiol.* 2003;14(10):1120–1121.

35. Li D, Morales A, Gonzalez Quintana J, et al. Identification of novel mutations in RBM20 in patients with dilated cardiomyopathy. *Clin Trans Sci.* 2010;3(3):90–97.

36. Hershberger RE, Lindenfeld J, Mestroni L, et al. Genetic evaluation of cardiomyopathy--a Heart Failure Society of America practice guideline. *J Card Fail.* 2009;15(2):83–97.

37. Ackerman MJ, Priori SG, Willems S, et al. HRS/EHRA expert consensus statement on the state of genetic testing for the channelopathies and cardiomyopathies. This document was developed as a partnership between the Heart Rhythm Society (HRS) and the European Heart Rhythm Association (EHRA). *Heart Rhythm.* 2011;8(8):1308–1339.

38. Burkett EL, Hershberger RE. Clinical and genetic issues in familial dilated cardiomyopathy. *J Am Coll Cardiol.* 2005;45(7):969–981.

39. Cowan J, Morales A, Dagua J, et al. Genetic testing and genetic counseling in cardiovascular genetic medicine: overview and preliminary recommendations. *Congest Heart Fail.* 2008;14(2):97–105.

40. Morales A, Cowan J, Dagua J, et al. Family history: an essential tool for cardiovascular genetic medicine. *Congest Heart Fail.* 2008;14(1):37–45.

41. Nauman D, Morales A, Cowan J, et al. The family history as a tool to identify patients at risk for dilated cardiomyopathy. *Prog Cardiovasc Nurs.* 2008;23(1):41–44.

42. Murphy RT, Mogensen J, Shaw A, et al. Novel mutation in cardiac troponin I in recessive idiopathic dilated cardiomyopathy. *Lancet.* 2004;363(9406):371–372.

43. Seliem MA, Mansara KB, Palileo M, et al. Evidence for autosomal recessive inheritance of infantile dilated cardiomyopathy: studies from the Eastern Province of Saudi Arabia. *Pediatr Res.* 2000;48(6):770–775.

44. Capell BC, Collins FS. Human laminopathies: nuclei gone genetically awry. *Nat Rev Genet.* 2006;7(12):940–952.

45. Fatkin D, MacRae C, Sasaki T, et al. Missense mutations in the rod domain of the lamin A/C gene as causes of dilated cardiomyopathy and conduction-system disease. *N Engl J Med.* 1999;341(23):1715–1724.

46. Brodsky GL, Muntoni F, Miocic S, et al. Lamin A/C gene mutation associated with dilated cardiomyopathy with variable skeletal muscle involvement. *Circulation.* 2000;101(5):473–476.

47. Becane HM, Bonne G, Varnous S, et al. High incidence of sudden death with conduction system and myocardial disease due to lamins A and C gene mutation. *Pacing Clin Electrophysiol.* 2000;23(11 Pt 1):1661–1666.

48. Jakobs PM, Hanson E, Crispell KA, et al. Novel lamin A/C mutations in two families with dilated cardiomyopathy and conduction system disease. *J Card Fail.* 2001;7(3):249–256.

49. Hershberger RE, Hanson E, Jakobs PM, et al. A novel lamin A/C mutation in a family with dilated cardiomyopathy, prominent conduction system disease, and need for permanent pacemaker implantation. *Am Heart J.* 2002;144(6):1081–1086.

50. Arbustini E, Pilotto A, Repetto A, et al. Autosomal dominant dilated cardiomyopathy with atrioventricular block: a lamin A/C defect-related disease. *J Am Coll Cardiol.* 2002;39(6):981–990.

51. Richards CS, Bale S, Bellissimo DB, et al. ACMG recommendations for standards for interpretation and reporting of sequence variations: revisions 2007. *Genet Med.* 2008;10(4):294–300.

52. Jessup M, Abraham WT, Casey DE, et al. 2009 focused update: ACCF/AHA Guidelines for the Diagnosis and Management of Heart Failure in Adults: a report of the American College of Cardiology Foundation/American Heart Association Task Force on Practice Guidelines: developed in collaboration with the International Society for Heart and Lung Transplantation. *Circulation.* 2009;119(14):1977–2016.

53. Hershberger RE, Hedges D, Morales, A. Dilated cardiomyopathy: the complexity of a diverse genetic architecture. *Nature Reviews.* 2013;10(9):531–547.

54. Herman DS, Lam L, Taylor MR, Wang L, Teekakirikul P, Christodoulou D, et al. Truncations of titin causing dilated cardiomyopathy. *N Engl J Med.* 2012;366:619–628.

55. Lakdawala NK, Funke BH, Baxter S, Cirino AL, Roberts AE, Judge DP, et al. Genetic testing for dilated cardiomyopathy in clinical practice. *J Card Fail.* 2012;18:296–303.

第 19 章

风险模型在心力衰竭中的作用

ERIC S. KETCHUM，WAYNE C. LEVY

病例报告

一名65岁男性患者，主诉下肢水肿和心功能下降。略高于中等步伐速度行走1英里后即感胸部沉重。患者长期的高血压病和糖尿病且控制不佳，应用氨氯地平10mg qd时，其收缩压仍为150mmHg。临床检查提示其为非缺血性心衰。超声心动图提示射血分数仅为40%。轻度贫血(Hb12g/L)。生命体征及其余实验室检查均在正常范围内。本章将讨论心衰如何影响患者的预期寿命？哪些临床表现反映其预后？如何预测预后？循证医学治疗心衰对患者生存有何影响？

预测生存

医生预测心衰患者生存期限的准确度方面往往是欠缺的，特别是当患者处于较严重的心衰功能分级时。医生对患者的评估可能会受到既往典型病例和特殊事件的影响[1]。在一项有关对失代偿期心衰患者进行肺动脉导管检查的研究中，医生和护士普遍认为患者1年的死亡率为60%~70%，而实际为20%~30%[2]。到心衰诊所就诊的患者其预期寿命被平均高估约40%，预测NYHA心功能Ⅰ级心衰患者其寿命与NYHA心功能Ⅳ级相同[3]。仅通过单独的整体评估和危险评分进行预测是存在争论的。

患者很多临床表现在评估患者预期发病率和病死率方面有一定价值。有效的单变量预测因子列表见表19-1。这些单个的预测因子可以通过Logistic回归或Cox比例风险模型来建立风险的多变量模型。为评估心衰预后，模型已使用了与临床病史(如年龄、性别、心衰的病因)相关的多变量，包括生命体征、左室功能(左室大小及EF)、活动耐量(NYHA分级，6min步行试验，峰值氧耗，通气效率)、心衰症状和体征(啰音，水肿，颈静脉压的升高，或者NYHA分级)。实验室评价可以反映交感神经系统调节不良，如肾素-血管紧张素-醛固酮系统、细胞因子或其他神经激素的异常情况。

如何预测个体差异，以及这些个体差异增加了其他独立危险因素的影响程度，存在很大变异。对于检测值低于或高于某个截点的患者而言，评估一个标志物或者实验室参数的诊断价值可能像统计一个相对危险或比值比那么简单。受试者操作特性曲线下面积(AUC)(指其在观察期可以区分哪些患者生存和哪些患者死亡的一项指标的敏感性和特异性的检测方法)可以用来评估单个预测因子或多变量模型的影响。AUC为0.5时无预测价值，而AUC为1时可以极好地区分生存者和非生存者。采用年龄和性别简单的结合，Framingham后代研究AUC用0.75来预测总体人群的死亡率[4]。对于心衰特殊人群，年龄和性别预测预后的能力较低[5]。因此，需要建立更复杂的模型来精确地预测

表19-1 心衰风险预测

病史
　年龄
　性别
　合并病
　心衰病因
体格检查
　血压
　心率和心率变异
　体重指数
　啰音、增高的颈静脉压力、水肿、S3
心脏结构和功能评价
　胸部 X 线示心脏扩大
　心电图示传导阻滞和心律失常
　左室射血分数
　右室功能
　心腔大小
　瓣膜狭窄或反流
　舒张功能不全（充盈受限）
心功能储备
　NYHA 心功能分级
　最大用力氧耗（峰 VO$_2$）
　通气效率（VE/VCO$_2$）
　6min 步行试验
血清实验室标记物
　胆固醇
　血钠
　血红蛋白
　淋巴细胞百分比或中性粒细胞百分比
　尿酸
　肌酐、尿素氮、肾小球滤过率
　白蛋白
　总胆红素
　红细胞分布宽度
神经内分泌失调、炎症和心脏牵张反射
　BNP 和 NT-proBNP
　心脏特异性的肌钙蛋白亚型
　c- 反应蛋白、肿瘤坏死因子 α、白介素 -6、ST2、半乳糖
　凝集素 3
　血浆肾上腺素、肾素、醛固酮
　间碘苄甲胍（MIBG）心脏成像
医疗和程序干预
　循证药物治疗（ACEI，ARB，β 受体阻滞剂，醛固酮拮抗
　剂）
　需要维持血容量的利尿剂剂量
　再同步化治疗
　心脏辅助装置和心脏移植

注：ARB=血管紧张素受体阻断剂；ACE=血管紧张素转换酶，BNP=钠尿肽，NT-ProBNP=N 末端钠肽前体，NYHA=纽约心脏协会。

心衰人口的生存。当分析回归模型或更新的生物标志物时，综合判断的改进或重新分类的净改善（指在观察期，如何添加新的风险标记到现有的架构中，用来改变患者的不良事件预测概率）有助于评估[6]。

西雅图心衰模型

回到患者疾病初期，西雅图心衰模型（SHFM）是评估预后的很好的工具。SHFM源于应用氨氯地平治疗进展性心衰患者的PRAISE1试验[7]。SHFM模型包括年龄、性别、EF值、收缩压、体重和NYHA心功能分级。常规实验室生物标志物如钠离子、血红蛋白、淋巴细胞百分比、尿酸、总胆固醇被包括在神经激素激活和炎症反应中。能否维持正常血容量及依据体重每日调整的利尿剂剂量是心衰死亡的有力预测因子，正如表19-1所示，均包含在SHFM模型中。SHEM模型纳入横贯9个临床试验的9923名患者，包括氯沙坦心衰生存研究（ELITE Ⅱ研究）、缬沙坦心衰试验（Val-HeFT）、依那西普北美战略研究细胞因子的拮抗作用随机试验研究（RENAISSANCE）、意大利心衰注册研究、华盛顿大学心衰诊所研究（年轻患者需做心脏移植和左室辅助装置评估）。来自犹他州18所医院的4077名社区治疗基础的参加山间心脏协作研究注册心衰患者的随访评估，肯定了SHFM预测值和实际生存率之间的高度相关性[8]。不同群体ROC从0.68变到0.81，这些绝对估计的死亡率非常靠近AUC 0.73。

具有循证基础的心衰药物的临床应用与心衰患

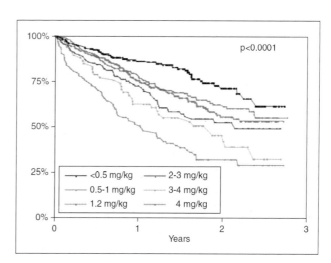

图 19-1 利尿剂剂量对心衰生成的影响，图为匹配体重后 NYHA ⅢB/Ⅳ 级伴 EF≤30%患者每日应用呋塞米剂量的 Kaplan-Meier 生存曲线。（见彩图）
注：EF=射血分数。

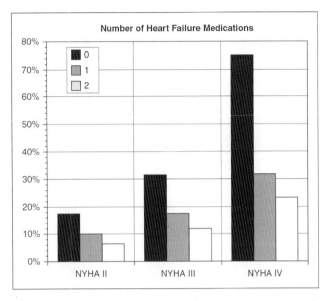

图 19-2　图表是基于循证的心衰治疗药物数量与 NYHA 心功能分级对生存率的影响。

者病死率降低之间密切相关。表19-2描述了增加循证基础的心衰治疗药物与症状性心衰患者NYHA心功能分级下降对病死率有相同的效果。SHFM包括ACEI、ARB、醛固酮拮抗剂、β受体阻滞剂、他汀等药物和器械装置（如ICD或CRT或CRT-D）的疗效[7]。可在 http://seattleheartfailure-model.org 在线计算。图19-3为计算界面截图。可以看到对没有太多实验室证据或体征的早期心衰患者，其预期寿命为8.6年，与无心衰的同龄者比较是中度降低的，而应用ACEI和β受体阻滞剂等具有循证基础的药物治疗可使其预期寿命达到12.5年。

病例报告（续）

　　一名59岁女性来到心衰诊所，主诉轻度劳力性呼吸困难。其心衰程度较上例患者严重。既往有非缺血性心肌病，EF仅为20%，血压86/58mmHg，心率95次/分。体重60kg，不能耐受β受体阻滞剂和醛固酮拮抗剂。她曾有ICD植入史，ECG提示室内传导阻滞。应用的药物包括托拉塞米120mg qd，依那普利5mg bid，嘌呤醇300mg qd，地高辛0.125mg qd。实验室检查包括血红蛋白13g/dL，淋巴细胞百分比20%，尿酸8.0mg/dL，总胆固醇160mg/dL，血钠134mEq/L。患者不能进行心肺运动试验提示其峰运动氧消耗（峰VO_2）不到10mL/（kg·min）。患者的死亡风险是什么？应该给予哪些高级的心衰治疗？

进展性心衰预后

　　选择依赖正性肌力药物的患者或因心源性休克而应用IABP的患者进行心脏移植是相当简单的。然而，目前对将许多晚期心衰的卧床患者列入心脏移植名单存有歧义[9]。对心衰患者开发了一个名为HFSS的评分系统用以识别心脏移植候选人。它的原始描述包括一个有创版本，要求计算平均肺毛细血管楔压（PCWP）。另一个简单的、无创版本不需要计算PCWP[10]。具有和其他模型类似的预测能力，但无创模型在识别心脏移植的候选人方面比峰VO_2更精确。HFSS被认为是7个单因素的综合：缺血性心肌病-0.6931；室内传导延迟-0.6083；-0.0216×静息心率（次/分）；+0.0464×LVEF（%）；+0.0255×平均血压（mmHg）；+0.0546×峰VO_2[mL/（kg·min）]；+0.047×血钠（mmol/L）。其中<7.2为高危，>8.1为低危，7.2~8.1是中危。在最初的队列研究中，低危、中危、高危组心衰患者的一年生存系数分别是88%、60%和35%。该文章发布后，晚期心衰患者的生存率已经显著提高了。近期心衰患者低危、中危、高危组的一年生存系数分别达到89%、72%和60%[11]。该患者HFSS为7.2，处于高危组中。

　　SHFM对类似该患者这样的晚期心衰患者也非常有用，包括预测需接受心脏移植患者的死亡率[12]以及左室辅助装置（LVAD）植入后的效果[13,14]。SHFM提示该患者有41%的死亡率和1.9年的预期寿命。最近有数据显示，心衰患者心脏移植后中位生存时间超过10年[15]。HFSS和SHFM都提示该患者为高危组，将受益于心脏移植。最近的一个建议是将SHFM一年病死率≥20%作为心脏移植的明确指征，10%~20%作为边界值，低于10%则推迟进入心脏移植组[9]。作为心脏移植的桥接治疗或心脏移植受限及患者拒绝手术的替代治疗，左室辅助装置（LVAD）在过去10年已得到迅速发展[16]。该患者预测的高死亡率足以使其受益于LVAD。当前LVAD移植标准包括预计2年病死率>50%。ACC/AHA指南建议预期1年病死率大于50%的患者接受LVAD[17]。目前一个试验正在调查对满足总的年死亡率阈值在30%范围内的患者进行LVAD植入情况，这要求SHFM估计生存率≤16.5%[18]。患者正在认真考虑LVAD植入治疗，但是同时可能也要考虑心脏移植术。

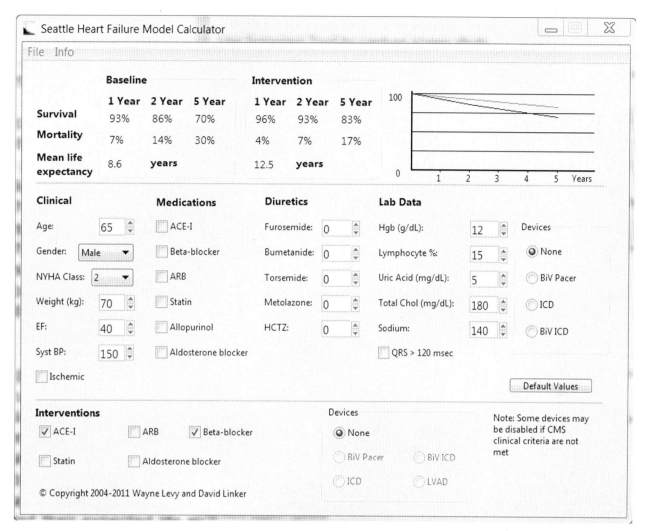

图 19-3 计算西雅图心衰模型风险的计算机界面截图描述了患者的临床资料(http://seattleheartfailuremodel.org; 27)。

病例报告(续)

第三位患者是一位63岁的女性,由于缺血性心肌病导致心衰住院。入院前几周感到进行性乏力、体重增加、呼吸困难。既往有中度COPD病史,入院前5年曾发生轻度中风。目前有静息性气短、心动过速。生命体征:心率105次/分、呼吸窘迫35次/分、血压85/50mmHg、体重70kg。入院前3周服完了β受体阻滞剂,但每天一直服用ACEI和地高辛。患者每日服用200mg呋塞米试图减轻下肢水肿。在急诊室完成的超声心动图检查提示其EF值已降至15%。多项实验室检查指标异常,包括肌酐1.8mg/dL、尿素氮53mg/dL、血钠133mmol/L、BNP1100pg/mmol。其他异常的实验室检查项目包括淋巴细胞分类15%、血红蛋白11g/L、总胆固醇140mg/dL、尿酸9mg/dL。由于急性肾损伤和低血压,给予患者停用ACEI。住院期间需要机械通气和静脉应用正性肌力药物支持治疗。最终病情改善出院。住院期间,患者已能够耐受ACEI和醛固酮拮抗剂,并且血压维持在90/60mmHg,BNP降至480pg/mmol,尿素氮降至25mg/dL。活动耐量增加,能够在5min内围绕医院走一圈。患者每日服用100mg呋塞米用于控制血容量,并控制体重在60kg。血常规中淋巴细胞分类是25%。

患者在诊所住了3个月直到其运动耐量达到能够行走几个街区后没有症状时才出院,已能耐受β受体阻滞剂、ACEI和醛固酮拮抗剂。每日均服用地高辛和80mg呋塞米。血压100/70mmHg,心率60次/分,EF升至25%。心电图提示左束支传导阻滞、QRS间期160ms。实验室检验结果的变化包括血红蛋白升至12.9g/L,钠离子升至139mmol/L,肌酐降至0.9mg/dL。患者没有进行心肺运动试验,但估测的峰VO₂大于14mL/(kg·min)。患者在住院期间、出院和门诊随访期间的死亡率风险各是什么?哪些多变量模型是有价值的,能够帮助预测预后?

心衰评分系统

在过去的20年里有十几个心衰评分系统陆续被发表[19]，但是仅有几个评分系统得到验证并广泛应用。几个验证了的模型已专门用于门诊患者。表19-2比较了包括在本章讨论的模型中的个变量。EFFECT评分为住院患者提供了30d及1年病死率预测[20]。如何进行EFFECT评分计算见表19-3。在这个模型中一个值得注意的内容是共同病死率对生存的影响，如脑血管意外、癌症、肺脏或肝脏疾病等。患者来医院之前，其30d病死率EFFECT评分为151分，1年病死率评分为161分，处于很高危组，提示其30d病死率在50%~60%，1年病死率为70%~80%。急性失代偿心衰注册危险模型(ADHERE)包括基于公式的逻辑回归和一个递归分割的派生树模型来计算在院病死率的风险[21]。在图19-4描述的简化树模型，该患者位于中危组，提示其在院

病死率风险为12.5%。虽然树状模型很容易计算，但显然患者能否终止高危风险的唯一途径是其是否有晚期肾功能不全的证据。通过ADHERE逻辑回归模型计算其风险，发现该患者并不会结束于一个高风险的阶层。ESCAPE-HF模型作为一个出院模型，用于预测那些接受了swan-Ganz导管检查的急性失代偿心衰患者6个月的病死率[22]。简化的风险分类见于表19-4。患者出院临床数据评分为3分，提示6个月病死率为26.4%。

SHFM已经在患者评估过程中表现出多方面价值并且对治疗计划有应用价值。尽管来源于门诊患者，但与其他几个风险模型比较，SHFM对住院患者也表现出预测价值[23]。与EFFECT评分比较，患者在住院时的一年病死率预测值为79%，处于高危。而出院时与她的ESCAPE-HF6个月风险比较，一年病死率的预测值为43%。在院外SHFM的潜在价值是预测装置和药物的治疗效果。心脏衰竭药物治疗的优化和强化发生在一个集成了患者-医生讨论的风险模型的预试验[24]。

表19-2　本章中出现的多种模型中计算危险评分的个变量比较

预测变量	HFSS	EFFECT	ADHERELR	ADHERE TREE	ESCAPE	SHFM
年龄	√	√			√	√
性别					√	
体征	收缩压 心率	收缩压 RR	收缩压 心率	收缩压		体重 收缩压
诊断试验	LVEF BBB 峰VO₂					LVEF
缺血病因	√					√
合并疾病		√				
CPR 或机械通气				√		
HF 症状/体征					√	√
实验室检查	钠	钠	尿素氮	尿素氮	钠	钠 血色素 淋巴细胞
	尿素氮 血色素			肌酐	尿素氮 BNP	尿酸 胆固醇
HF 药物					√	√
装置(ICD,CRT)						√
结果	一年无事件生存	30d 和 1 年的死亡风险	住院死亡风险	住院死亡风险	出院 6 个月死亡风险	1~5 年的生存率和预期寿命

注：BBB=束支传导阻滞；BNP=利钠肽；BUN=血尿素氮；LVEF=左室射血分数；Peak VO₂=峰值氧耗；RR=呼吸频率/分钟；SBP=收缩压 mmHg。

表19-3　关于EFFect模型对住院患者30d和1年病死率风险计算的描述[20]

参数	30d 评分	1 年评分	
年龄		+1/年	+1/年
呼吸频率（20~45）		+# 次/分	+# 次/分
收缩压			
<90mmHg		−30	−20
90~99mmHg		−35	−25
100~119mmHg	−40	−30	
120~139mmHg	−45	−35	
140~159mmHg	−50	−40	
160~179mmhg	−55	−40	
>179mmhg	−60	−50	
尿素氮		+1/mg/dL	+1/mg/dL
血红蛋白<10g/dL	+0	+10	
血钠<136mmol/L	+10	+10	
脑血管病	+10	+10	
COPD	+10	+10	
癌症		+15	+15
痴呆		+20	+20
肝硬化		+25	+35

风险评分	危险分层	30d 病死率	1 年病死率
<61	很低	0.4%~0.6%	2.7%~7.8%
61~90	低	3.4%~4.2%	12.9%~14.4%
91~120	中	12.2%~13.7%	30.2%~32.5%
121~150	高	26%~32.7%	55.5%~59.3%
>150	很高	50%~59%	74.7%~78.8%

注：表格下面部分是把多种因素总结在一起的危险评分。尽管最高风险评分为 13 分，但最初的数据中 423 例患者仅 6 例评分>5 分。

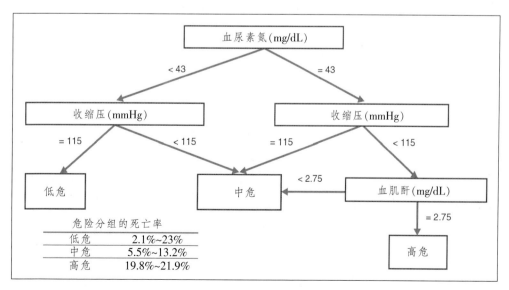

图 19-4　计算住院病死率的 ADHERE 树状模型[21]。基于推导和验证的风险的风险预测，原文对中危组患者进行了额外分层。

表19-4　关于计算ESCAPE-HF出院评分的描述[22]

出院参数	分值
年龄>70 岁	+1
尿素氮 40~90mg/dL	+1
尿素氮>90mg/dL	+2
BNP500~1300pg/mmol	+1
BNP >1300pg/mL	+4
血钠<130mmol/L	+1
6min 步行<300m	+1
心肺复苏/机械通气	+2
利尿剂剂量>240mg	+1
出院时无 β 受体阻滞剂	+1

危险评分	6 个月病死率
0	7.7%
1~2	10.4%~16.7%
3~4	26.4%~44.8%
>4	75%~100%

注:表格下面部分是把多种因素总结在一起的危险评分。尽管最高风险评分为 13 分，但最初的数据中 423 例患者仅 6 例评分>5 分。

装置治疗候选人的遴选受几个研究的影响,高危患者没有从ICD植入受益,尽管ICD植入符合当前ACC/AHA标准[25]。在SCD-HeFT研究中SHFM每年病死率接近20%的患者在植入ICD后其生存率无提高[26]。应用SHFM评分,她的每年病死率是13%,预期寿命5.7年。然而HFSS8.46只能将她置于低危组。因此,患者幸存于心衰急性失代偿并且在出院后通过药物治疗其心功能改善,病死率会明显降低。患者是SCD-HeFT组的低危患者,应该受益于CRT-ICD治疗。SHFM提示植入CRT-D可以降低病死率到9%,提高预期寿命到7.5年。

　　总之,有很多心衰危险模型来预测特殊临床终点。SHFM一直用于对多种临床结果的预测,且精确性较高,可能是最有用的、应用广泛的风险模型。

参考文献

1. Hanratty B, Hibbert D, Mair F, et al. Doctors' perceptions of palliative care for heart failure: focus group study. *BMJ.* 2002;325(7364):581–585.

2. Yamokoski LM, Hasselblad V, Moser DK, et al. Prediction of rehospitalization and death in severe heart failure by physicians and nurses of the ESCAPE trial. *J Card Fail.* 2007;13(1):8–13.

3. Allen LA, Yager JE, Funk MJ, et al. Discordance between

3. Allen LA, Yager JE, Funk MJ, et al. Discordance between patient-predicted and model-predicted life expectancy among ambulatory patients with heart failure. *JAMA.* 2008;299(21):2533–2542.

4. Wang TJ, Gona P, Larson MG, et al. Multiple biomarkers for the prediction of first major cardiovascular events and death. *N Engl J Med.* 2006;355(25):2631–2639.

5. Rector TS, Ringwala SN, Ringwala SN, Anand IS. Validation of a risk score for dying within 1 year of an admission for heart failure. *J Card Fail.* 2006;12(4):276–280.

6. Pencina MJ, D'Agostino RB Sr, D'Agostino RB Jr, Vasan RS. Evaluating the added predictive ability of a new marker: from area under the ROC curve to reclassification and beyond. *Stat Med.* 2008;27(2):157–72; discussion 207.

7. Levy WC, Mozaffarian D, Linker DT, et al. The Seattle Heart Failure Model: prediction of survival in heart failure. *Circulation.* 2006;113(11):1424–1433.

8. May HT, Horne BD, Levy WC, et al. Validation of the Seattle Heart Failure Model in a community-based heart failure population and enhancement by adding B-type natriuretic peptide. *Am J Cardiol.* 2007;100(4):697–700.

9. Mancini D, Lietz K. Selection of cardiac transplantation candidates in 2010. *Circulation.* 2010;122(2):173–183.

10. Aaronson KD, Schwartz JS, Chen TM, Wong KL, Goin JE, Mancini DM. Development and prospective validation of a clinical index to predict survival in ambulatory patients referred for cardiac transplant evaluation. *Circulation.* 1997;95(12):2660–2667.

11. Goda A, Lund LH, Mancini D. The Heart Failure Survival Score outperforms the peak oxygen consumption for heart transplantation selection in the era of device therapy. *J Heart Lung Transplant.* 2011;30(3):315–325.

12. Kalogeropoulos AP, Georgiopoulou VV, Giamouzis G, et al. Utility of the Seattle Heart Failure Model in patients with advanced heart failure. *J Am Coll Cardiol.* 2009;53(4):334–342.

13. Ketchum ES, Moorman AJ, Fishbein DP, et al. Predictive value of the Seattle Heart Failure Model in patients undergoing left ventricular assist device placement. *J Heart Lung Transplant.* 2010;29(9):1021–1025.

14. Levy WC, Mozaffarian D, Linker DT, Farrar DJ, Miller LW; REMATCH Investigators. Can the Seattle heart failure model be used to risk-stratify heart failure patients for potential left ventricular assist device therapy? *J Heart Lung Transplant.* 2009;28(3):231–236.

15. Taylor DO, Stehlik J, Edwards LB, et al. Registry of the International Society for Heart and Lung Transplantation: Twenty-sixth Official Adult Heart Transplant Report-2009. *J Heart Lung Transplant.* 2009;28(10):1007–1022.

16. Kirklin JK, Naftel DC, Kormos RL, et al. Third INTERMACS Annual Report: the evolution of destination therapy in the United States. *J Heart Lung Transplant.* 2011;30(2):115–123.

17. Hunt SA, Abraham WT, Chin MH, et al. 2009 focused update incorporated into the ACC/AHA 2005 Guidelines for the Diagnosis and Management of Heart Failure in Adults: a report of the American College of Cardiology Foundation/American Heart Association Task Force on Practice Guidelines: developed in collaboration with the International Society for Heart and Lung Transplantation. *Circulation.* 2009;119(14):e391–e479.

18. Baldwin JT, Mann DL. NHLBI's program for VAD therapy for moderately advanced heart failure: the REVIVE-IT pilot trial. *J Card Fail.* 2010;16(11):855–858.

19. Bouvy ML, Heerdink ER, Leufkens HG, Hoes AW. Predicting mortality in patients with heart failure: a pragmatic approach. *Heart.* 2003;89(6):605–609.

20. Lee DS, Austin PC, Rouleau JL, Liu PP, Naimark D, Tu JV.

Predicting mortality among patients hospitalized for heart failure: derivation and validation of a clinical model. *JAMA.* 2003;290(19):2581–2587.

21. Fonarow GC, Adams KF Jr, Abraham WT, Yancy CW, Boscardin WJ; ADHERE Scientific Advisory Committee, Study Group, and Investigators. Risk stratification for in-hospital mortality in acutely decompensated heart failure: classification and regression tree analysis. *JAMA.* 2005;293(5):572–580.

22. O'Connor CM, Hasselblad V, Mehta RH, et al. Triage after hospitalization with advanced heart failure: the ESCAPE (Evaluation Study of Congestive Heart Failure and Pulmonary Artery Catheterization Effectiveness) risk model and discharge score. *J Am Coll Cardiol.* 2010;55(9):872–878.

23. Nakayama M, Osaki S, Shimokawa H. Validation of mortality risk stratification models for cardiovascular disease. *Am J Cardiol.* 2011;108(3):391–396.

24. Prasad H, Sra J, Levy WC, Stapleton DD. Influence of predictive modeling in implementing optimal heart failure therapy. *Am J Med Sci.* 2011;341(3):185–190.

25. Goldenberg I, Vyas AK, Hall WJ, et al. MADIT-II Investigators. Risk stratification for primary implantation of a cardioverter-defibrillator in patients with ischemic left ventricular dysfunction. *J Am Coll Cardiol.* 2008;51(3):288–296.

26. Levy WC, Lee KL, Hellkamp AS, et al. Maximizing survival benefit with primary prevention implantable cardioverter-defibrillator therapy in a heart failure population. *Circulation.* 2009;120(10):835–842.

27. Mozaffarian D, Anker SD, Anand I, et al. Prediction of mode of death in heart failure: the Seattle Heart Failure Model. *Circulation.* 2007;116(4):392–398.

索 引

FDC 遗传学检测现状 211
HFPEF 的靶向治疗 72
HFPEF 的病理生理改变 65
HFPEF 的定义和诊断 64
HFPEF 的急性期临床表现、评估和管理 66
HFPEF 的舒张功能异常 62
HFPEF 的新兴治疗 74
HFPEF 患者从医院到家庭管理的挑战 70
LGAS 的介入治疗 137
MR 和左室功能障碍患者的外科手术 148
NIDCM 复发性室性心律失常的管理 93
NIDCM 患者心脏性猝死的预防 92
Tako-Tsubo(应激性)心肌病 44

B

β 受体阻滞剂 169
伴二尖瓣反流的左室功能不全 139
保守治疗 169
并发症 33,84
病例特点 87
病史及体格检查 179

C

超滤 201
超声心动图 8
充血性心力衰竭 46
出院后管理 47
出院后管理:易损期 31
除颤治疗 36
从医院到家庭的医疗过渡 72
猝死的危险分层 161

D

大面积心肌梗死后心力衰竭 28
低剂量多巴酚丁胺负荷试验 132
低跨瓣压 AS 的诊断 131
低跨瓣压主动脉瓣狭窄和严重左室收缩功能不全 130
多巴酚丁胺/多巴胺治疗 199
多普勒超声心动图和 HFPEF 68

E

蒽环类药物的心脏毒性 171

二尖瓣的解剖 144
二维及多普勒超声心动图 156

F

放射性心脏疾病 176
非梗阻性 HCM 160
非缺血性心肌病患者晕厥处理 92
肺病和睡眠呼吸紊乱 34
肺部治疗 169
肺动脉高压 123
风险模型在心衰中的作用 214
腹压(IAP)增加对肾功能的重要影响 199

G

高血压 175
冠状动脉疾病评估 15

H

患者评估 207
活动性心肌缺血引起的 MR 147

J

急性失代偿性心力衰竭 83
继发于左室功能不全的 FMR 145
家族性扩张型心肌病的评估和诊断 205
交感神经系统 73
接受外科手术,经导管介入术,或药物治疗的 MR 患者的随访 150
介入性心导管检查 157
进展性心衰预后 216

L

利尿治疗 195
临床症状和体征 155

M

米力农治疗 198
目前 HFPEF 的诊断标准 68

N

钠尿肽 7
奈西利肽治疗 198
难治性收缩性心衰的血流动力学优化处理 110

P

贫血和铁缺乏 34

Q

其他系统疾病 124

轻链蛋白致淀粉样变性的诊断及治疗 190

轻至中度心衰的临床试验资料 106

躯体因素 124

S

射血分数正常的低跨瓣压 AS 133

射血分数正常的心衰(HFPEF):一种符合常理的方法 58

肾功能不全 33

肾素血管紧张素醛固酮系统 72

生物标志物 190

室间隔减容治疗 158

室间隔酒精消融 160

T

糖尿病 33

W

外科心肌切除术 159

危险分层 32

稳定性心衰患者出现急性失代偿性心衰:病情评估及治疗指南 83

X

西雅图心衰模型 215

心电图,胸部 X 线,实验室检查 5

心电图及超声心动图 181

心房颤动与心肌病心力衰竭 50

心肺负荷试验 123

心功能恢复潜力 34

心肌梗死后管理 29

心肌缺血 175

心理健康 34

心力衰竭的初始表现:非缺血性扩张型心肌病 3

心力衰竭的多种治疗问题 119

心力衰竭患者合并慢性阻塞性肺疾病 167

心律失常 176

心律失常和心电图改变 47

心室辅助装置和心脏移植适应证的评估 122

心室内血栓 47

心衰的器械疗法 35

心衰的社会决定因素 34

心衰的心脏再同步化治疗 97

心衰的药物治疗 17

心衰的症状和体征 3

心衰患者的 QRS 增宽问题 90

心衰患者肺动脉高压 36

心衰急性恶化的治疗 169

心衰评分系统 218

心血管筛查 209

心脏 CT 及心脏 MR 185

心脏淀粉样变性的分级 188

心脏移植前左室辅助装置桥接治疗 125

心脏移植中的肺动脉高压 37

心脏再同步化治疗的作用 90

新出现的经导管微创治疗 MR 149

血管紧张素转换酶抑制剂,噻嗪类利尿剂,碳酸酐酶抑制剂 200

血流动力学 187

血栓性疾病 176

Y

药物选择与病情缓解 134

遗传性 DCM 患者的治疗和管理 211

遗传咨询和分子评价 210

影像学检查 46

预测生存 214

预防再次入院 86

原发瓣膜病引起的 MR 患者的左室功能障碍 144

原发性非缺血性扩张型心肌病合并室性心律失常的心衰的优化治疗 87

Z

正常的舒张期生理机能 62

症状性肥厚性梗阻性心肌病 154

中心静脉压(CVP)对肾功能的重要性 200

中至重度心衰的临床试验资料 105

终末期心衰治疗 192

种族差异 34

重度 AS 伴左室收缩功能不全的临床表现 130

主动脉瓣外科手术的选择 136

转移性疾病与心脏 176

组织相容性测试 124

左室功能障碍相关 MR 的非外科管理 148

左心室辅助装置(LVAD)治疗 38

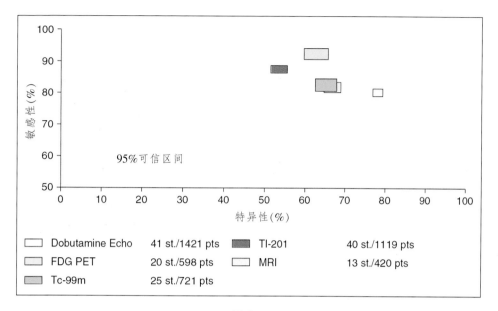

图 2-7

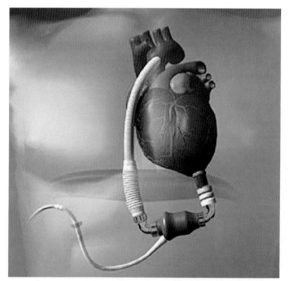

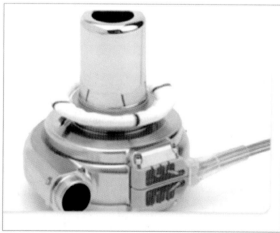

图 2-8

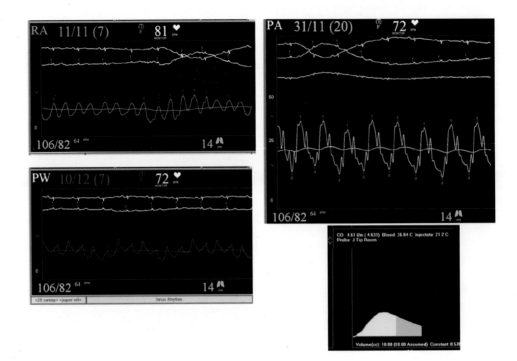

图 2-9

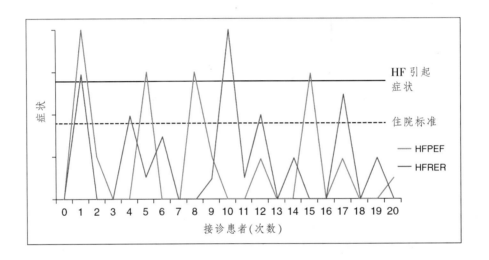

图 5-13

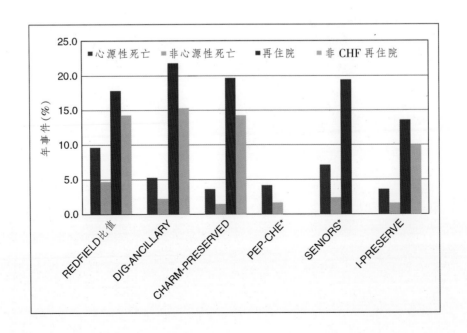

图 5-14

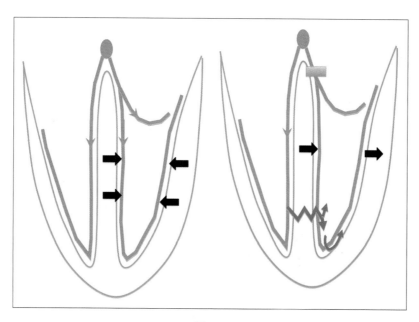

图 7-4

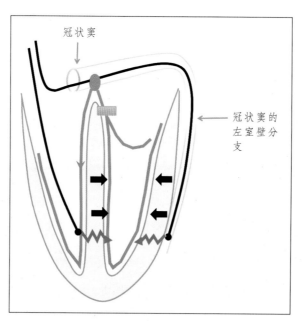

图 7-6

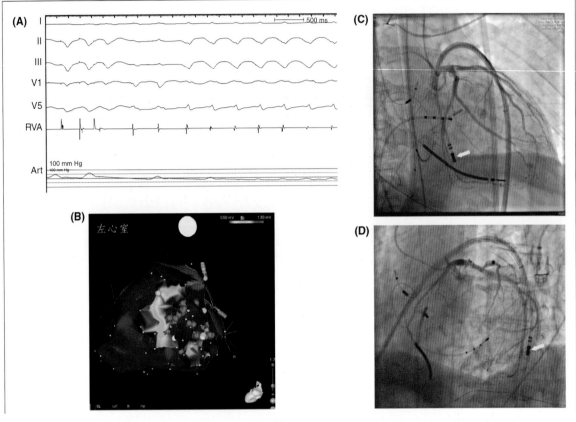

图 7-8

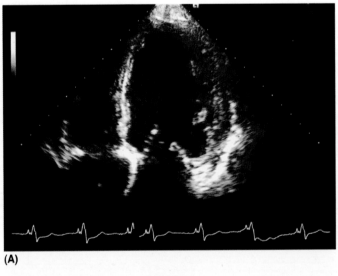

图 8-3A

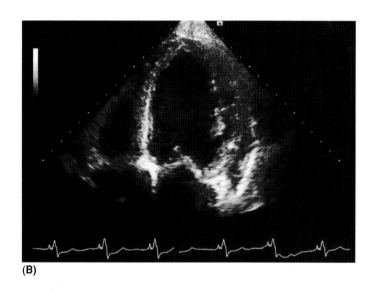

(B)

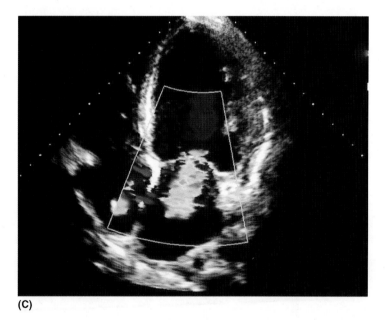

(C)

图 8-3B,C

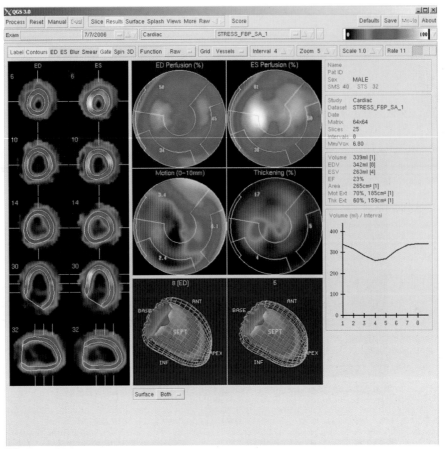

(A)

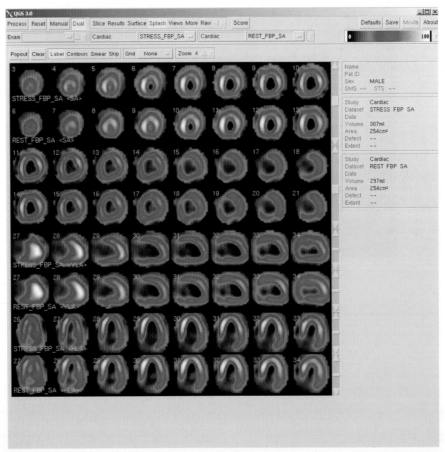

(B)

图 8-4

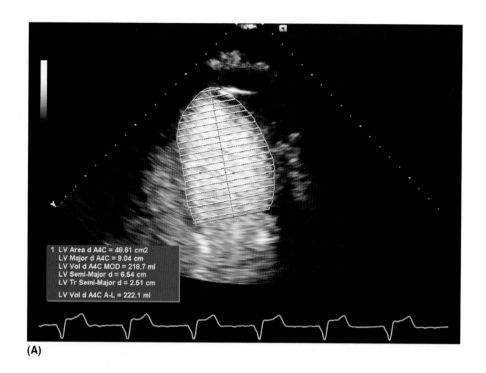

(A)

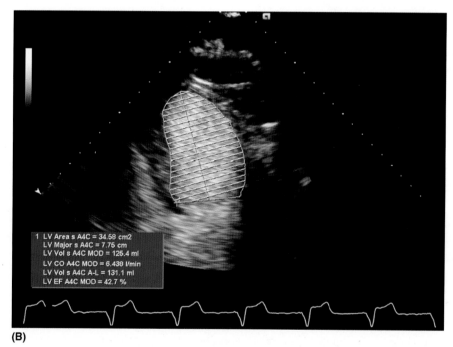

(B)

图 8-7

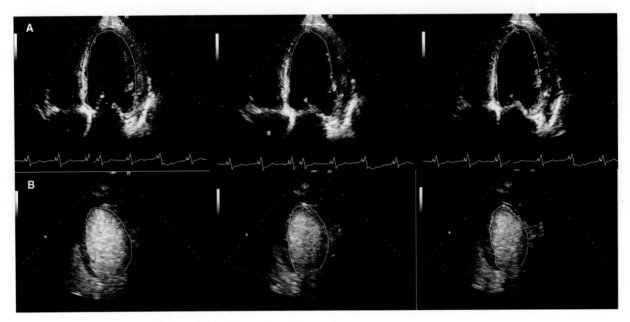

图 8-8

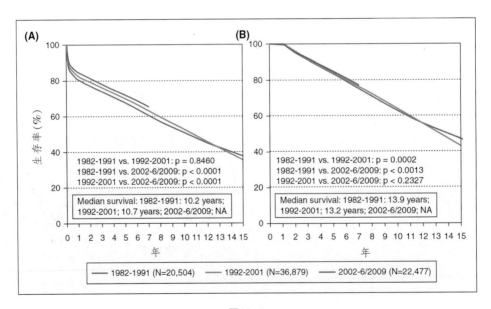

图10-1

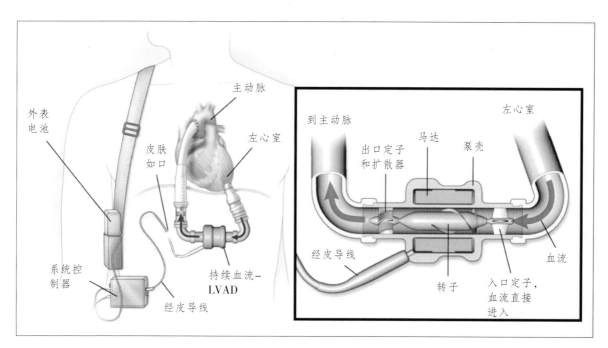

图10-5

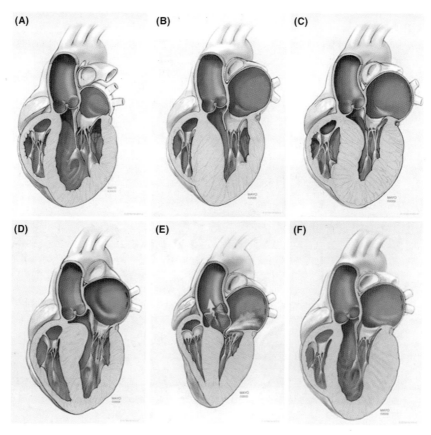

图13-4

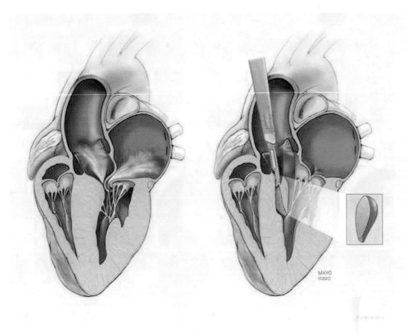

图 13-7

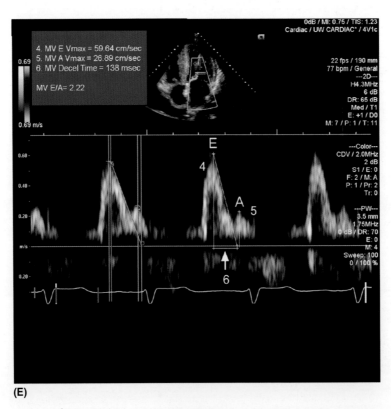

图 16-2E

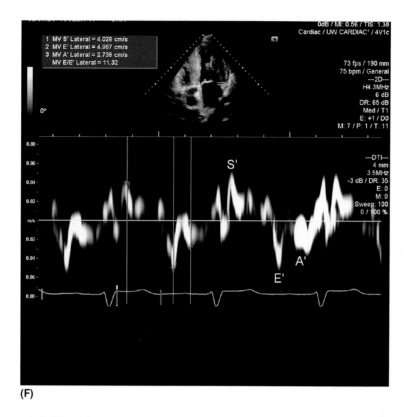

(F)

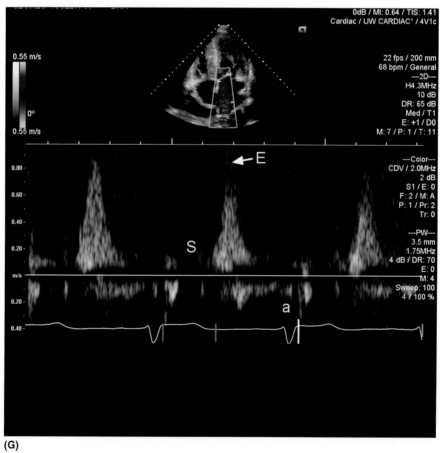

(G)

图 16-2F,G

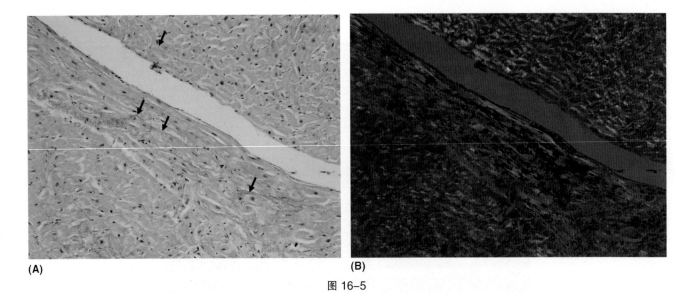

(A)

(B)

图 16-5

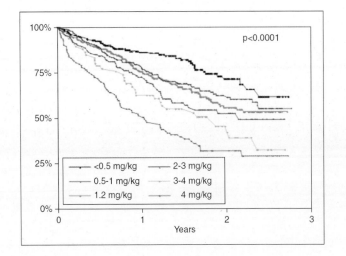

图 17-2

图 19-1

Staged Diabetes Management

Third Edition

糖尿病分阶段管理策略

第 3 版

编著　〔美〕罗杰·S.曼兹 等

主译　邸阜生

天津出版传媒集团

天津科技翻译出版有限公司

著作权合同登记号:图字:02-2014-90

图书在版编目(CIP)数据

糖尿病分阶段管理策略/(美)罗杰·S.曼兹(Roger S. Mazze)等编著;邸阜
生等译. —天津:天津科技翻译出版有限公司,2017.3
书名原文:Staged Diabetes Management
ISBN 978 - 7 - 5433 - 3667 - 4

Ⅰ.①糖…　Ⅱ.①罗…　②邸…　Ⅲ.①糖尿病 - 治疗　Ⅳ.①R587.1

中国版本图书馆 CIP 数据核字(2017)第 010662 号

授权单位:John Wiley & Sons Limited.
出　　版:天津科技翻译出版有限公司
出 版 人:刘 庆
地　　址:天津市南开区白堤路 244 号
邮政编码:300192
电　　话:(022)87894896
传　　真:(022)87895650
网　　址:www. tsttpc. com
印　　刷:天津金彩美术印刷有限公司
发　　行:全国新华书店
版本记录:889×1194　16 开本　18.5 印张　300 千字
　　　　　2017 年 3 月第 1 版　2017 年 3 月第 1 次印刷
　　　　　定价:88.00 元

(如发现印装问题,可与出版社调换)